W0263812

Springer

*Berlin
Heidelberg
New York
Barcelona
Hongkong
London
Mailand
Paris
Tokio*

HNO Praxis heute

Begründet von H. Ganz

21 Herausgegeben von
E. Biesinger und H. Iro

Mit Beiträgen von

J. Engel, G. Hesse, T. Lenarz, H. Löwenheim,
H. Meister, H. Seidler, B. P. Weber, H. von Wedel, T. Wesendahl,
H. P. Zenner, U. Zimmermann

Mit 70 Abbildungen und 12 Tabellen

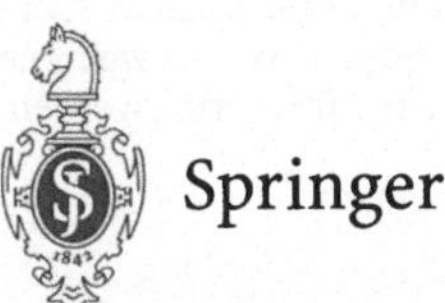

Springer

Redaktion HNO Praxis heute:

Dr. med. Eberhard Biesinger
Maxplatz 5
D-83278 Traunstein

Professor Dr. med. Heinrich Iro
Universitäts-HNO-Klinik
Waldstraße 1
D-91054 Erlangen

ISSN 0173-9859

ISBN-13: 978-3-642-63952-4   e-ISBN-13: 978-3-642-59372-7
DOI: 10.1007/978-3-642-59372-7

Springer-Verlag Berlin Heidelberg New York ist ein Unternehmen
der BertelsmannSpringer Science+Business Media GmbH

http://www.springer.de

Satz: Fotosatz-Service Köhler GmbH, Würzburg

Gedruckt auf säurefreiem Papier   SPIN: 10796962   24/3130 Wd   5 4 3 2 1 0

Mitarbeiterverzeichnis

Engel, Jutta, Dr. med.
Universitäts-HNO-Klinik
Silcherstraße 5
D-72076 Tübingen

Hesse, Gerhard, Dr. med.
Tinnitusklinik Große Allee
Große Allee 3
D-34454 Bad Arolsen

Lenarz, Thomas, Prof. Dr. med.
Universitäs-HNO-Klinik,
Medizinische Hochschule Hannover
Carl-Neuberg-Straße 1
D-30625 Hannover

Löwenheim, Hubert, Dr. med.
Universitäts-HNO-Klinik
Silcherstraße 5
D-72076 Tübingen

Meister, Hartmut, Dr. rer. medic., Dipl.-Ing.
Universitäts-HNO-Klinik
Joseph-Stelzmann-Straße 9
D-50931 Köln

Seidler, Harald, Dr. med.
Stummstraße 1
D-66538 Neunkirchen/Saar

Weber, Benno Paul, Prof. Dr. med.
Universitäts-HNO-Klinik,
Medizinische Hochschule Hannover
Carl-Neuberg-Straße 1
D-30625 Hannover

Wedel, von, Hasso, Prof. Dr. med., Dipl.-Ing.
Universitäts-HNO-Klinik
Joseph-Stelzmann-Straße 9
D-50931 Köln

Wesendahl, Theo, Dr. med., Dipl.-Phys.
Osnabrücker Straße 4–6
D-48429 Rheine

Zenner, Hans Peter, Prof. Dr. med.
Universitäts-HNO-Klinik
Silcherstraße 5
D-72076 Tübingen

Zimmermann, Ulrike, Dr. med.
Universitäts-HNO-Klinik
Silcherstraße 5
D-72076 Tübingen

Themenverzeichnis der bisher erschienenen Bände

Rhinologie

Mundhöhle/Rachen

Laryngologie/Phoniatrie

Regionale plastische Chirurgie

Spezielle Tumorkapitel

Allgemeine Themen/Randgebiete

Inhaltsverzeichnis

Vorwort zur 21. Ausgabe HNO-Praxis heute

Mit der 20. Ausgabe der HNO-Praxis heute ging eine Ära zu Ende:
Professor Ganz, der Begründer dieser Buchreihe, hat sich als Herausgeber zurückgezogen.

Zwanzig Bände „HNO-Praxis heute" bedeuten 20 Jahre Arbeit, das unermüdliche Schauen nach geeigneten und aktuellen Themen und schlussendlich die Akquirierung geeigneter Autoren. Der Arbeitseinsatz hat sich gelohnt, denn trotz aller modernen Informationstechnologien ist diese Buchreihe immer noch aktuell und gern gelesen. Im Gegensatz zum virtuellen Leseverfahren hat man doch ab und zu gerne noch ein „analoges" Buchexemplar in der Hand.

Das neue Herausgeberteam und der Verlag bedanken sich ganz herzlich für diese Pionierarbeit und wünschen Herrn Professor Ganz eine glückliche Zeit in seinem wohlverdienten Ruhestand.

Natürlich wollte das neue Team zum Einstand sozusagen einen „Knüller" liefern.

Dank der aus der gesamten deutschsprachigen Wissenschaft hervorragenden Autoren sind wir auch stolz auf dieses Buch. In keiner anderen Publikation ist die Schwerhörigkeit des Erwachsenen so umfangreich und aktuell von der Pathophysiologie bis zur Rehabilitation dargestellt!

Herrn Professor Zenner sei ein besonderer Dank formuliert: seine drei Kapitel beschreiben eindrucksvoll, welche Fortschritte die Innenohrforschung gemacht hat. Dies schafft Hoffnung für alle Betroffenen und die behandelnden Ärzte.

In der Hörgerätetechnologie ist ein Meilenstein geschaffen worden: die implantierbaren Hörgeräte. Während Herr Professor Weber die komplexe Grundlagenforschung zur Entwicklung dieser neuen Technologie erörtert, stellen Professor Zenner und Professor Lenarz die klinischen Ergebnisse und Erfahrungen dar. Einen besonderen Weg der offenen Hörgeräteversorgung zeigt Herr Dr. Wesendahl mit seinem „gepiercten Hörgerät". Wichtig erschien uns die Darstellung der aktuellen Standards einer richtigen Hörgeräteversorgung. Sie wird von Herrn Professor von Wedel demonstriert.

Neuigkeit gibt es auch bezüglich der Rehabilitation Schwerhöriger: Dr. Hesse und Dr. Seidler stellen ein Konzept zum Hör- und Kommunikationstraining dar, das möglicherweise in ein neues Berufsbild (Kommunikationstrainer) münden wird.

Die Herausgeber wünschen somit viel Spaß und Anregungen beim Lesen dieses Buches.

Traunstein　　　　　　　　　　　　　　　　　　　　　　　　E. Biesinger
Erlangen　　　　　　　　　　　　　　　　　　　　　　　　　H. Iro

Pathophysiologie der chronischen Innenohrschwerhörigkeit [1]

1

H. P. Zenner und U. Zimmermann

Schwerhörigkeit ist ein Symptom des Hörsystems. So wie das Sehsystem auf Störungen symptomatisch nur mit einer Verschlechterung des Sehens und/oder mit „Sterne sehen" reagieren kann, führen alle Schädigungen des Hörsystems ausschließlich zu einer Hörverschlechterung und/oder Tinnitus. Daher sind zahlreiche Entstehungsmechanismen möglich, wie sie auch in der Literatur beschrieben werden.

Allerdings: Aus dem Symptom Hörverlust alleine – ohne Anamnese und ohne weitere Befunde – kann nicht auf die Pathophysiologie geschlossen werden. Es kann aus dem Symptom Schwerhörigkeit alleine kein Entstehungsmechanismus abgeleitet werden. Auch Therapieergebnisse mit spezifischen Behandlungsfor-

---

[1] Teilweise aktualisiert aus Zenner HP (1991) Pathophysiologie des auditorischen Systems. In: Hierholzer K, Schmidt RF (Hrsg) Pathophysiologie des Menschen. VCH, Weinheim.

HNO Praxis heute 21
E. Biesinger, H. Iro (Hrsg.)
© Springer-Verlag Berlin Heidelberg 2002

men wie etwa einer bestimmten Arzneimitteltherapie lassen nicht den zwingenden Schluss auf einen zugrundeliegenden Pathomechanismus zu.

Manchmal findet man apodiktische Festlegungen auf ein Einzelmodell als Erklärung für (fast) alle Formen chronischer Innenohrschwerhörigkeit. Eine Durchblutungsstörung ist ein derartig missbrauchtes Einzelmodell.

Die vorliegende Arbeit befasst sich mit chronischen, erworbenen Innenohrschwerhörigkeiten des Erwachsenen. Die Besonderheiten kindlicher und hereditärer Hörverluste werden nicht dargestellt.

1.1
Anatomisch-funktionelle Klassifikation

Hilfreich ist eine systematische, anatomisch-funktionelle Einteilung dieser Entstehungsmechanismen, in die die verschiedenen Modelle unabhängig von ihrer wissenschaftlichen Bewertung eingefügt werden können.

Von Zenner et al. bereits seit 1993 diskutiert [1, 2], soll hier eine weiterentwickelte funktionell-anatomische Systematik dargestellt werden, die es dem Arzt erlaubt, die große Vielfalt der angegebenen Entstehungsmechanismen von chronischen Innenohrschwerhörigkeiten in einfacher Form einzuteilen (Tabelle 1.1, Abb. 1.1).

In Abbildung 1.1 sind Ohr und Gehirn grob schematisch dargestellt. Man erkennt den bekannten Signalpfad des Hörsystems, der mit der Schalleinwirkung auf das Ohr beginnt und zu Vibrationen der Gehörknöchelchen im Mittelohr führt, die auf das Innenohr übertragen werden. Daran schließt sich der sensorineurale Teil des Hörvorganges an, der aus drei funktionell-anatomischen Hauptschritten im Innenohr besteht. Zunächst wird das Schallsignal durch den *Motor des Innenohrverstärkers* der äußeren Haarzellen verstärkt, anschließend wird das verstärkte Signal durch die *mechanoelektrische Transduktion* der inneren Haarzellen in ein elektrisches Signal umgesetzt, das anschließend von den inneren Haarzellen auf die afferenten Hörnervenfasern als sog. *Transformation* synaptisch übertragen wird, um mittels der Hörnerven das Innenohr zu verlassen. Die sensorischen Funktionselemente motorische Verstärkung, Transduktion und Transformation werden durch extrasensorische Elemente wie z. B. die gut durchblutete, Energie bereitstellende Stria vascularis unterstützt. Mittels der Hörnerven erreicht das Schallsignal das ZNS, wo Erkennung und Wahrnehmung stattfinden.

Tabelle 1.1. Systematik der chronischen IOS und Beispiele pathophysiologischer Modelle

Typ I	Hypomotilität, Verlust äußerer Haarzellen, Lärmtrauma, Steifheitsverlust der Stereozilien äußerer Haarzellen, Ionenkanalstörungen äußerer Haarzellen
Typ II	Dauerdepolarisation innerer Haarzellen durch Ionenkanalstörungen, Stereozilienstörungen innerer Haarzellen, Verlust innerer Haarzellen
Typ III	Synaptische Transmitterüberflutung, Störungen der Transmitterfreisetzung, Störungen der Transmitterrezeptoren
Typ IV	Ionenkanalstörungen der Stria vascularis, Durchblutungsstörungen, Resorptionsstörungen der Endolymphe, Endolymphhydrops

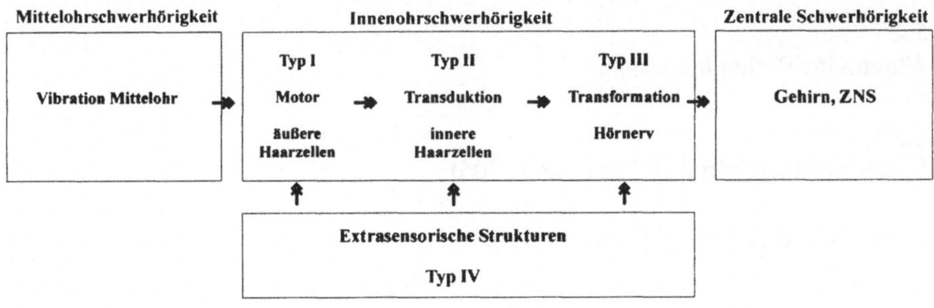

Abb. 1.1. Klassifikation der Schwerhörigkeit

Aus diesem, das gesamte Hörsystem in einfacher Form umfassenden, funktionell-anatomischen Ablaufschema lässt sich eine Klassifikation von Innenohrstörungen ableiten (Tabelle 1.1). Die Klassifikation lässt sich sowohl für Schwerhörigkeiten (Tabelle 1.1) als auch für Tinnitus anwenden [2]. In dieser Arbeit soll sie für die chronische Innenohrschwerhörigkeit angewendet werden.

Bei der Innenohrschwerhörigkeit (IOS) lässt sich zwanglos ein von den drei sensorischen Funktionselementen ausgehende

- sensorische IOS
- von einer extrasensorische IOS

unterscheiden [3].

Sensorische und extrasensorische IOS umfassen grundsätzlich alle denkbaren kochleären und neuralen (Hörnerv-)IOS-Modelle. Um die von den drei sensorischen Funktionselementen ausgehenden IOS-Modelle zu klassifizieren, bietet es sich an, sie durchzunummerieren [1, 2] und die mit dem ersten Funktionselement, dem kochleären Verstärkermechanismus assoziierte IOS, als *Motor-IOS* oder IOS Typ I zu bezeichnen. Dementsprechend erhält eine mit der elektromechanischen Transduktion der inneren Haarzellen assoziierte IOS die Bezeichnung *Transduktions-IOS* oder IOS Typ II. Daraus ergibt sich die Bezeichnung *Transformations-IOS* [4, 5] oder IOS Typ III für Störungen des Signaltransfers von den inneren Haarzellen bis entlang der afferenten Nervenfasern (Synonyma: kochleosynaptische IOS, Signal-Transfer-IOS). Alle übrigen, also extrasensorischen, sensorineuralen IOS-Mechanismen erhalten nach der Klassifikation zwangsläufig die Bezeichnung *extrasensorische IOS* [3] oder IOS Typ IV.

Die vorliegende Systematik bietet damit die Möglichkeit, alle bekannten Entstehungsmodelle des Symptoms chronische Innenohrschwerhörigkeit zu klassifizieren. Mischformen sind grundsätzlich möglich und nicht selten.

Eine klinische Nutzung der Systematik ist dann gegeben, wenn sich aus Anamnese, evtl. bekannter Ätiologie und begleitenden audiologischen Untersuchungen klinische Rückschlüsse ziehen lassen. Rückschlüsse auf den Entstehungsmechanismus oder Entstehungsort sind insbesondere erlaubt, wenn es sich um

- *exogene Ursachen* oder eine
- *symptomatische IOS*

handelt.

1.2
Allgemeine Pathophysiologie

1.2.1
Innenohrschwerhörigkeit Typ I (Motor IOS)

Hörverlust und Diskriminationsverlust

Störungen oder Funktionsverluste der Motilität äußerer Haarzellen sind eine außerordentlich häufige Ursache einer Innenohrschwerhörigkeit. Klinisch erkennt man sie am positiven „Recruitment" oder/und am Amplitudenabfall/-verlust der TEOAE („transient evoked otoacoustic emission"). Eine krankheitsbedingte, isolierte Schädigung oder der Verlust äußerer Haarzellen bei Erhalt der inneren Haarzellen kann eine erhebliche Verschlechterung der Steuerung der Wanderwelle zur Folge haben (Abb. 1.2). Bei niedrigen Schalldruckpegeln wird die Wanderwelle nicht mehr aktiv verstärkt (Abb. 1.2), so dass der Schall erst oberhalb der schlechteren physiologischen Schwelle der inneren Haarzelle [6],

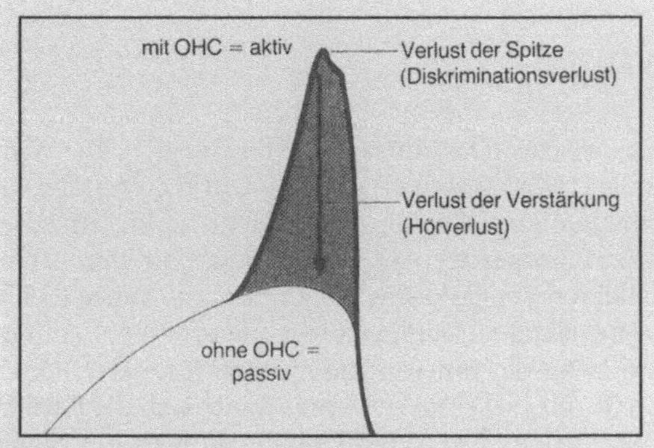

Abb. 1.2.
Isolierter Ausfall äußerer Haarzellen (OHC) bewirkt Diskriminations- und Hörverlust durch Wegfall der aktiven Steuerung der Wanderwelle mit Verlust der Verstärkung und der Spitze der Wanderwelle

Abb. 1.3 a, b. Recruitmenthypothese als Verlust der aktiven kochleären Verstärkung. a Mit aktivem Verstärker (aktives Innenohr) benötigt die Amplitudenzunahme (x) der Basilarmembran (BM) im Innenohr, die zur Wahrnehmung einer Lautheitsänderung erforderlich ist, eine relativ große Zunahme des Schalldrucks (y), weil die Kurve nichtlinear verläuft. Ohne Verstärker (passives Innenohr) verläuft die Kurve linear: Für dieselbe Amplitudenzunahme ist eine geringere Schalldruckzunahme erforderlich. Der „Vorteil" des Kranken, eine geringere Intensitätsunterschiedsschwelle zu haben, ist jedoch nur ein scheinbarer, da gleichzeitig die Frequenzselektivität verlorengeht (Diskriminationsverlust),b dasselbe Phänomen, als Stufenschaubild dargestellt: Mit aktivem Prozess beginnt der Hörvorgang bereits an der Schwelle mit einer hohen Auslenkung des BM, so dass bei einer Zunahme des Schalldruckpegels nur noch kleine zusätzliche Amplitudensprünge stattfinden (*hinten*). Anders bei Verlust des Verstärkers (*vorne*): Die BM-Amplitude muss unten beginnen. Da bei hohem Schalldruckpegel dieselbe BM-Amplitude wie beim Gesunden erreicht wird, müssen die Amplitudensprünge auf dem Weg dahin größer sein (Recruitment). Umgekehrt bedeutet dies, dass für gleiche Amplitudensprünge (x) in der Kochlea (Intensitätsunterschiedsschwelle) der Kranke einen geringeren Pegelzuwachs benötigt

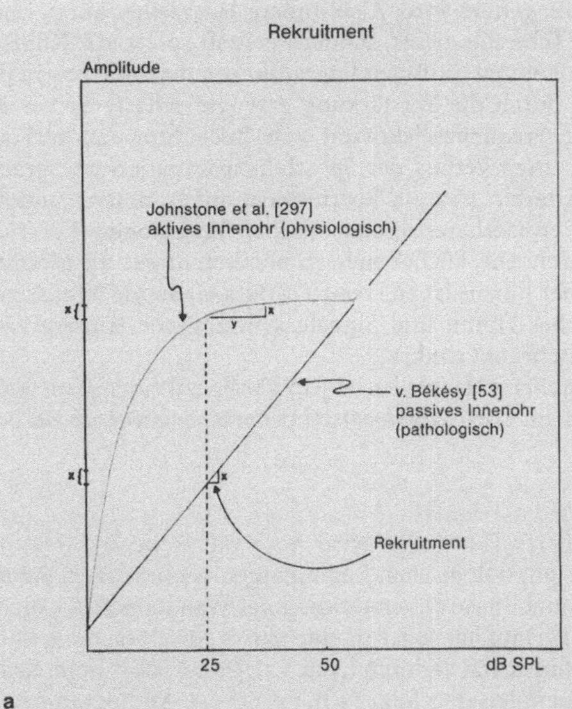
Rekruitment
Amplitude
Johnstone et al. [297]
aktives Innenohr (physiologisch)
v. Békésy [53]
passives Innenohr
(pathologisch)
Rekruitment
25
50
dB SPL
a

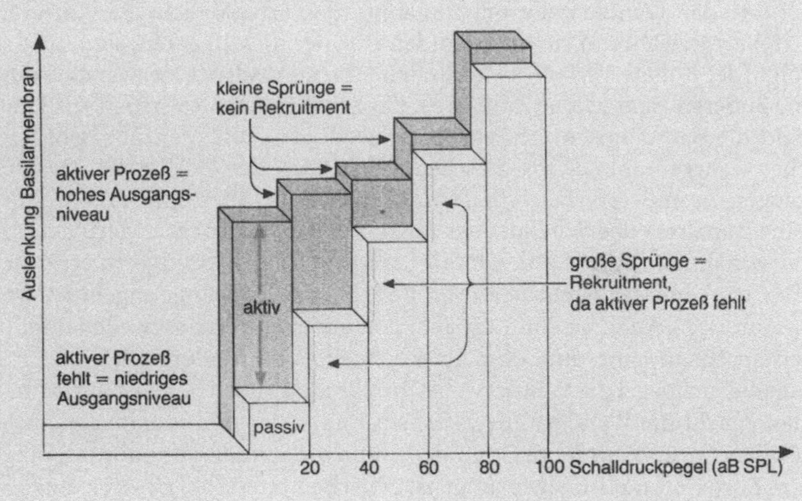
Auslenkung Basilarmembran
kleine Sprünge =
kein Rekruitment
aktiver Prozeß =
hohes Ausgangs-
niveau
große Sprünge =
Rekruitment,
da aktiver Prozeß fehlt
aktiv
aktiver Prozeß
fehlt = niedriges
Ausgangsniveau
passiv
20　40　60　80　100 Schalldruckpegel (aB SPL)
b

nämlich ab etwa 50–70 dB, gehört wird. Also: Innere Haarzellen hören ohne äußere Haarzellen an der Schwelle nichts, sondern erst ab 50–70 dB. Klinisch resultiert eine Schwellenanhebung im Tonaudiogramm von maximal 50–70 dB. Darüber hinaus geht die durch die Verstärkung erzeugte scharfe Spitze der Wanderwelle, die für die Frequenzselektivität von Bedeutung ist, verloren (Abb. 1.2; [7]). Dies kann einen Verlust der Sprachdiskrimination im Sprachaudiogramm erklären. Weiterhin tritt ein Recruitment auf (s. unten), und die Amplitude transitorisch evozierbarer otoakustischer Emissionen (TEOAE) nimmt ab oder geht verloren. Die TEOAE messen nämlich direkt die Motilität äußerer Haarzellen. Darüber hinaus ist zu erwarten, dass binaurale Hörleistungen wie laterales räumliches Hören und Signalerkennung vor Hintergrundgeräuschen deutlich eingeschränkt sind [8].

Ein chronischer Ausfall äußerer Haarzellen ist sehr häufig mit einem Untergang der Zellen vergesellschaftet. Im Corti-Organ entsteht eine bindegewebige Narbe.

Recruitment

Bei einer Schädigung äußerer Haarzellen wird noch ein weiterer Effekt gehemmt, nämlich die unter physiologischen Bedingungen bei mittlerem Schalldruck *nachlassende* (d. h. nichtlineare) Verstärkung der Wanderwelle [7, 9], die bei höherem Schalldruck vermutlich sogar in eine aktive Abschwächung übergeht. Es geht also die Nichtlinearität verloren (Abb. 1.3). Daher führt beim Kranken ein *lauter* Ton, der einem leiseren folgt (z. B. im Békésy-Audiogramm), zu einer relativ stärkeren („linearen") Zunahme der Wanderwelle (Abb. 1.3), als dies unter physiologischen Bedingungen geschieht. Im kranken Ohr folgt die Amplitude der Wanderwelle bei Zunahme des Schalldrucks der linearen Linie (Abb. 1.3 a), während sie im gesunden Ohr der nichtlinearen, sigmoidalen Linie folgt (der höhere Verlauf im gesunden Ohr ist Ausdruck der Verstärkung durch die äußeren Haarzellen (Abb. 1.3 b). Ein Schalldruckunterschied wird daher, sobald die pathologisch erhöhte Hörschwelle des Patienten überschritten wird, eher wahrgenommen, als dies beim Gesunden der Fall ist. Bei Gesunden erzeugen die äußeren Haarzellen bereits bei leisen Tönen eine hohe Wanderwelle. Eine Zunahme des Schalldrucks führt deshalb nur noch zu geringen Amplitudenzunahmen (Abb. 1.3 b). Um hörbare Amplitudensprünge zu erreichen (*x* in Abb. 1.3 a), müssen daher relativ große Schalldrucksprünge angeboten werden (*y* in Abb. 1.3 a). Anders beim Kranken: Bei ihm ist die Wanderwellenamplitude bei leisem Schall nahe null, deshalb hat er einen Hörverlust. Da bei sehr hohem Schalldruckpegel die Wanderwellenamplitude ähnlich hoch ist wie beim Gesunden, macht die Wanderwelle zwischen minimaler und maximaler Auslenkung größere Sprünge als beim Gesunden, wenn die Lautstärke zunimmt. Umgekehrt: Um hörbare Amplitudensprünge zu erreichen (*x* in Abb. 1.3 a), ist eine *geringere* Schalldruckzunahme („Recruitment" in Abb. 1.3 a) erforderlich als beim Gesunden (*y* in Abb. 1.3 a). Bei hohem Schalldruckpegel verhalten sich Gesunde und Kranke wieder vergleichbar (Abb. 1.3 a), dies wird als Lautstärkeausgleich empfunden. Ein Recruitment kann daher als ein Hinweis auf einen kochleären, insbesondere einen äußeren Haarzellschaden aufgefasst werden.

1.2.2
Innenohrschwerhörigkeit Typ II (Transduktions-IOS)

Interessanterweise „hören" innere Haarzellen (IHZ) erst ab 50–70 dB [6]. Ist das Ohr gesund, verstärken bekanntlich die äußeren Haarzellen das Signal so stark, dass auch leise Töne für IHZ „hörbar" werden. Ein isolierter äußerer Haarzellschaden führt bei intakten IHZ zu einem maximalen Hörverlust von 50–70 dB, da ab 50–70 dB die IHZ ohne die Hilfe der äußeren Haarzellen „hören", allerdings mit einem massiven Diskriminations-(Sprachverständlichkeits)-verlust. Fallen auch die IHZ aus, entwickelt sich eine IOS von mehr als 50–70 dB. Bei vollständigem IHZ-Verlust ist man taub (selbst wenn – was extrem selten ist – die äußeren Haarzellen noch funktionieren!). Die hochgradige chronische IOS von mehr als 50–70 dB und die Innenohrertaubung sind damit in der Regel auf einen teilweisen oder vollständigen Funktionsverlust der IHZ zurückzuführen. In der Regel geht ein Ausfall von IHZ auf die Dauer mit ihrem Verlust einher und es entsteht eine Narbe.

1.2.3
Innenohrschwerhörigkeit Typ III (Transformations-IOS)

Klinisch gibt es kein Testverfahren, um selektiv die Funktion der Synapse zwischen IHZ und afferenten Hörnervenfasern zu untersuchen. Mit den heutigen Untersuchungsmethoden ist der Typ III vom Typ II nicht abzugrenzen.

1.2.4
Innenohrschwerhörigkeit Typ IV (extrasensorische IOS)

Im gesunden Ohr wird von der Stria vascularis elektrische Energie über eine beträchtliche Distanz durch den Endolymphraum zu den Haarzellen transferiert. Deshalb wird die Stria vascularis auch als „Batterie des Innenohrs" bezeichnet. Dieser Energietransfer erlaubt den Haarzellen insbesondere die mechanoelektrische Transduktion, ohne dabei zelleigene Energie zu verbrauchen [10–13]. Wird die für die Haarzelltransduktion erforderliche Ionenzusammensetzung der Endolymphe, insbesondere die hohe Kaliumkonzentration und/oder das notwendige endolymphatische Potential, pathologisch verändert (Abb. 1.4), so resultiert Schwerhörigkeit durch eine Funktionsbeeinträchtigung der Sinneszelle. Änderungen von Endolymphzusammensetzung und Potenzial liegt zumeist eine Störung der Stria vascularis zugrunde.

Die Stria vascularis erhält fast die gesamte Durchblutung des Innenohrs, um ihre Batteriefunktion aufrechtzuerhalten. Ein Abfall der Batteriespannung macht sich (ähnlich wie z. B. beim Auto) im *gesamten* Innenohr bemerkbar, nicht nur bei einzelnen Frequenzen oder in einem begrenzten Frequenzbereich. Man wird also bei pantonalen Innenohrschwerhörigkeiten an eine IOS Typ IV denken, nicht jedoch z. B. bei einer Hochtonschwerhörigkeit.

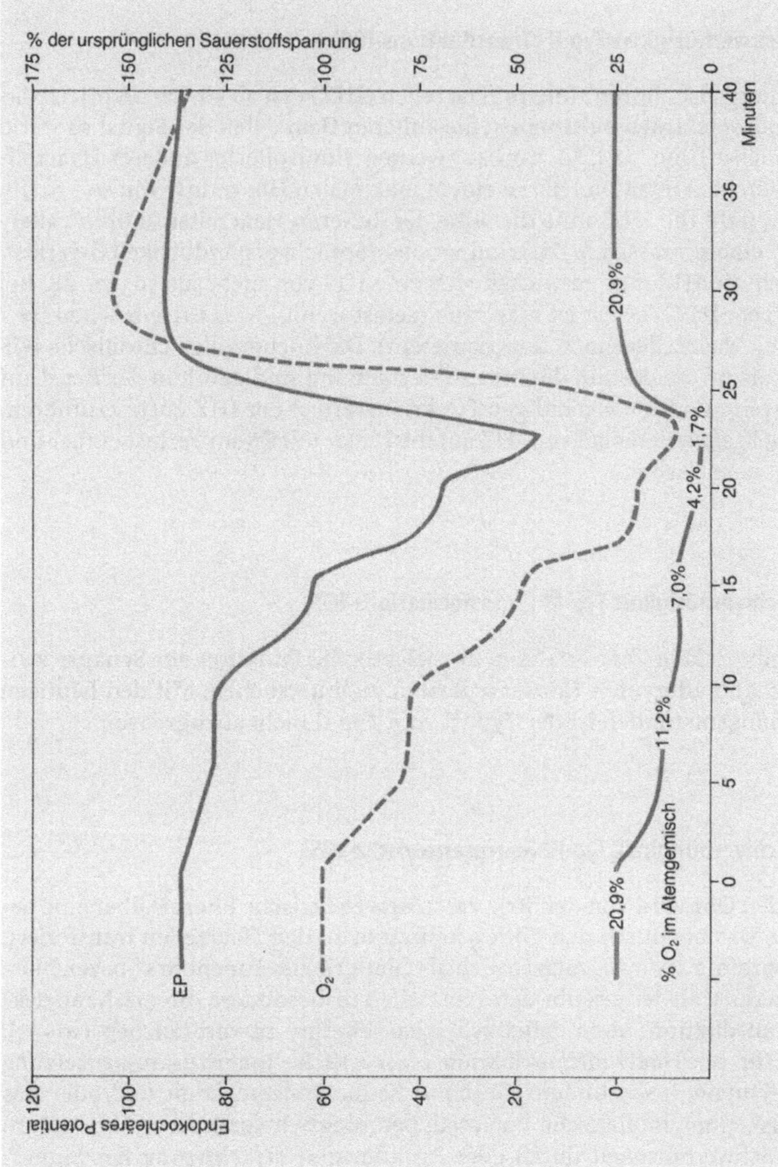

Abb. 1.4. Hypoxie und temporäre Anoxie führen zu einem reversiblen Abfall des endolymphatischen Potenzials (nach Nuttall [116])

1.3
Spezielle Pathophysiologie

1.3.1
Durchblutungsstörungen der Kochlea

Für die klinische Situation beruhen Vorstellungen über Durchblutungsstörungen bei Schwerhörigkeiten mehrheitlich auf Postulaten und nur in Einzelfällen auf einer gut dokumentierten Schädigung [20, 22]. So sind akute Hörverschlechterungen als Symptom einer Basilarisinsuffizienz bei Thrombose oder Embolie als auch bei intrakraniellen Aneurysmablutungen beschrieben [23]. Durchblutungsstörungen als Äquivalent einer chronischen kochleären Perzeptionsschwerhörigkeit sind nicht ausreichend dokumentiert, genauso wie atherosklerotische Veränderungen im Innenohr als Ursache chronischer Hörstörungen [24]. Allerdings soll bei einer Subpopulation von Schwerhörigen ein pathologischer LDL/HDL-Quotient als Ausdruck eines möglichen Atheroskleroserisikos bestehen [20]. Trotz beschriebener Gefäßwandverdickungen im Innenohr von Diabetikern lässt sich klinisch aus einer großen Zahl von Untersuchungsergebnissen keine Beziehung zwischen diabetischer Stoffwechsellage und Hörvermögen herstellen [20].

Für die in das Innenohr eintretende A. labyrinthi wird nicht der zentrale Regulationstyp des Hirnkreislaufs, sondern ein peripherer Regulationsmechanismus angenommen [14–19]. Dabei sollen die stark muskulären, arteriellen Konvolute im Modiolus maßgeblich an der Regulation der Durchblutung beteiligt sein [20]. In der nichtadrenergen, distalen Endstrombahn hingegen wird die Durchblutung durch Plasmaviskosität, Verformbarkeit der Erythrozyten, lokale biochemische Regulatoren sowie Endothelzellen und Perizyten beeinflusst [20, 21]. Werden die Modiolusgefäße unterbrochen, resultiert ein Verlust äußerer und innerer Haarzellen unter Erhalt der Stria vascularis und der Prominentia spiralis [22]. Man wird also auf einen Typ I/II-Hörverlust von mehr als 50–70 dB schließen. Wird die Stria vascularis nicht mehr durchblutet, so entsteht eine Schädigung der Stria vascularis, nicht jedoch ein Verlust von Haarzellen. Man wird auf eine pantonale IOS schließen (IOS Typ IV, Abb. 1.4). Eine Durchtrennung der A. labyrinthi führt zur Degeneration des gesamten Innenohrs mit Ausnahme des Ductus und Saccus endolymphaticus [20]. Die Folge ist eine Taubheit.

Ischämie-Resistenz von Haarzellen. Bestehen für Haarzellen ischämische Bedingungen, dann kommt offenbar der Glykolyse für den Energiestoffwechsel der Haarzelle eine zentrale Bedeutung zu. Im Gegensatz zur physiologischen Beschallungssituation ist nämlich eine signifikante Laktatsekretion in Peri- und Endolymphe als Zeichen einer anaeroben Glykolyse messbar [25]. Quantitative histochemische Daten zeigten, dass sich die Glykogenreserven des Corti-Organs vorwiegend in den äußeren Haarzellen mit ungewöhnlich hohen Werten von bis 600 mmol pro kg Trockengewicht (Stria vascularis 50–90 mmol pro kg

Trockengewicht) bei jedoch ausgeprägten speziesspezifischen Unterschieden befinden [27].

Allerdings werden die energiereichen Phosphate im Corti-Organ im Vergleich zur Stria vascularis nur auffällig langsam abgebaut. Die große Glykolysekapazität der äußeren Haarzellen, verbunden mit einer niedrigen Umsatzrate, ist offenbar eine molekulare Grundlage für eine gewisse Resistenz des Corti-Organs gegen Sauerstoffmangel [28]. Diese Resistenz bezieht sich in erster Linie auf die Fähigkeit der Haarzellen zu überleben. Die Funktion der Haarzelle hingegen kann aufgrund von Störungen des zelleigenen Energiestoffwechsels als auch der Stria vascularis unter ischämischen Bedingungen eingestellt sein und damit zum Typ I-Hörverlust führen. Die Erholung des Hörvermögens bei einem Teil der Durchblutungsstörungen des Innenohrs wird durch die Resistenz der Haarzellen verständlich. Sind die energiereichen Phosphate der Haarzelle verbraucht, dann degeneriert sie, was häufig mit dem teilweisen oder vollständigen Verlust ihrer charakteristischen Zylinderform einhergeht. Die Zelle rundet sich teilweise oder vollständig ab und verliert dauerhaft ihre aktive Bewegungsfähigkeit.

1.3.2
Lärmschwerhörigkeit

Klinisch wird aus quantitativen Gründen vorwiegend zwischen Explosions- und Knalltrauma sowie chronischen Lärmschädigungen unterschieden. Bei einer Explosion erreicht die Druckwelle ihr Maximum jenseits von 1,5 ms. Beim Knalltrauma ist die Druckspitze in weniger als 1,5 ms erreicht [29, 30]. Im Gegensatz dazu handelt es sich bei der chronischen Lärmschädigung des Innenohrs um schwächere, jedoch länger andauernde und z. T. häufig wiederholte Schallreize. Sie führen anfangs zu einer vorübergehenden Schwellenabwanderung („temporary threshold shift", TTS), die offenbar bereits eine akustische Schädigung des Hörorgans widerspiegelt. Die TTS steht in direkter Beziehung zu Expositionszeit, Schalldruckpegel und individueller Empfindlichkeit [20, 30, 31]. Sie erholt sich innerhalb von Minuten bis Stunden. Dagegen findet sich bei Spätschäden klinisch und experimentell eine permanente Schwellenabwanderung („permanent threshold shift", PTS), die auf eine irreversible Schädigung des Hörorgans hinweist [32].

Um Lärmschäden des Innenohrs in ihrem vollem Ausmaß erklären zu können, gibt es allerdings noch eine Fülle ungelöster Probleme. Eine Ursache dafür sind die unterschiedlichen Bedingungen, unter denen Lärmschäden bisher untersucht worden sind. Unter kontrollierten experimentellen Bedingungen lassen sich bisher nur wenige Veränderungen stets reproduzierbar darstellen [33–36]. So erscheinen die physiologischerweise aufrecht stehenden Stereozilien der geschädigten Haarzellen rasterelektronenoptisch umgefallen (Abb. 1.5a) oder mit Nachbarstereozilien fusioniert [37]. Biochemisch und biophysikalisch verbirgt sich dahinter eine molekulare Änderung der Ordnung der Aktinfilamente in den Stereozilien (Abb. 1.5b) sowie vermutlich ein Verlust der Quermoleküle, die benachbarte Aktinfilamente in den Stereozilien miteinander vernetzen [38].

Abb. 1.5.
a Schematische Darstellung lärmgeschädigter Stereozilien äußerer Haarzellen, die durch Steifheitsverlust umgefallen sind, bzw. mit Nachbarstereozilien fusioniert sind, **b** Lärminduzierte Änderung der molekularen Anordnung des Aktins der Stereozilien, einschließlich des Verlustes der quervernetzenden und der mit der Zellmembran verknüpfenden Moleküle. Dadurch können sich die Stereozilien nicht mehr aufrecht halten

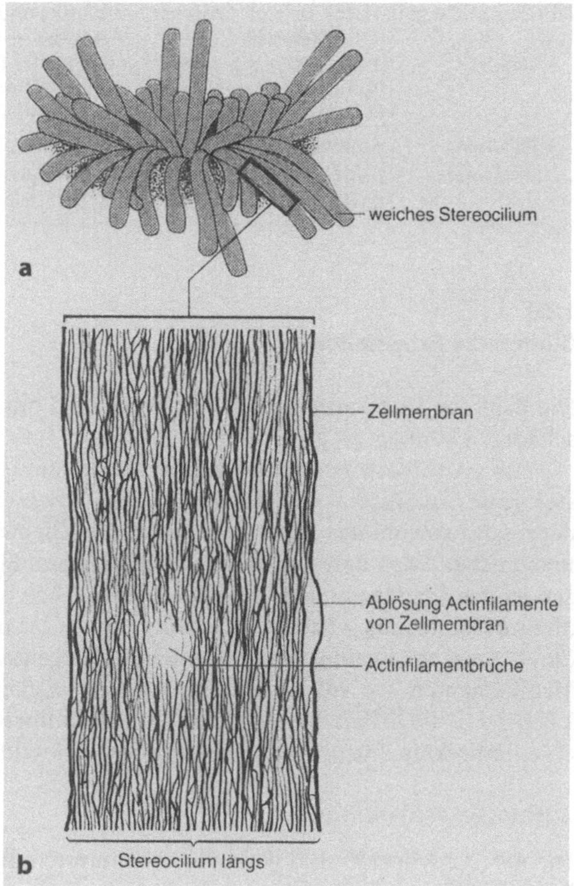

Dieser Prozess beginnt an den äußeren Haarzellen (IOS Typ I) und kann nach Jahren der Exposition auch die IHZ erfassen (IOS Typ II). An inneren Haarzellen führt bereits der Verlust der längsten Stereozilien zu einer Reduktion des Ruhestroms durch die Stereozilienmembran [39, 40], der eine Störung des Transduktionsprozesses erwarten lässt. Schall hoher Intensität kann darüber hinaus direkt mechanisch zu Zerreißungen und Zelllysen im Corti-Organ führen. Beteiligt ist eine vermutlich unspezifische Degeneration von Zellen, als deren Folgereaktionen schallbedingte Veränderungen der DNA und RNA, der Proteinsynthese, von Enzymaktivitäten, sowie von Konzentrationen einiger Metaboliten beschrieben werden konnten [41].

Darüber hinaus wurde auch eine IOS vom Typ III beschrieben [4]. Eine aus der Lärmschädigung resultierende Überstimulation der afferenten Synapse führt dazu, dass NMDA-Rezeptoren aktiviert werden, die letztlich zu einem pathologischen Kalziumeinstrom in die Nervenfaser führen. Diese exzitotoxische Stimulation der Nervenfaser kann zu ihrem Untergang führen.

Tabelle 1.2. Exemplarische Liste ototoxischer Antibiotika und Desinfizienzien

Systemisch	Aminoglykoside (schwere gramnegative Infektionen), Vancomycin (grampositive, Infektionen mit penicillinasefesten Erregern, II. Wahl), Polymyxin B, Colistin (in Ausnahmefällen indiziert)
Instillation	Aminoglykoside (Pleura, Blase, NNH; 2,5–5% Resorption
Ohrentropfen	Aminoglykoside, Chloramphenicol, Polymyxin B, Tetracycline, quaternäre Ammoniumbasen (Desinfizienzien), jodhaltige Tropfen

1.3.3
Ototoxische Arzneimittel

Die Zahl der Medikamente, die vorübergehend oder permament das Innenohr schädigen können, ist groß (Tabelle 1.2).

Neben Antibiotika und Tuberkulostatika können Diuretika, Zytostatika, nichtsteroidale Analgetika und Antirheumatika sowie Antiarrhythmika und Antidepressiva sowohl das Hör- als auch das Gleichgewichtsorgan beeinträchtigen. Entsprechend den unterschiedlichen molekularen Eigenschaften dieser Substanzen ist das Schadensmuster und der jeweilige Mechanismus uneinheitlich. Eine direkte Hörstörung wird durch Schädigung der Haarzellen im Corti-Organ (z. B. durch Aminoglykoside) hervorgerufen. Im Gegensatz hierzu kommt es bei den Medikamenten, die auf die extrasensorischen Zellen des Innenohrs einwirken, z.B. bei den die Zellen der Stria vascularis beeinflussenden Schleifendiuretika, zu einer indirekten Störung des Hörvorgangs bei intaktem sensorischen Epithel.

Aminoglykosidantibiotika

Die Aminoglykoside sind wohl die bekanntesten ototoxischen Antibiotika (Tabelle 1.2). Dem schon seit 1943 aus Streptomyces griseus isolierten und therapeutisch einsetzbaren Streptomycin folgten weitere, zum Teil halbsynthetische Derivate wie Sisomycin, Gentamycin, Netilmicin, Tobramycin und Amikacin, die auch heute noch zur Behandlung von schweren gramnegativen Infektionen eingesetzt werden [43]. Wegen der fehlenden Metabolisierung zu nicht ototoxischen Derivaten und der annähernd unveränderten Ausscheidung über die Nieren sind bei Nierenfunktionsstörungen die Serumkonzentrationen und damit das Risiko einer Innenohrschädigung signifikant erhöht. Hinzu kommt, dass Aminoglykoside selbst potenziell nephrotoxisch sind, für die wahrscheinlich unterschiedliche Schädigungsmechanismen verantwortlich sind [44]. Am Ohr können sowohl kochleäre (Kanamycin, Amikacin) als auch vestibuläre (Gentamycin, Sisomycin, Netilmicin) und kombinierte kochleovestibuläre Schäden (Tobramycin, Dibekacin) auftreten [45]. Die relative Toxizität der einzelnen Aminoglykoside wird auch durch ihre Pharmakokinetik (renale Ausscheidung, Serum- und Perilymphhalbwertzeit) beeinflusst und ist dosisabhängig. Nicht nur der Serumspiegel, sondern vor allem die (Lebens-) Gesamtdosis (möglicherweise abgesehen von pränataler Therapie) ist entscheidend für das Auftreten von Hör- oder Gleichgewichtsschäden. Eine besonders gefährliche Entwicklung zeichnet sich hier in einigen Entwicklungsländern ab: Wegen banaler Entzündungen werden Patienten wiederholt mit dort z. T. frei verkäuflichen und am billigsten erhältlichen Antibiotika, nämlich Aminoglykosiden (insbesondere in Form von Ohrentropfen) behandelt. Viele dieser Patienten werden so iatrogen schwerhörig oder ertauben.

Zelluläre Prädilektionsstelle für eine Schädigung durch Aminoglykoside sind die sensorischen Zellen des Innenohrs. Dabei wird in der Kochlea zunächst die erste Reihe der äußeren Haarzellen in der basalen Schneckenwindung, mit zunehmender Dauer bzw. Intensität dann auch die zweite und dritte Reihe sowie weiter apexwärts gelegene äußere Haarzellen geschädigt (IOS Typ I). Als letzte gehen auch die inneren Haarzellen zugrunde (IOS Typ II); das Corti-Organ wird durch eine Narbe ersetzt und der Hörnerv beginnt zu degenerieren [46–49].

Zur Erklärung des eigentlichen Mechanismus der Schädigung durch Aminoglykoside konnten vor kurzem durch Experimente aufschlussreiche Daten gewonnen werden [50–63]: Es konnte gezeigt werden, dass Aminoglykoside zunächst aufgrund elektrostatischer Kräfte von außen an die Oberfläche der Zellmembran binden können (Abb. 1.6 [63, 64]). Sie verdrängen Kalzium aus ihrer Bindung (Abb. 1.6). Dies ist ein kompetitiver Vorgang, Kalzium im Überschuss kann seinerseits die Aminoglykoside wieder aus der Bindung verdrängen. Diese Verdrängung ist, ebenso wie die Schädigung, vorübergehend. Aminoglykoside sind außerdem offensichtlich in der Lage, an den apikalen (Transduktions)ionenkanal zu binden und den Ionenkanal in seiner Funktion beeinträchtigen [50, 65]. Auch dies scheint ein reversibler Prozess zu sein. Beide Vorgänge vollziehen sich außerordentlich schnell (unter experimentellen Bedingungen innerhalb weniger s). Die genannten experimentell nachweisbaren Frühschädigungen erklären die akuten Symptome einer Aminoglykosidintoxikation, nicht jedoch die klinisch erheblich bedeutsamere irreversible Dauerschädigung.

Klinische Beobachtungen sprechen nämlich dafür, dass die Schädigung des Innenohrs durch Aminoglykoside zumeist irreversibel ist. Der Vorgang, der zur Irreversibilität der Aminoglykosidschädigung führt, wird wahrscheinlich durch einen aktiven, energieabhängigen Transportprozess eingeleitet. Hierbei kommt es zu einem initial nahezu selektiven Transport des Aminoglykosids in äußere Haarzellen (Abb. 1.6). Morphologische Untersuchungen belegen, dass es primär die äußeren Haarzellen sind, die von kochleotoxischen Aminoglykosiden betroffen sind (Abb. 1.5 [45, 66].

Der molekulare Mechanismus dieses Transportprozesses ist noch unbekannt. Der Transportvorgang hat zur Folge, dass das Aminoglykosid in das Innere der Zelle gelangt. Dort bindet es an der Innenseite der Zellmembran irreversibel an Phosphatidyl-Inositolbiphosphat (PIP_2). Die Irreversibilität der Aminoglykosidbindung an PIP_2 konnte mit isolierten Haarzellen, deren solubilisierte Membranen über eine streptomycingekoppelte Affinitätschromatographiesäule gegeben wurden, nachgewiesen werden (Abb. 1.6). Unter physiologischen Ionenkonzentrationsbedingungen konnten Phosphoinositide und andere Membranbestandteile mit Ausnahme von PIP_2 herausgewaschen werden. PIP_2 hingegen konnte erst mit einer 600 mM Lösung eluiert werden. Da nur Konzentrationen um

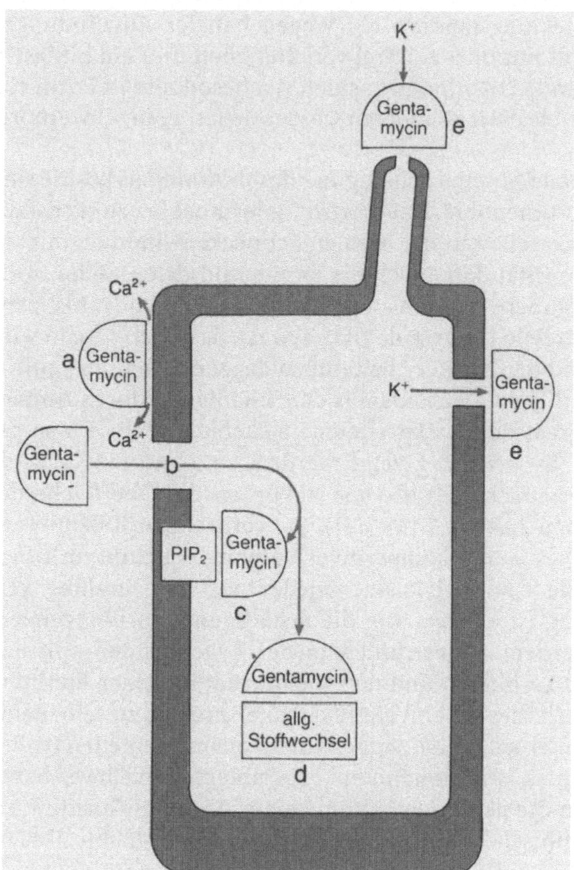

Abb. 1.6.
Schema der Schädigungsmuster von Aminoglykosiden an einer äußeren Haarzelle. Die Schritte a und e sind reversibel, die Schritte c und d sind irreversibel

300 mM physiologisch sind, ist die Bindung von Streptomycin an PIP_2 unter physiologischen Bedingungen nicht mehr reversibel [63]. Dieser Befund kongruiert mit der klinischen Beobachtung, dass bei Erwachsenen Aminoglykosidintoxikationen der Kochlea in der Regel funktionell irreversibel sind und dass es darüber hinaus zu einer lebenslangen Schadensakkumulation kommt.

Die Bindung von Aminoglykosiden an PIP_2 hat zwei für den Metabolismus der Zelle wesentliche Folgen: Die Hydrolyse von PIP_2, eine Schlüsselreaktion in der Signalkette der Phosphoinositole, wird verhindert. Weiterhin resultiert eine Störung der Zellmembranintegrität und -struktur. Letzteres bewirkt eine unspezifische Durchlässigkeit der Zellmembran für Ionen und möglicherweise auch für das Aminoglykosid selbst.

Die Blockierung der PIP_2-Hydrolyse hat weiterhin u. a. zur Folge, dass die Freisetzung des zweiten Botenstoffes Inositoltriphosphat (IP_3) gehemmt wird. Die Freisetzung von IP_3 hat für die Kontrolle des Kalziumspiegels und damit für die Kontrolle der Beweglichkeit der äußeren Haarzellen eine zentrale Bedeutung.

Die Bewegungen der äußeren Haarzellen sind essentiell wichtig für die aktive Mikromechanik des Hörens (s. oben). Wenn die Motilität gestört oder gehemmt ist, kann die Wanderwelle nicht physiologisch verstärkt werden. Somit reichen die Auslenkungen der Basilarmembran nicht aus, um eine genügend frequenzselektive Deflektion der Sterozilien der inneren Haarzellen zu bewirken: Es resultiert ein Hörverlust vom Typ I, der durch einen Sprachdiskriminationsverlust gekennzeichnet ist. Darüber hinaus hat der Patient ein Recruitmentphänomen.

Die geschilderten molekularen Bindungsvorgänge der Aminoglykoside sind nicht auf die kochleären Zellen beschränkt. Vermutlich laufen diese Prozesse sogar in nahezu jeder Zelle ab [67, 68].

Faktoren, die gegen eine Organspezifität der Aminoglykoside sprechen, sind

- keine Gewebsanreicherung und
- kein erhöhter Peri- oder Endolymphspiegel.

Faktoren, die für eine relative Organspezifität sprechen, sind

- energieabhängiges Transportsystem,
- hoher „PIP$_2$-Turnover" sowie
- fehlende Haarzellproliferation und -regeneration.

Wie kommt es also zu der – zumindest relativen – Organspezifität für die Kochlea? In der Vergangenheit wurde postuliert, dass es zu einer Gewebsanreicherung in der Kochlea kommen würde. Heute ist bekannt, dass sowohl Endo- und Perilymphspiegel wie auch die Gewebespiegel in der Kochlea keinesfalls höher sind als der Serumspiegel [44]. Dem Serumspiegel vergleichbare Flüssigkeitsspiegel werden im Innenohr allerdings erreicht [69]. Bei anderen Arzneimitteln sind üblicherweise die Spiegel in der Kochlea niedriger als im Serum. Dies lässt vermuten, dass Aminoglykoside in der Lage sind, die Blut-Perilymph-Schranke und die Blut-Endolymph-Schranke leichter zu überwinden als zahlreiche andere Arzneimittel. Darüber hinaus spielt der Aspekt des energieabhängigen Transportsystems, das exklusiv auf die Haarzellen beschränkt zu sein scheint, eine wesentliche Rolle. Dazu kommt, dass zumindest bei den äußeren Haarzellen im Vergleich mit Organsystemen wie dem Gehirn, der Leber und der Niere, ein exzessiv hoher PIP$_2$-Turnover festgestellt wurde [59]. Über die genannten funktionellen Schädigungen hinaus sind außerdem Störungen z. B. der Glykolyse, des Ribonukleinsäuremetabolismus und der Proteinbiosynthese (s. hierzu Übersicht bei Zenner u. Schacht [63]) beschrieben, die schließlich zur Zytolyse der Sinneszellen führen können [70–72]. Tritt eine Zytolyse der sensorischen Zellen ein, wird ein weiterer Grund für die relative Organspezifität evident: Haarzellen haben bereits bei der Geburt die terminale Mitose durchlaufen und sind ohne genetische Intervention bei Säugetieren und auch beim Menschen nicht regenerationsfähig [73]. Deshalb kann eine geschädigte Sinneszelle im Innenohr nicht mehr ersetzt werden. Wenn an anderen Organen, bei denen möglicherweise vergleichbare molekulare Mechanismen ablaufen, zelluläre Schädigungen bis hin zur Zytolyse eintreten, so können im Gegensatz zum Innenohr die entsprechenden Zellen zumeist regeneriert werden oder es verbleiben noch genügend funktionsfähige Zellen.

Aminoglykoside werden in sehr unterschiedlichen Darreichungsformen verwendet. Dabei wird häufig nicht beachtet, dass Aminoglykoside auch durch Instillation in Organe, wie etwa in Pleura, Blase oder Nasennebenhöhlen ototoxisch wirken können. Sie werden dort zu 2,5–5 % resorbiert [74]. So finden sich unter vollkommen ertaubten Patienten immer wieder Patienten, die wegen einer eitrigen Blasenentzündung Aminoglykoside als Blaseninstillation erhalten haben und dann innerhalb weniger Tage ertaubt sind.

Ohrentropfen

Besonderer Erwähnung bedürfen die *Ohrentropfen*. Unter der Rubrik „Ohrentropfen" (Tabelle 1.2) sind mehr Arzneimittel als ototoxisch aufgelistet als unter der Rubrik derjenigen Arzneimittel, die systemisch verabreicht werden. Der Grund hierfür ist darin zu sehen, dass Ohrentropfen u. U. unter Umgehung der Perilymphschranke in das Innenohr gelangen können. Wenn das Trommelfell perforiert ist, können die ototoxischen Medikamente direkt in die Paukenhöhle gelangen. Von der Paukenhöhle aus können sie durch das runde und ovale Fenster hindurch zum Innenohr diffundieren [75] und dort, evtl. additiv zu Endotoxinen, die durch die Rundfenstermembran diffundiert sind, das Sinnesepithel schädigen [76]. In Tabelle 1.3 sind exemplarisch einige Substanzen aufgelistet, die durch die Innenohrfenster hindurchzutreten vermögen: auch hochmolekulare Substanzen können durch die Fenstermembranen hindurch vom Mittelohr in das Innenohr eindringen.

Der Weg zum Innenohr wäre vielen dieser Substanzen durch die Blutorganschranken bei systemischer Applikation versperrt. Viele Arzneimittel, die bei intaktem Trommelfell als Ohrentropfen gegeben werden können, dürfen daher bei zerstörtem Trommelfell oder beim radikaloperierten Ohr nicht gegeben werden. Hierbei ist insbesondere zu bedenken, dass Ohrentropfen, anders als Ophthalmika, mehrheitlich nicht von Ohrenärzten verschrieben werden. Dies bedeutet, dass der verschreibende Arzt sich häufig nicht mit dem Ohrmikroskop die erforderliche Information verschafft, ob das Trommelfell intakt ist, bevor er Ohrentropfen rezeptiert. Aminoglykosidhaltige Ohrentropfen sind daher leider immer wieder der Grund für totale Ertaubungen. Zu ototoxisch wirkenden Stoffen gehören aber auch Tetracycline, Aminoglykoside, besonders in Kombination mit Schleifendiuretika, Schleifendiuretika wie Etracrynsäure oder Furosemid, Cisplatin, Acetylsalicylsäure (Tinnitus) und Chinidin (Tinnitus; s. auch Tabelle 1.3; [75]).

Tabelle 1.3. Exemplarische Liste von Substanzen, die durch die Fenstermembranen vom Mittelohr in das Innenohr gelangen können

Substanzen mit niedrigem Molekulargewicht	Elektrolyte, Antibiotika (z. B. Gentamycin, Tetrazykline, Neomycin, Streptomycin), Farbstoffe (Rhodamin), Steroide
Substanzen mit hohem Molekulargewicht	Exotoxine, Meerrettichperoxidase, Humanalbumin, Endotoxine, Immunkomplexe, IgG, Ferritin

Schleifendiuretika

Auch Schleifendiuretika, insbesondere *Etacrynsäure* und *Furosemid*, wirken bei systemischer Gabe ototoxisch. Sie wirken allerdings nur fraglich auf Haarzellen, sondern vorwiegend auf die sog. Stria vascularis [43, 77]. Diese Struktur ist wesentlich für die Produktion der Endolymphe verantwortlich, d.h. für die erhöhte Kaliumkonzentration in der Endolymphe und den Aufbau des endolymphatischen Potentials [78]. Im Tierexperiment kann mit Etacrynsäure und Furosemid das endolymphatische Potential gesenkt werden. Der Schwund der elektrochemischen Gradienten hat zur Folge, dass selbst bei einer Öffnung des apikalen Transduktionskanals der Haarzellen, induziert durch eine Auslenkung der Stereozilien, Kalium nicht mehr in ausreichender Menge in die Sinneszelle einströmen kann. Die Kombination von Aminoglykosiden mit Schleifendiuretika wirkt zumindest additiv, in vielen Fällen offensichtlich auch potenzierend [79–82]. Die schädigende Wirkung dieser Kombination kann noch durch vorhergehende Gabe von Buthioninsulfoximin, das die intrazellulären Glutathionspiegel senkt, verstärkt werden [83, 84]. Furosemidähnliche Schleifendiuretika haben vermutlich noch einen anderen Wirkmechanismus [85, 86]. Furosemid bewirkt im Tierexperiment eine teilweise Zerstörung der Stereozilienverbindungen, der sog. „links" [87, 88]. Der toxische Effekt von Furosemid kann durch Quinin, das unspezifische Veränderungen an der Membran epithelialer Zellen, aber auch eine Längenveränderung isolierter äußerer Haarzellen bewirkt [89], vermindert werden [90]. Auch Salicylate, die selbst ototoxisch sein können [81, 92], reduzieren möglicherweise die ototoxischen Effekte von Furosemid [93]. Furosemid und Etacrynsäure wirken sekundär auch schädigend auf den endolymphatischen Sack [45].

Zytostatika

Cisplatin ist ebenfalls kochleotoxisch [94], der genaue Mechanismus ist nicht bekannt. Histologische Untersuchungen sprechen dafür, dass, ähnlich wie bei den Aminoglykosiden, die äußere Haarzelle der primäre Angriffspunkt ist, evtl. auch die Stria vascularis [95]. Die Haarzellmembran zeigt bei elektronenmikroskopischen Untersuchungen erhebliche Defekte in Form von Schrumpfungen und Abschnürungen sowie Veränderungen an den Stereozilien [71]. Klinische Untersuchungen unterstützen die Hypothese des primären Angriffsortes an den äußeren Haarzellen: Abbildung 1.7 zeigt Untersuchungsergebnisse bei Patienten, die mit Cisplatin behandelt worden sind. Bei diesen Patienten wurden während und nach der Chemotherapie mit Cisplatin sowohl Audiogramme als auch Messungen der evozierbaren otoakustischen Emissionen durchgeführt. Beim Vergleich der Ergebnisse erkannte man, dass bei vielen der Patienten eine Abnahme der Amplitude der otoakustischen Emissionen nach der ersten Gabe von Cisplatin zu verzeichnen war, bei denen nach dem 5. Zyklus dann auch im Audiogramm eine Schädigung zu sehen war (Abb. 1.7 [96]).

Die Abnahme der Amplituden der otoakustischen Emissionen ist ein außerordentlich sensitiver Parameter und lässt auch den Rückschluss zu, dass bei einer eventuellen Innenohrschädigung die äußeren Haarzellen betroffen sind.

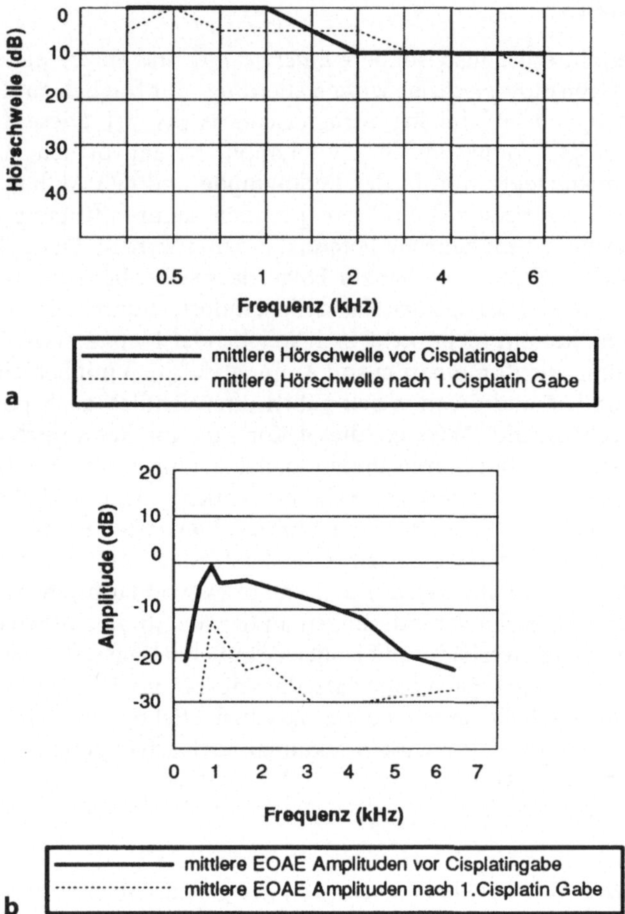

Abb. 1.7. Vergleich von audiometrisch ermittelten Hörschwellen (**a**) und Amplituden evozierter otoakustischer Emissionen (**b**) bei mit Cisplatin behandelten Patienten. Nur die Amplitudenreduzierung evozierter otoakustischer Emissionen weist auf eine bereits existente kochleäre Störung nach der ersten Gabe von Cisplatin hin, während das Audiogramm noch unauffällig ist [96]

Möglicherweise wird die ototoxische Wirkung von Cisplatin durch Dichloromethotrexat verstärkt [97]

1.3.4
Endolymphhydrops

Ein pathophysiologischer Prozess, der die Hydrodynamik der Kochlea stören kann, ist der Endolymphhydrops [98, 99], ein Typ IV-Mechanismus. Neben der Ausbauchung der Reissner-Membran kann man davon ausgehen, dass die

Lamina reticularis, in ausgeprägten Fällen auch die Basilarmembran, zur Scala tympani verdrängt werden. Die Folge ist eine veränderte, passive Auslenkbarkeit der kochleären Trennwand. Weiterhin muss man damit rechnen, dass Tektorialmembran und Stereozilienbündel gegeneinander verschoben oder sogar abgekoppelt werden [100, 101] und dadurch der Arbeitspunkt der Sinneshäärchen verändert wird. Darüber hinaus ist eine Beeinflussung des aktiven Verstärkermechanismus der äußeren Haarzellen nicht auszuschließen. Die Folge ist eine durch den Typ IV-Mechanismus ausgelöste Typ I Perzeptionsschwerhörigkeit, vorwiegend eine Tieftonschwerhörigkeit [20]. Tonndorf erklärte die Bevorzugung der tiefen Töne durch den unterschiedlichen Steifheitsgradienten entlang der Basilarmembran, der die endoperilymphatische Druckdifferenz akuter Hydropsepisoden besonders an der Kochleaspitze und damit als Tieftonhörverlust erscheinen lasse [102]. Dem entspricht die klinisch gut fassbare Fluktuation vieler Tieftonschwerhörigkeiten [20]. Wird der endolymphatische Hydrops chronisch, tritt vorwiegend die Massenbelastung der kochleären Trennwand in den Vordergrund, die eine Schwerhörigkeit über alle Frequenzen erklären soll [102].

Ein endolymphatischer Hydrops ist vermutlich nicht pathognomonisch für eine bestimmte Krankheitsentität. Er soll den meisten Tieftonschwerhörigkeiten, mit Ausnahme der hereditären, zugrunde liegen [102] und wurde histologisch nach schleichenden Mittelohrentzündungen bei syphilitischer Labyrinthitis sowie beim „delayed hydrops syndrome" gefunden und wurde auch als Folge einer venösen Stase bei vaskulären Störungen des Innenohrs vermutet [102]. Als zentrales, morphologisches Korrelat ist ein Endolymphhydrops beim M. Menière beschrieben (s. Abschn. 1.3.5).

Die Entstehung des Hydrops wird vorwiegend mit einer Resorptionsstörung der Endolymphe erklärt, aber auch pathologische Überproduktionen sind nicht auszuschließen. Zusammenfassend beschrieb Morgenstern [99] Resorptionsstörungen der Endolymphe im Saccus endolymphaticus als Auslöser eines Anstiegs von Ionenkonzentrationen und des elektrolytosmotischen Druckes im Endolymphraum [103–105]. Diese bewirken, dass Wasser passiv in den Endolymphraum einströmen kann und eine Erweiterung des Endolymphraumes induziert. Für die Vorstellung, dass osmotische Druckphänomene beteiligt sind, spricht die auffällige klinische Möglichkeit, durch systemische Gabe von Glyzerin einen Höranstieg zu erzielen.

1.3.5
Morbus Menière

Eine fundamentale, morphologische Veränderung beim M. Menière ist die Zunahme des endolymphatischen Volumens [98, 99]. Die Folgen für die Mikromechanik der Kochlea mit nachfolgender Schwerhörigkeit sind in Abschn. 1.3.4 beschrieben. Wie Morgenstern ausführlich darlegt, ist ein endolymphatischer Hydrops nicht ausreichend, die *akuten Anfälle* bei M. Menière zu erklären [99]. Umgekehrt ist ein endolymphatischer Hydrops möglich, ohne dass ein

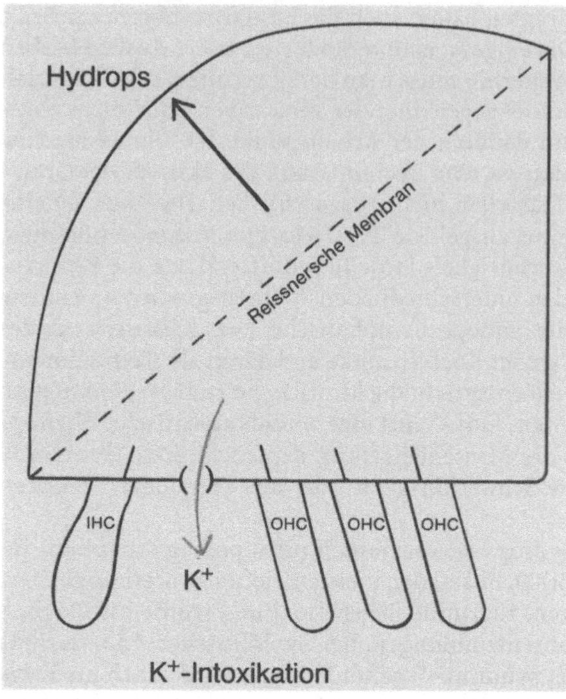

Abb. 1.8.
Endolymphhydrops und K$^+$-Permeabilität. Endolymphatischer Hydrops mit Ausbauchung der Reissner-Membran durch Störung des K$^+$-Ionengleichgewichts. Der Hydrops reicht nicht aus, akute Anfälle bei M. Menière zu erklären. Erst eine K$^+$-Permeabilitätssteigerung der Membranen zwischen Endo- und Perilymphe kann die Anfälle erklären. Die Folge ist ein akuter Einstrom in die Perilymphe

M. Menière besteht (s. oben). Auch bei entsprechenden Tiermodellen mit Endolymphhydrops durch Verschluss des endolymphatischen Sackes zeigte sich, dass diese Tiere keine Menière-Anfälle erleiden [106]. Weiterhin ist nicht anzunehmen, dass die bisher dokumentierten menschlichen Felsenbeinschnitte mit endolymphatischen Hydrops von Patienten angefertigt werden, die während eines Menière-Anfalls verstarben.

Vielmehr sollen die akuten Anfälle auf Kaliumintoxikationen der Haarzellen und Nervenfasern zurückzuführen sein (Abb. 1.8). Diese entstehen durch vorübergehende Permeabilitätsstörungen der Grenzen der Scala media, die durch den Hydrops aufgebläht sind [107].

Mehrfach wiederholte Kaliumintoxikationen führen zu zunehmendem vestibulärem und auditorischem Haarzelluntergang und erklären die bleibende Hörverschlechterung nach mehreren Anfällen [107].

1.3.6
Nephropathien

Perzeptionsschwerhörigkeiten bei Patienten mit Nierenversagen und chronischer Urämie werden vorwiegend auf nicht näher beschriebene urämische Toxine zurückgeführt [108]. Bei nephrektomierten Meerschweinchen ließen sich Hemmungen strialer ATPase beobachten. Wigand und Mitarbeiter [108] sind der

Meinung, dass Ionentransportinhibitoren im Blut der Urämiker (z.B. Methylguanidin) die Funktion strialer Kaliumpumpen inhibieren. Bei Patienten mit einem Typ I der renalen tubulären Azidose mit Carboanhydrasedefekt (CAH-Defekt) tritt gelegentlich eine Kombination mit einer Schwerhörigkeit auf. Lehnhardt vertritt die Auffassung, dass diese Patienten auch einen strialen CAH-Defekt haben könnten [20]. Er folgerte, dass dies zu einem Kollaps des Endolymphschlauches führen könnte, da experimentelle Untersuchungen mit dem CAH-Inhibitor (Diamox) Hinweise auf eine Hemmung der Endolymphsekretion ergaben.

1.3.7
Autoimmunerkrankungen

Beim Vogt-Koyananagi-Harada(VKH)-Syndrom [20] und beim Alport-Syndrom [109] spielen neben anderen Faktoren möglicherweise Autoimmunprozesse eine Rolle. Beim VKH-Syndrom gelang der Nachweis von Antimelaninantikörpern, weshalb die Schwerhörigkeit mit einem möglichen Angriff der Antikörper an den Melanozyten der Stria vascularis in Verbindung gebracht wurde. Der mit einem Alport-Syndrom verbundenen, fortschreitenden beidseitigen Innenohrschwerhörigkeit geht eine familiär gehäufte, interstitielle Nephritis voraus. Als Mechanismus wurde angenommen, dass nach dem genetisch determinierten Untergang von Nierengewebe Autoantikörper induziert werden könnten, die dann auch an den kreuzreagierenden Basalmembranen im Innenohr pathologisch wirksam werden könnten [20, 109, 110].

Daneben wird auch die Existenz einer allgemeinen autoimmunogenen Innenohrschwerhörigkeit postuliert [20]. Eine vorgeschlagene Erklärung für diesen Mechanismus ist die Immunabwehr gegen chronische Entzündungen außerhalb des Ohres, die durch Antigengemeinschaft das Innenohr fälschlicherweise mit angreift.

1.3.8
G-Proteinmangel

Dem Pseudohypoparathyreoidismus (PHPT) liegt in einem Teil der Fälle (Typ I b) ein genetischer Mangel des stimulierenden G-Proteins (Gs) zugrunde, das die Signalkette zwischen Parathormonrezeptor und Adenylatzyklase in renalen und ossären Zellmembranen herstellt [20]. Da in einigen Familien mit Gs-Mangel [111] zusätzlich Innenohrschwerhörigkeiten beobachtet wurden [112], wurde ein ähnlicher G-Proteinmangel von Lehnhardt als Ursache der Funktionsstörung in der Kochlea vorgeschlagen [20]. Die Existenz von G-Proteinen in Membranfraktionen des Innenohrs ist funktionell für das Meerschweinchen dokumentiert [113, 114]. Nicht auszuschließen ist, dass sich der genetische G-Proteinmangel im Innenohr unabhängig vom Parathormon als eine Störung des vermutlich G-Protein- und cAMP-kontrollierten endolymphatischen Potentials manifestiert.

1.3.9
Schwerhörigkeit im Alter

Im Alter sind 50% der Männer und 30% der Frauen in Deutschland innenohrschwerhörig. Audiologische Untersuchungen zeigen fast immer Zeichen einer IOS vom Typ I mit teilweisem oder vollständigem Ausfall der TEOAE. Frühe Felduntersuchungen von Plester und Mitarbeitern [115] an afrikanischen Naturvölkern zeigten, dass die Schwerhörigkeit im Alter dort erheblich seltener ist. Dies ist ein Hinweis darauf, dass die bei uns beobachtete IOS nicht Folge des natürlichen Alterungsprozesses des Organismus ist, sondern Folge exogener Ursachen unserer industriellen Gesellschaft. Allen voran ist der ubiquitär vorhandene Lärm zu nennen, der als Umwelt- und Berufslärm den afrikanischen Naturvölkern vor Jahrzehnten fremd war. Aber auch weitere exogene Ursachen wie ototoxische Arzneimittel und noch nicht näher bekannte ototoxische Umweltgifte sind zu postulieren. Da es sich als nicht um einen natürlichen Vorgang handelt, spricht man nicht von einer Altersschwerhörigkeit oder Presbyakusis, sondern von der „Schwerhörigkeit im Alter".

Literatur

1. Zenner HP, Ernst A (1993) Cochlear-motor, transduction and signal-transfer tinnitus: models for three types of cochlear tinnitus. Eur Arch Otorhinolaryngol 249: 447–454
2. Zenner HP, Ernst A (1995) Three models of cochlea tinnitus. In: Vernon JA, Möller AR (eds) Mechanisms of tinnitus. Allyn and Bacon, Boston, pp 237–252
3. Preyer S, Bootz F (1995) Tinnitusmodelle zur Verwendung bei der Tinnituscounsellingtherapie des chronischen Tinnitus. HNO 43: 338–351
4. Ehrenberger K, Felix D (1991) Glutamate receptors in afferent cochlear neurotransmission in guinea pigs. Hear Res 52: 73–80
5. Ehrenberger K, Felix D (1995) Receptor pharmacological models for inner ear therapies with emphasis on glutamate receptors: a survey. Acta Otolaryngol 115: 236–240
6. Kim DO (1986) Active and nonlinear cochlear biomechanics and the role of outer-hair-cell subsystem in the mammalian auditory system. Hear Res 22: 105–114
7. Le Page EL, Johnstone BM (1980) Nonlinear mechanical behaviour of the basilar membrane in the basal turn of the guinea pig cochlea. Hear Res 2: 183–189
8. Geisler CD (1989) The response of models of „high-spontaneous" auditory-nerve fibers in a damaged cochlea to speech syllables in noise. J Acoust Soc Am 86: 2192–2205
9. Zwicker E (1986) Spontaneous oto-acoustic emissions threshold in quiet and just noticeable amplitude and modulations at low levels. In: Moore B, Patterson RD (eds) Auditory Frequency Selectivity. NATO, Cambridge
10. Davis H (1957) Biophysics and physiology of the inner ear. Physiol Rev 37: 1
11. Davis H (1958) Transmission and transduction in the cochlea. Laryngoscope 68: 359–382
12. Kimura RS (1975) The ultrastructure of the organ of Corti. Int Rev Cytol 42: 173–222
13. Zenner HP, Gitter AH (1987) Die Schallverarbeitung des Ohres. Physik in unserer Zeit, 4: 97–105)
14. Kley E, Kley W (1952) Über die feinste Gefäßversorgung der Bogengänge. Z Laryngol Rhinol Otol 31: 528–536
15. Maass B (1982) Innenohrdurchblutung. HNO 30: 355–364.
16. Naumann HH (1965) On the vessels of the inner ear. Bibl Anat 7: 53–63
17. Naumann HH (1968) Intravitale Beobachtungen an den Innenohr-Gefäßen. In: Jakobi H (Hrsg) Gegenwärtiger Stand der Kochleaforschung. Barth, Leipzig, S 54–65
18. Spoendlin H (1969) Das ischämische Syndrom des Innenohres. Pract Otorhinolaryngol Basel 31: 257–268

19. Spoendlin H (1972) Anatomic nerve supply to the ear. In: Darin de Lorenzo AJ (ed) Vascular Disorders and Hearing Defects. University Park Press, Baltimore
20. Lehnhardt E (1984) Klinik der Innenohrschwerhörigkeiten. Arch Otorhinolaryngol (Suppl I) 58–218
21. Kiesewetter ICH (1988) Hemodilution in cerebral ischemia (letter). DMW 113: 404
22. Jahnke K, Gorgas K (1974) The permeability of blood vessels in the guinea pig cochlea. I. Vessels of the modiolus and spiral vessel. Anat Embryol Berl 146: 21–31
23. Arnold W, Vosteen KH (1977) Akute Ertaubung als Folge der Ruptur eines Basilaris-aneurysma. HNO 25: 127–130
24. Böhme G (1987) Hörstörungen bei peripheren arteriellen Gefäßerkrankungen. Laryngol Rhinol Otol 66: 638–642
25. Scheibe F, Haupt H, Hache U (1976) Vergleichende Untersuchungen der Laktatkonzentration von Perilymphe, Blut und Liquor cerebrospinalis normaler und schallbelasteter Meerschweinchen. Arch Otorhinolaryngol 214: 19–25
26. Thalmann R (1972) Recent refinements of quantitative microchemical analysis of tissues and cells of the inner ear. Acta Otolaryngol 73: 160–174
27. Vosteen KH (1964) Elektronenmikroskopische Untersuchung über die Verteilung von Glykogen im Ductus cochlearis beim Meerschweinchen. Pract Otorhinolaryngol Basel 26: 400–408
28. Thalmann R, Markus DC, Thalmann I (1981) Energetic aspects of cochlear ion transport. In: Vosteen KH, Schukneckt H, Pfaltz CR, Wersäll J, Kimura RS, Morgenstern C, Juhn SK (eds) Ménière's Disease. Thieme, Stuttgart New York, pp 31–39
29. Becker W, Naumann HH, Pfaltz CR (1989) Hals-Nasen-Ohren-Heilkunde, 4. Aufl, Thieme, Stuttgart New York
30. Pfander F (1975) Das Knalltrauma. Analyse, Vorbeugung, Diagnose, Behandlung, Prognose und Begutachtung. Springer, Berlin Heidelberg New York
31. Dieroff HG, Beck C (1966) Experimentell-mikroskopische Studie zur Frage der Lokalisation der industrielärmbedingten Hörermüdung und des später resultierenden bleibenden Hörschadens. Arch Klin Exp Ohr Nas Kehlk Heilkd 186: 1
32. Rosen S, Bergmann M, Plester D, El Mofty A, Satti MH (1962) Presbyacusis study of a relatively noise free population in Sudan. Ann Oto-Laryngol 71: 727
33. Beck C (1955) Kernveränderungen der Haarzellen nach Beschallung. Arch Ohr Nas Kehlk Heilkd 167: 262
34. Beck C, Michler H (1960) Feinstrukturelle und histochemische Veränderungen an den Strukturen der Cochlea beim Meerschweinchen. Arch Ohr Nas Kehlk Heilkd 174: 496
35. Spoendlin H (1962) Ultrastructural features of the organ of Corti in normal and acoustically stimulated animals. Ann Otol 71: 657–677
36. Spoendlin H (1971) Primary structural changes in the organ of Corti after acoustic over-stimulation. Acta Otolaryngol 71: 166–176
37. Hunter-Duvar IM (1984) Ultrastructure of normal, drug damaged and sound damaged cochlea. Ear Res Jao 15: 1
38. Tilney LG, Saunders JC, Egelman E, DeRosier DJ (1982) Changes in the organization of actin filaments in the stereocilia of noise-damaged lizard cochleae. Hear Res 7: 181–197
39. Liberman MC, Dodds LW (1984) Single-neuron labeling and chronic cochlear pathology. II. Stereocilia damage and alterations of spontaneous discharge rates. Hear Res 16: 43–53
40. Liberman MC, Dodds LW (1984) Single-neuron labeling and chronic cochlear pathology. III. Stereocilia damage and alterations of threshold tuning curves. Hear Res 16: 55–74
41. Schacht J (1987) Neuere Erkenntnisse der Biochemie und biochemischen Pathologie des Gehörs. II. Biochemische Pathologie. HNO-Praxis 12: 167
42. Ehrenberger K, Felix D (1991) Glutamate receptors in afferent cochlear neurotransmission in guinea pigs. Hear Res 52: 73–80
43. Mees K (1986) Adverse effects of drugs on the hearing organ. Laryngol Rhinol Otol (Stuttg) 65: 363–370
44. Dulon D, Aran JM, Zajic G, Schacht J (1986) Comparative uptake of gentamicin, netilmicin, and amikacin in the guinea pig cochlea and vestibule. Antimicrob Agents Chemother 30: 96–100
45. Erwall C, Friberg U, Bagger-Sjöback D, Rask-Andersen H (1988) Effects of ototoxic diuretics (loop diuretics) on the endolymphatic sac. ORL J Otorhinolaryngol Relat Spec 50: 42–53

46. Federspil P (1981) Experimentelle Untersuchungen zur Ototoxizität der Aminoglykosid-Antibiotika und ihre klinische Bedeutung. Laryngol Rhinol Otol (Stuttg) 60: 553–557
47. Forge A, Zajic G, Davies S, Weiner N, Schacht J (1989) Gentamicin alters membrane structure as shown by freeze-fracture of liposomes. Hear Res 37: 129–139
48. Fowler EP (1948) Streptomycine treatment of vertigo. Trans Pa Acad Ophthalmol Otolaryngol 53: 293–301
49. Norris CH (1988) Drugs affecting the inner ear. A review of their clinical efficacy, mechanisms of action, toxicity, and place in therapy. Drugs 36: 754–772
50. Hudspeth AJ (1985) The cellular basis of hearing: the biophysics of hair cells. Science 230: 745–752
51. Lodhi S, Weiner ND, Mechigian I, Schacht J (1980) Ototoxicity of aminoglycosides correlated with their action on monomolecular films of polyphosphoinositides. Biochem Pharmacol 29: 597–601
52. Lodhi S, Weiner ND, Schacht J (1976) Interactions of neomycin and calcium in synaptosomal membranes and polyphosphoinostide monolayers. Biochim Biophys Acta 426: 781–785
53. Orsulakova A, Stockhorst E, Schacht J (1976) Effect of neomycin on phosphoinositide labelling and calcium binding in guinea-pig inner ear tissues in vivo and in vitro. J Neurochem 26: 285–290
54. Schacht J (1974) Interaction of neomycin with phosphoinositide metabolism in guinea pig inner ear and brain tissues. Ann Otol Rhinol Laryngol 83: 613–618
55. Schacht J (1976) Biochemistry of neomycin ototoxicity. J Acoust Soc Am 59: 940–944
56. Schacht J (1978) Purification of polyphosphoinositides by chromatography on immobilized neomycin. J Lipid Res 19: 1063–1067
57. Schacht J, Lodhi S, Weiner ND (1977) Effects of neomycin on polyphosphoinositides in inner ear tissues and monomolecular films. Adv Exp Med Biol 84: 191–208
58. Schacht J, Van de Water T (1986) Uptake and accumulation of gentamicin in the developing inner ear of the mouse in vitro. Biochem Pharmacol 35: 2843–2845
59. Schacht J, Weiner N (1986) Aminoglycoside-induced hearing loss: a molecular hypothesis. ORL J Otorhinolaryngol Relat Spec 48: 116–123
60. Schacht J, Zenner HP (1987) Evidence that phosphoinositides mediate motility in cochlear outer hair cells. Hear Res 31: 155–159.
61. Williams SE, Zenner HP, Schacht J (1987) Three molecular steps of aminoglycoside ototoxicity demonstrated in outer hair cells. Hear Res 30: 11–18
62. Woolf NK, Ochi JW, Silva EJ, Sharp PA, Harris JP, Richman DD (1988) Ganciclovir prophylaxis for cochlear pathophysiology during experimental guinea pig cytomegalovirus labyrinthitis. Antimicrob Agents Chemother 32: 865–872
63. Zenner HP, Schacht J (1986) Hörverlust durch Aminoglykosid Antibiotika: Angriff am Membranbaustein PIP2 in äußeren Haarzellen als Wirkungsmechanismus. HNO 34: 417–423
64. Schacht J (1986) Molecular mechanisms of drug-induced hearing loss. Hear Res 22: 297–304
65. Hudspeth AJ (1986) The ionic channels of a vertebrate hair cell. Hear Res 22: 21–27
66. Hawkins JE, Johnson LG (1981) Histopathology of cochlear and vestibular ototoxicity in laboratory animals. In: Lerner et al. (eds) Aminoglycoside Ototoxicity. Little Brown, Boston
67. Anniko M (1965) Principles in cochlear toxicity. Arch Toxicol Suppl 8: 221–239
68. Walker EM, Fazekas-May MA, Bowen WR (1990) Nephrotoxic and ototoxic agents. Clin Lab Med 10: 323–354
69. Henley CM, Schacht J (1988) Pharmacokinetics of aminoglycoside antibiotics in blood, inner-ear fluids and tissues and their relationship to ototoxicity. Audiology 27: 137–146
70. Liberman MC (1990) Quantitative assessment of inner ear pathology following ototoxic drugs or acoustic trauma. Toxicol Pathol 18: 138–148
71. Osborne MP, Comis SD (1990) High resolution scanning electron microscopy of stereocilia in the cochlea of normal, postmortem, and drug-treated guinea pigs. J Electron Microsc Tech 15: 245–260
72. Takumida M, Wersall J, Bagger-Sjoback D (1989) Initial changes in the sensory hair-cell membrane following aminoglycoside administration in a guinea pig model. Arch Otorhinolaryngol 246: 26–31

73. Löwenheim H, Furness DN, Kil J, Zinn C, Gultig K, Fero ML, Frost D, Gummer AW, Roberts JM, Rubel EW, Hackney CM, Zenner HP (1999) Gene disruption of p27(Kip1) allows cell proliferation in the postnatal and adult organ of corti. Proc Natl Acad Sci USA 96: 4084–4088
74. Federspil P (1985) Hals-Nasen-Ohren Heilkunde. In: Kuemmerle P, Goossens N (Hrsg) Klinik und Therapie der Nebenwirkungen. Thieme, Stuttgart New York
75. Spandow O, Anniko M, Moller AR (1988) The round window as access route for agents injurious to the inner ear. Am J Otolaryngol 9: 327–335
76. Huang M, Dulon D, Schacht J (1990) Outer hair cells as potential targets of inflammatory mediators. Ann Otol Rhinol Laryngol (Suppl) 148: 35–38
77. Schrott A, Egg G, Lichtenberger O, Ernst A, Mest HJ (1989) The time-course of furosemide-induced strial changes in guinea pigs after pretreatment with daltroban. Hear Res 42: 17–22
78. Offner FF, Dallos P, Cheatham MA (1987) Positive endocochlear potential: mechanism of production by marginal cells of stria vascularis. Hear Res 29: 117–124
79. Hayashida T, Hiel H, Dulon D, Erre JP, Guilhaume A, Aran JM (1989) Dynamic changes following combined treatment with gentamicin and ethacrynic acid with and without acoustic stimulation. Cellular uptake and functional correlates. Acta Otolaryngol 108: 404–413
80. Ptok M, Raphael Y, Carey TE, Schacht J, Altschuler RA (1989) Immunocytochemical characterization of changes in the reticular lamina after inner ear trauma. (26th Workshop on Inner Ear Biology, Paris, France)
81. Webster DB, Webster M (1982) Multipolar spiral ganglion neurons following organ of Corti loss. Brain Res 244: 356–359
82. Yazawa Y, Shea JJ (1985) Effect of urea on endolymphatic hydrops in guinea pigs. ORL J Otorhinolaryngol Relat Spec 47: 281–287
83. Hoffman DW, Whitworth CA, Jones KL, Rybak LP (1987) Nutritional status, glutathione levels, and ototoxicity of loop diuretics and aminoglycoside antibiotics. Hear Res 31: 217–222
84. Hoffman DW, Whitworth CA, Jones-King KL, Rybak LP (1988) Potentiation of ototoxicity by glutathione depletion. Ann Otol Rhinol Laryngol 97: 36–41
85. Lazenby CM, Lee SJ, Harpur ES, Gescher A (1988) Glutathione depletion in the guinea pig and its effect on the acute cochlear toxicity of ethacrynic acid. Biochem Pharmacol 37: 3743–3747
86. Rybak LP, Whitworth C, Scott V (1990) Organic acids do not alter the cochlear effects of ethacrynic acid. Hear Res 46: 95–99
87. Comis SD, Osborne MP, Jeffries DJ (1990) Effect of furosemide upon morphology of hair bundles in guinea pig cochlear hair cells. Acta Otolaryngol 109: 49–56
88. Hackney CM, Furness DN (1988) Are the stereociliary tip linkages on outer hair cells in the guinea pig cochlea sensitive to chronic application of kanamycin? Hear Res 35: 279–283
89. Karlsson KK, Flock A (1990) Quinine causes isolated outer hair cells to change length. Neurosci Lett 116: 101–105
90. Rybak LP, Whitworth C (1988) Quinine reduces noxious cochlear effects of furosemide and ethacrynic acid. Am J Otolaryngol 9: 238–243
91. Puel JL, Bledsoe SC, Bobbin RP, Ceasar G, Fallon M (1989) Comparative actions of salicylate on the amphibian lateral line and guinea pig cochlea. Comp Biochem Physiol C 93 : 73–80
92. Puel JL, Bobbin RP, Fallon M (1990) Salicylate, mefenamate, meclofenamate, and quinine on cochlear potentials. Otolaryngol Head Neck Surg 102 : 66–73
93. Rybak LP, Santiago W, Whitworth C (1986) An experimental study using sodium salicylate to reduce cochlear changes induced by furosemide. Arch Otorhinolaryngol 243: 180–182
94. Schaefer SD, Post JD, Close LG, Wright CG (1985) Ototoxicity of low- and moderate-dose cisplatin. Cancer 56: 1934–1939
95. Kohn S, Fradis M, Pratt H, Zidan J, Podoshin L, Robinson E, Nir I (1988) Cisplatin ototoxicity in guinea pigs with special reference to toxic effects in the stria vascularis. Laryngoscope 98: 865–871
96. Plinkert PK, Kröber S (1991) Einfluß von Cisplatin auf evozierte otoakustische Emissionen. Laryngorhinootologie (Stuttg) 70: 457–462
97. Golden L, Ahlgren JD, Kattah J, Smith JW, Sisk R, Deeb Z (1989) Cochleovestibular toxicity related to dichloromethotrexate. Cancer Invest 7: 345–348

98. Dohlmann GF (1976) On the mechanism of the Meniere attack. Arch Otorhinolaryngol 212: 301–307

99. Morgenstern C (1985) Pathophysiologie, Klinik und konservative Therapie der Ménière-schen Erkrankung. Arch Otorhinolaryngol (Suppl) 1: 1–66

100. Schuknecht HF (1974) Pathology of the Ear. Harvard Univ Press, Cambridge

101. Tonndorf J (1980) Acute cochlear disorders: the combination of hearing loss, recruitment, poor speech discrimination, and tinnitus. Ann Otol Rhinol Laryngol 89: 353–358

102. Tonndorf J (1976) Endolymphatic hydrops: mechanical causes of hearing loss. Arch Otorhinolaryngol 212: 293–299

103. Neiger M (1968) Zur Morphologie und Physiologie des Aquaeductus cochleae. Fortschr Hals Nasen Ohrenheilkd 15: 113–226

104. Zechner G (1976) Pathohistologie des Ductus und Saccus endolymphaticus duct beim Innenohrhydrops. Arch Otorhinolaryngol 212: 277–286

105. Zechner G, Altmann F (1969) Histological studies on the human endolymphatic duct and sac. Pract Otorhinolaryngol (Basel) 31: 65–83

106. Kimura RS (1967) Experimental blockage of the endolymphatic duct and sac and its effect on the inner ear of the guinea pig. A study on endolymphatic hydrops. Ann Otol Rhinol Laryngol 76: 664–687

107. Zenner HP, Gitter AH (1989) Transduktions- und Motorstörungen cochleärer Haarzellen bei M. Ménière und Aminoglykosidschwerhörigkeit. Laryngorhinootologie 68: 552–556

108. Wigand ME, Meents O, Hennemann H, Heidland A (1972) Kochleo-vestibuläre Störungen bei Urämie in Beziehung zu Elektrolytstoffwechsel und Glomeruluminfiltrat. Schweiz Med Wochenschr 102: 477–482

109. Weidauer H, Arnold W (1976) Strukturelle Veränderungen am Hörorgan beim Alport-syndrom. Laryngol Rhinol Otol (Stuttg) 55: 6–16.

110. Arnold W, Weidauer H, Seelig HP Experimenteller Beweis einer gemeinsamen Antigenizität zwischen Innenohr und Niere. Arch Otorhinolaryngol 212: 99–117

111. Koch T, Lehnhardt E, Bottinger H, Pfeuffer T, Palm D, Fischer B, Radeke H, Hesch RD (1990) Sensorineural hearing loss owing to deficient G proteins in patients with pseudohypoparathyroidism: results of a multicentre study. Eur J Clin Invest 20: 416–421

112. Weidauer H, Bröker HJ, Grußendorf M, Hüfner M (1981) Ein unbekanntes hereditäres Syndrom – Innenohrschwerhörigkeit, Hypokalzämie, Vitiligo. Arch Otorhinolaryngol 231: 677–679

113. Zenner HP, Zenner B (1979) Vasopressin and isoproterenol activate adenylate cyclase in the guinea pig inner ear. Arch Otorhinolaryngol 222: 275–283

114. Koch T, Zenner HP (1988) Adenylate cyclase and G-proteins as a signal transfer system in the guinea pig inner ear. Arch Otorhinolaryngol 245: 82–87

115. Plester D (1962) Audiometrische Untersuchungen bei einem Naturvolk. Arch Ohr Nas Kehlk Heilkd 18C: 765–771

116. Nuttall AL, Lawrence M (1980) Endocochlear potential and scala media oxygen tension during partial anoxia. Am J Otolaryngol 1: 147-153

117. Békésy von G (1960) Experiments in Hearing. McGraw-Hill, New York

118. Johnstone BM, Patuzzi R, Yates GK (1986) Basilar membrane measurements and the travelling wave. Hear Res 22: 147-153

Pharmakologie der chronischen Innenohrschwerhörigkeit, Forschung und Ausblick[1]

H. P. ZENNER, J. ENGEL und H. LÖWENHEIM

2.1
Einführung

Moderne Erkenntnisse der normalen Funktion des Innenohres, insbesondere der Kochlea, lassen neue Ansätze für ein Verständnis von Arzneimittelwirkungen am Innenohr bis hin zum „drug design" erkennen. Nach einer kurzen Übersicht über die Physiologie und Biochemie des Innenohres wird daher knapp zusammengefasst, was über die pharmakologische Beeinflussbarkeit physio-

---

[1] Teilweise aktualisiert aus Ptok M, Zenner H-P (1992). Aktuelle Aspekte der Pharmakologie der Kochlea. Otorhinolaryngol Nova 2: 21–27.

HNO Praxis heute 21
E. Biesinger, H. Iro (Hrsg.)
© Springer-Verlag Berlin Heidelberg 2002

logisch fassbarer Innenohrfunktionen, insbesondere der Funktion des peripheren Hörorgans bekannt ist.

Bei gegenwärtig therapeutisch angewendeten Medikamenten wird der mögliche Angriffs- und Wirkungsort im Innenohr zumeist nur vermutet. Dies liegt hauptsächlich darin begründet, dass für die Mehrzahl der Innenohrerkrankungen keine auf den Menschen zweifelsfrei übertragbaren Tiermodelle zur Verfügung stehen. Ein weiterer Grund ist die ungewöhnlich schwierige Zugänglichkeit der Innenohrstruktur für In-vivo- und In-vitro-Untersuchungen. Für histologische, zytologische, histochemische oder immunhistochemische Untersuchungen muss, anders als dies bei anderen Organen, von denen man eine Biopsie entnehmen kann, der Fall ist, immer die Funktion des Innenohres geopfert werden. Ihre Durchführung beim Menschen ist daher nicht möglich. Selbst bei sachgerechter Entnahme von Innenohrstrukturen für In-vitro-Versuche und Untersuchungen an Tiermodellen bedingt die geringe Größe des Innenohres und die enge Nachbarschaft von Geweben mit unterschiedlichen physiologischen Aufgaben (Sinnes- und Stützzellen des Corti-Organs bzw. des Vestibularapparates. Stria vascularis. Ligamentum spirale etc.), dass für sämtliche mikroanalytischen, biochemischen und elektrophysiologischen Untersuchungen des Innenohres nur winzige Mengen an Material zur Verfügung stehen. So beträgt das Volumen des Endolymphraumes des Menschen und vieler Säuger nur 1 bis 3 µl (beim Meerschweinchen 2 µl [75]). Trotzdem haben moderne zellbiologische und mikromechanische Untersuchungsmethoden der Hörforschung einen Erkenntnisdurchbruch in Teilaspekten der Kochleafunktion erzielen können. Als Folge lassen sich heute erste molekular begründete Ansätze für ein Verständnis von Arzneimittelwirkungen am Menschen erkennen.

2.2
Physiologische Vorbemerkungen

Die Sinneszellen (Haarzellen) des Hörorgans haben einen einheitlichen Zellbau: an ihrem apikalen Ende besitzen sie Stereozilien, die durch adäquate mechanische Reize bewegt werden. An ihrem basalen Ende stehen äußere Haarzellen vor allem mit efferenten Nervenfasern, innere Haarzellen mit afferenten Nervenfasern in Verbindung [1]. Die Lageveränderung der Stereozilien löst nur bei inneren Haarzellen die Freisetzung des Transmitters aus den Haarzellen aus, der den nachgeschalteten afferenten Nervenfasern einen nervalen Reiz vermittelt [2]. Die Haarzellen ragen mit ihrem apikalen Teil in den Endolymphraum der Scala media hinein, einen extrazellulären Raum mit besonderen Eigenschaften: Er besitzt exzessiv viel Kalium (145 mmol/l) und er hat ein positives Potenzial von + 80 bis + 90 mV [3]. Hierfür ist die Stria vascularis verantwortlich, die, wie der Name bereits sagt, Hauptempfänger der Blutversorgung des Innenohres ist. In den marginalen Stria-Zellen sind es Ionenkanäle und Ionentransportprozesse (z. B. Na-K-ATPasen), die Ionenzusammensetzung und endolymphatisches Potenzial in der Scala media bestimmen. Das endolymphatische Potenzial wirkt als Batterie, deren Spannung den Transduktionsprozess innerer und äußerer Haarzellen betreibt [3]. Die Kochlea ist mit Blutgefäßen versorgt, die in der Regel Endarterien sind. Vor der Aufzweigung der Gefäße in die Endarterien finden sich sehr häufig intrakochleäre AV-Shunts zwischen dem arteriellen und dem venösen Teil der Gefäßstrecken. Die Shunts sind unter physiologischen Bedingungen nahezu verschlossen [4].

2.2.1
Mechanoelektrische Transduktion

Die Schallverarbeitung im Innenohr wird dadurch eingeleitet, dass der Schall in der Kochlea eine Wanderwelle auslöst. Die Wanderwelle bewegt die Basilarmembran, auf der die äußeren Haarzellen mittelbar aufsitzen. Die Sinneshaare, die sich am apikalen Ende der Haarzellen befinden, werden deflektiert. Dadurch öffnen sich am apikalen Ende der Haarzelle, das sich im kaliumreichen Endolymphraum befindet, Ionenkanäle. Vermutlich sind es wenig selektive Transduktionskanäle. Angetrieben vom endolymphatischen Potential kann dann vom Endolymphraum präferentiell Kalium in die Haarzelle einströmen. Das (negative) Zellpotential wird durch den Zustrom positiver Kaliumionen verändert – die Zelle wird depolarisiert. Das ursprünglich negative Zellpotential kann wieder hergestellt werden, wenn sich an der lateralen Zellmembran ein anderer, potentialgesteuerter, hochselektiver Kaliumkanal öffnet, durch den Kalium entlang des elektrochemischen Potenzials nach außen strömt [3]. Dadurch repolarisiert die Zelle. Sie ist dann wieder bereit für das nächste Signal [3]. Dieser Prozess vollzieht sich im Bruchteil einer Millisekunde. (Das Hörorgan ist somit erheblich schneller – um den Faktor 100 bis 1000 – als das Sehorgan.)

2.2.2
Äußere Haarzellen als kochleäre Motoren

Bei äußeren Haarzellen führt die Depolarisation zu einer aktiven Zellbewegung [5–7]. Zunächst verkürzt sich die äußere Haarzelle (Depolarisation), dann findet eine Elongation statt. Diese aktive Zellbewegung kann man (beim Meerschweinchen) bis zu einer Frequenz von ca. 30 000 Hz messen, d. h. die äußere Haarzelle kann sich bis zu 30000mal pro s verkürzen und elongieren. Die longitudinale Längenänderung des zylindrischen Zellleibes, die – frequenzspezifisch – induziert werden kann, wirkt als Motor in der Kochlea und kann die Amplitude der Wanderwelle um den Faktor 1000 verstärken [8]. Dadurch wird das Maximum, d. h. die scharfe maximale Auslenkung der Basilarmembran an einer eng umschriebenen Stelle in der Kochlea, führt über eine Deflektion der Stereozilien innerer Haarzellen zu einer hochpräzisen, selektiven Erregung einiger weniger innerer Haarzellen. Dadurch können unterschiedliche Frequenzen selektiv wahrgenommen werden. Zu diesem Zweck „hören" innere Haarzellen erst ab 50–70 dB, also erst, wenn die Wanderwelle verstärkt wurde. Eine Wanderwelle, die nicht so verstärkt wird, dass eine spitzwinklige Verstärkung durch äußere

Haarzellen resultiert, ist nicht tauglich, eine frequenzselektive Deflektion der Stereozilien innerer Haarzellen herbeizuführen. Dadurch wird verständlich, dass jede Beeinflussung dieses Verstärkungsmechanismus der äußeren Haarzellen, z. B. nach Lärmeinwirkung, eine dramatische Beeinflussung des Hörvorganges nach sich ziehen kann. Die Folgen einer ausbleibenden Verstärkung sind ein Hör- und ein Sprachdiskriminationsverlust, da die inneren Haarzellen ohne die äußeren erst ab 50–70 dB „hören". Wir wissen heute, dass der Verstärkungsmechanismus der äußeren Haarzellen zu den vulnerabelsten Mechanismen des Innenohrs gehört. Er kann mittels des Recruitment oder der TEOAE („transient evoked otoacoustic emmision") beurteilt werden.

Innere Haarzellen geben das verstärkte Signal an den Hörnerven weiter. Erreicht die Wanderwelle eine äquivalente Amplitude von 50–70 dB und mehr, so werden die inneren Haarzellen gereizt.

Nur bei den inneren Haarzellen führt die Depolarisation [8] zur Freisetzung eines afferenten Transmitters – es ist Glutamat (Übersicht bei Bledsoe et al. [9]). Bekannt ist, dass hierzu intrazelluläres Kalzium erforderlich ist [10]. Durch die Transmitterfreisetzung aus inneren Haarzellen werden afferente Nervenaktionspotentiale ausgelöst; immunhistologische [11, 12] und elektrophysiologische Untersuchungen [13, 14] weisen darauf hin, dass bei der Signalübertragung in der Synapse der inneren Haarzellen afferente Nervenfasern des Quisqualat und/oder Kainat-Typ eine Rolle spielen. Daneben existiert auch ein N-Methyl-D-Aspartat (NMDA)-Typ eines Glutamatrezeptors. Der NMDA-Glutamatrezeptorsubtyp ist mit Na^+-, K^+- und Ca^{2+}-Ionenkanälen, die durch negative Potenziale bei physiologischen Mg^{2+} Konzentrationen geblockt werden können, assoziiert [15] und hat eine schnelle Kinetik [14]. Weiterhin besitzt der NMDA-Rezeptor eine Strychnin-unabhängige Bindungsstelle für Glycin, wobei Glycin den Effekt von NMDA Agonisten potenzieren kann. In der Kochlea wird der NMDA-Rezeptor vermutlich erst ab 40 dB (HL) aktiviert [14]. Die Verarbeitung dieses nervalen Impulses führt dann zur Kognition der ursprünglichen Schallinformation.

2.2.3
Blut-Organ-Schranken

Weiterhin ist es für das Verständnis der Pharmakologie des Innenohres wichtig, dass es auch beim Hörorgan Blutorganschranken gibt: die Blut-Perilymph-Schranke und die Blut-Endolymph-Schranke [16].

2.3
Heutige ototherapeutische Medikamente

Neben idiopathischen Schwerhörigkeiten sind häufig mit Pharmaka behandelte chronische Innenohrerkrankungen mit Schwerhörigkeit sind vor allem endolymphatischer Hydrops, M. Menière, Autoimmunerkrankungen und Otosklerose. Diese stellen heute Hauptindikationsgebiete für Arzneimittel dar. Der statistisch abgesicherte Beweis für die Wirksamkeit der meisten dieser Medikamente bei den erwähnten Indikationen steht allerdings noch aus.

2.3.1
Autoimmunassoziierte Innenohrfunktionsstörungen

Bei einigen Patienten ist die Innenohrfunktionsstörung möglicherweise auf eine immunologische Störung zurückzuführen [17–24]. Der Schädigung liegt möglicherweise ein immunologisch bedingter Pathomechanismus im Innenohr zugrunde. Man kann ein klassische Konstellation für Autoimmunerkrankungen finden: erniedrigte T-Suppressor-Aktivität, erhöhte Lymphozytenproliferation, Nachweis antinukleärer Antikörper oder immunregulativer Faktoren. In dieser Gruppe finden sich Patienten, bei denen man mit *Steroiden* (Kortison [25]), manchmal sogar mit *Zyklophosphamid* [26] das Hörvermögen wiederherstellen kann. Auf der Vorstellung, dass (Auto-)Antikörper gegen Kochleastrukturen binden und dort die Funktion beeinträchtigen, beruht auch der Vorschlag, bei Patienten mit vermuteter antikörperassoziierter Innenohrfunktionsstörung eine Plasmapherese durchzuführen [27]. Steroide wirken möglicherweise auch sowohl via Angiotensin II auf den kochleären Blutfluss [28, 29] als auch an weiteren Angriffspunkten im Innenohr [30]. Erstaunlich ist, dass bei den Patienten, die auf eine Kortisonbehandlung ansprechen, nicht selten eine Langzeitbehandlung erforderlich ist, die niedrig dosiert ist (z. B. 3–5 mg Kortisonäquivalent pro Tag). Wird das Kortison abgesetzt, hört der Patient wieder schlechter; nach erneuter Gabe von Kortison kehrt das Hörvermögen wieder zurück. Der therapeutisch wirksame Angriffsmechanismus des Kortisons ist unbekannt.

2.3.2
Endolymphatischer Hydrops

Weitere Krankheitsbilder des Innenohres sind durch einen endolymphatischen Hydrops, d. h. ein Missverhältnis zwischen der Produktion und der Resorption von Endolymphe gekennzeichnet. Ein klassisches Krankheitsbild hierfür ist der M. Menière. Der Hydrops des Endolymphraumes wird nach heutiger Auffassung im wesentlichen auf eine Abtransportstörung der Endolymphe zurückgeführt. Infolge eines Endolymphhydrops wird mechanisch die charakteristische Form der Wanderwelle beeinflusst. Der Hydrops allein erklärt allerdings nicht die klinische Symptomatik beim Menière-Anfall. Möglicherweise kommt es bei einem Hydrops zu einem Versagen der Permeabilitätsbarriere zwischen Endolymph- und Perilymphraum, so dass sich diese beiden Flüssigkeiten vermischen [31–33]. Eine Hypothese besagt, dass die Permeabilität von „tight junctions" vorübergehend zunimmt [34]. Obwohl sich die lateralen Kaliumkanäle noch öffnen können, kann Kalium bei einer Kaliumintoxikation der Perilymphe aus den Haarzellen nicht mehr in den Endolymphraum abgegeben werden, da die extrazelluläre Kaliumkonzentration schon zu hoch ist: der erforderliche elektrochemische Gradient fehlt, es resultiert eine funktionelle Ionenkanalblockade. Die Repolarisation, ein wesentlicher Schritt der Transduktion, ist gestört: die Haarzelle befindet sich ständig in einem depolarisierten Zustand. Klinisch entsteht ein Hörverlust. Die Vorschläge, wie Patienten mit M. Menière behandelt werden sollen, basieren teilweise auf diesen pathophysiologischen Hypothesen (Übersicht z. B. bei Angelborg [35]). Der von Klockhoff [36] angegebene orale *Glycerinbolus* dient vorwiegend diagnostischen Zwecken. Es ist eindrucksvoll zu beobachten, dass sich bei der Mehrzahl der Patienten, die im Anfall oder kurz nach dem Anfall mit Schwerhörigkeit zum Arzt kommen, nach oraler Einnahme von Glycerin das Hörvermögen innerhalb von 1–2 h verbessert [36]. Bei drastischer Besserung der Beschwerden nach Glyceringabe kann die Diagnose endolymphatischer Hydrops ex iuvantibus gestellt werden. Zur Therapie werden *osmotisch wirksame Infusionen* heute routinemäßig im Rahmen einer mehrtätigen Behandlung gegeben. Doppelblindstudien zeigten, dass *Schleifendiuretika*, die in der Vergangenheit favorisiert wurden, offensichtlich keine Überlegenheit im Vergleich zum Placebo haben [37]. Wirksam ist hingegen die Gabe von *NaCl-Kristallen* auf das runde Fenster [38]. Es beinhaltet, dass zumindest ein kleiner operativer Eingriff durchgeführt werden muss. Deshalb hat sich diese Maßnahme nicht als ein Routineverfahren durchgesetzt.

Im Zusammenhang mit der K$^+$-induzierten funktionellen Ionenkanalblockade ist auch die Ionenkanaltherapie mittels hochdosierter intravenöser Gabe von *Lokalanästhetika* [39, 40] zu erwähnen. Ihr putativer Wirkungsmechanismus ist elektrophysiologischer Natur und wird beim Abschnitt idiopathische Innenohrschwerhörigkeit (s. unten) dargestellt.

Weitere Arzneimittel, die beim M. Menière gegeben werden (Atropin, Scopolamin, Gentamycin, Betahistin) zielen nicht auf die Schwerhörigkeit, sondern auf die Behandlung des Schwindels ab.

2.3.3
Kapselotosklerose

Eine Kapselotosklerose führt auf unbekannte Weise zu einer chronischen Innenohrschwerhörigkeit. Die Otosklerose selbst ist ein pathologischer Umbauprozess des Labyrinthknochens, also eine Knochenerkrankung. Darauf beruht die Therapie mit Natriumfluorid, einem Knochentherapeutikum. Drei Monate gegeben (*cave*: Schwangerschaft) führt es bei wenigen Patienten zu einer Hörverbesserung. Bei diesen kann die Therapie fortgesetzt werden.

2.3.4
Idiopathische Innenohrschwerhörigkeit

Beim Innenohrhörverlust unbekannter Genese beruht die Pharmakotherapie auf drei Ansätzen: Es wird eine rheologische oder O$_2$-Therapie durchgeführt. Ein anderer Ansatz geht auf mögliche elektrophysiologische Arzneimittelwirkungen an Ionenkanälen im Innenohr zurück. Betrachtet man die audiometrischen Untersuchungsbefunde, so lassen sie bei der Mehrheit der Patienten auf eine Typ I Innenohrschwerhörigkeit (s. S. 4), seltener auf eine Typ II/III Schwerhörigkeit schließen. Pantonale Schwerhörigkeiten lassen darüber hinaus an eine Beteiligung der Stria vascularis (Typ IV) denken.

2.3.5
Durchblutungsfördernde Therapie

An sie wird man bei einer Insuffizienz der Stria vascularis (IOS Typ IV) denken.

Nach Doppelblindstudien führt eine Vasodilatation – im Vergleich zur Placebogabe – nicht zu einer Verbesserung des klinischen Bildes, es zeigen sich sogar teilweise dramatische Nebenwirkungen [41]. Es können sog. Stealeffekte auftreten, d.h. arterielle Gefäße mit ihren abzweigenden Gefäßen, die in der Blutstrombahn vor den Labyrinthendarterien gelegen sind, werden ebenfalls dilatiert. Dadurch wird ein großer Teil des Blutstromes „umgelenkt" und steht nicht mehr für die Labyrintharterien zur Verfügung (z.B. lokal durch Öffnung von AV-Shunts und dadurch, dass der „große Gesamtorganismus" dem „kleinen Ohr" etwas von dem notwendigen Blut wegnimmt [42, 43]). Es werden daher keine gefäßerweiternden Pharmaka eingesetzt, sondern Substanzen, die die Plasmaviskosität herabsetzen. So steigert z.B. *Pentoxifyllin* den kochleären Blutfluss, indem es die Rigidität der Erythrozyten herabsetzt [44–48].

2.3.6
Sauerstofftherapie

Für die hyperbare O_2-Therapie fehlt der Nachweis der Wirksamkeit. Als Therapie ebenfalls beschrieben ist die Beatmung mit CO_2 [75]. Diese soll einen Anstieg des Sauerstoffpartialdruckes in der Perilymphe bewirken.

2.3.7
Ionenkanaltherapie

Auf mögliche elektrophysiologische Wechselwirkungen an Ionenkanälen geht die hochdosierte intravenöse Gabe von *Lidocain* zurück.

Doppelblindstudien zeigen, dass Lokalanästhetika im auditorischen System wirksam sind, wobei der Wirkmechanismus nicht genau bekannt ist. Aus einer Reihe von Indizien kann geschlossen werden, dass der Wirkmechanismus nicht etwa auf einer Verbesserung der Durchblutung beruht. Diskutiert werden drei verschiedene Angriffsorte:

- sensorische Zellen (Transduktionsionenkanäle),
- Zellen der Stria vascularis (Ionentransportprozesse) und
- afferente Nervenfasern bzw. Synapsen der inneren Haarzellen (z.B. NMDA-Rezeptor-assoziierte Ionenkanäle, s. unten).

Außerhalb der Kochlea konnte gezeigt werden, dass einige Lokalanästhetika, darunter auch Lidocain, in der Lage sind, an bestimmten Ionenkanäle, etwa an den Azetylcholinrezeptor-abhängigen Ionenkanal von Elektrofischen, zumindest elektrostatische zu binden. Als wichtige Zielzellen im Innenohr, die Ionenkanäle zur Transduktion besitzen, erscheinen die Haarzellen. Äußere Haarzellen exprimieren neben den Transduktionskanälen auch GABA- [49–52] und Azetylcholinrezeptoren ([53], s. unten) und besitzen damit ligandenassoziierte Ionenkanäle.

An Zellen der Stria vascularis beeinflusst *Lidocain* möglicherweise Ionenkanäle und Ionentransportprozesse zur Produktion der Endolymphe.

2.3.8
Exzitotoxische Schwerhörigkeit

Der exzitotoxische Mechanismus (Innenohrschwerhörigkeit Typ III) wurde vor allem von Ehrenberger und Felix [13] beschrieben. Ihre Untersuchungen lassen den Schluss zu, dass NMDA-Rezeptoren an der Synapse zwischen IHZ und afferenten Nervenfasern unerwünschterweise aktiviert werden können, wodurch ein unerwünscht hoher Kalziumeinstrom in die Nervenfaser resultiert. Therapeutisch ist hier an eine Ionenkanaltherapie und an eine Rezeptorblockade zu denken. Die Ionenkanäle der NMDA Rezeptoren können mit *Lidocain* oder *Lidocainderivaten* inhibiert werden [52, 53, 99, 138]. Eleganter erscheint dagegen die direkte Rezeptorblockade durch NMDA-Rezeptorblocker wie *Cavoverin* [13].

2.4
Ausblick

Arzneimittel können ihre Wirksamkeit dann entfalten, wenn sie einen spezifischen molekularen Angriffspunkt haben, an den sie binden können. Derartige molekulare Bindungsstellen im Innenohr sind in den letzten Jahren vielfältig beschrieben worden. Sie sind damit ein Potential für zukünftige innenohrspezifische Medikamente. Die wichtigsten Bindungsstellen sind

- spezifische Ionenkanäle,
- spezifische Rezeptoren,
- DNA und RNA.

Die bedeutendsten Therapieziele sind Hemmung, Aktivierung oder Normalisierung der Funktion von Ionenkanälen und Rezeptoren, falls die entsprechenden Zellen noch leben. Sind Zellen verlorengegangen, wünscht man sich eine Regeneration, was vor allem für die häufig betroffenen äußeren Haarzellen gilt. Alle Ziele erscheinen innerhalb eines überschaubaren Zeithorizontes von 10 Jahren nicht unerreichbar.

2.4.1
Ionenkanäle

Vor allem in den Zellmembranen der Haarzellen und der Stria-vascularis-Zellen bilden Ionenkanäle unverzichtbare funktionelle Proteinbausteine. In Haarzellen sind es vor allem Kaliumkanäle, die das Ruhepotential bestimmen und das Rezeptorpotential beeinflussen.

Die bestimmende Kaliumleitfähigkeit reifer innerer Haarzellen ist ein kalzium- und spannungsabhängiger Kaliumkanal [54], der BK-Kanal oder Maxi-K-Kanal genannt wird. Er besteht aus 4 identischen Hauptunterheiten (slo-alpha) und je 4 identischen Nebenuntereinheiten (slo-beta). Dieser Kaliumkanal aktiviert bei sehr negativen Potentialen, so dass beim Ruhemembranpotenzial von − 65 mV schon ein Teil der Kanäle geöffnet ist. Aufgrund der großen Ruheleitfähigkeit sind innere Haarzellen in der Lage, extrem schnell auf mechanische Reize zu reagieren [54]. Der Einstrom von Kalium- und Kalziumionen durch die Transduktionskanäle kann so die Zellmembran schnell depolarisieren. Dadurch werden spannungsabhängige Kalziumkanäle (Klasse D L-Typ-Kanäle oder $Ca_v1.3$; [54]) geöffnet, die zum Einstrom von Kalziumionen für die Transmitterfreisetzung führen. Die einströmenden Kalziumionen sorgen zudem für eine weitere Öffnung von BK-Kanälen und ermöglichen so eine sehr schnelle Repolarisation der Haarzelle.

In den äußeren Haarzellen gibt es ebenfalls eine sehr große Ruheleitfähigkeit für Kalium-Ionen. Sie basiert jedoch auf der Expression eines anderen Ionenkanals, des KCNQ4-Kanals [56, 76]. Die Öffnung dieses Ionenkanals ist nur spannungsabhängig und nicht abhängig von der Kalziumkonzentration. Der KCNQ4-Kanal aktiviert bei noch negativeren Membranpotentialen als der BK-Kanal. Analog zum BK-Kanal besteht seine Funktion darin, ein negatives Ruhepotential einzustellen und die durch Transduktionsströme hervorgerufenen Spannungsänderungen zu beschleunigen [76]. Die efferente Inhibition äußerer Haarzellen durch das mediale olivokochleäre Bündel wird durch einen weiteren Kaliumkanal, den SK-Kanal, vermittelt [77−79]. Bei der Freisetzung von Azetylcholin aus den efferenten Endigungen kommt es zur Aktivierung und Öffnung von $\alpha9/\alpha10$-Azetylcholinrezeptoren [59, 80, 57], die eine hohe Kalziumpermeabilität besitzen. Die Öffnung des SK-Kanals, die nur von der intrazellulären Kalziumkonzentration, nicht aber von der Membranspannung abhängt, führt dann zur Hyperpolarisation der äußeren Haarzelle.

In der Stria vascularis werden wiederum andere Kaliumkanäle exprimiert: Der wichtigste, vermutlich für die Sekretion von Kaliumionen in die Endolymphe zuständige, Kaliumkanal ist der KCNQ1-Kanal aus den Marginalzellen der Stria [81−83]. Er ist ein Heteromer aus 4 alpha-Untereinheiten (KCNQ1) und 4 beta-Untereinheiten (minK). Mutationen in einem der beiden Gene können zum Jervell-Lange-Nielsen-Syndrom führen, dessen Kennzeichen angeborene Taubheit und ein verändertes Elektrokardiogramm sind [81, 82]. In der Stria vascularis wurde außerdem ein Kaliumkanal aus der Familie der Einwärtsgleichrichter gefunden (KIR4.1), der ebenfalls an der Produktion der Endolymphe und der Generierung des endokochleären Potentials beteiligt sein könnte [84, 85].

2.4.2
Ligandengesteuerte Ionenkanäle

Ionenkanäle können auch Teil eines Rezeptors sein. Diese Kanäle werden im Folgenden diskutiert.

Azetylcholinrezeptoren

Die Kochlea erhält nicht nur mechanische Signale von der Außenwelt, den Schall, sondern gleichzeitig auch elektrochemische Signale über efferente Nervenfasern des Hörnervs. Die Fasern enden fast ausschließlich an den äußeren Haarzellen und beginnen im wesentlichen in der oberen Olive (olivokochleäres Bündel, OCB). Mit Hilfe der efferenten Fasern werden einige Funktionen der Kochlea vom Gegenohr oder vom ZNS gesteuert. Ein kleiner Teil der Fasern (ca. 10 %) endet in der Region der inneren Haarzellen, ohne die inneren Haarzellen selbst zu erreichen. Vielmehr bilden sie axodendritische Synapsen mit afferenten Fasern, wenn diese soeben die inneren Haarzellen verlassen haben. Ein unmittelbarer Kontakt efferenter Nervenfasern mit inneren Haarzellen ist ungewöhnlich. Efferente Nervenfasern wirken wahrscheinlich als Modulatoren der äußeren Haarzellen. Offenbar übertragen zumindest die zwei Neurotransmitter Azetylcholin und GABA biochemisch ein Signal von der efferenten Nervenfaserendigung zum Basalpol äußerer Haarzellen [52, 53, 58].

Cholinerge Steuerung

Die Endigungen der efferenten Nervenfasern besitzen das Enzym Cholinacetyltransferase (ChAT). Mit Hilfe monoklonaler Antikörper sowie durch molekularbiologische und neuropharmakologische Charakterisierung konnte man die Existenz spezifischer Azetylcholinrezeptoren (α-9-Rezeptoren) am unteren Pol äußerer Haarzellen zeigen [52, 53, 58, 59].

Die intrakochleäre Verteilung von AcChR ist tonotop und nimmt von der Basis bis zur Spitze der Kochlea ab. Bindungsstudien mit α-Bungarotoxin-Agonsiten und Antagonisten zeigten, dass d-Tubocurarin, Carbamylcholin und Nikotin zu einer Protektion der α-Btx-Bindungsstelle führten, während dies in Anwesenheit von Atropin nicht zu erkennen war. Die Untersuchungen unterstützen daher die Vorstellung eines neuartigen ACh-Rezeptorsubtypen am basalen Ende kochleärer äußerer Haarzellen.

Aus Untersuchungen an den klonierten α_9-Rezeptoren ist zu vermuten, dass diese eine extrem hohe Permeabilität für Kalzium besitzen. Eine Hauptaufgabe der Azetylcholinrezeptoren in den Haarsinneszellen besteht darin, die kalziumabhängigen Kaliumkanäle zu stimulieren. Sie können durch Magnesium blockiert werden, was einen Anhaltspunkt für eine Therapie sein könnte.

GABA-Rezeptoren

Der zweite efferente Neurotransmitter für äußere Haarzellen ist GABA [52, 58, 60, 61]. Immunzytologisch besitzt eine Subpopulation von äußeren Haarzellen $GABA_A$-Rezeptoren. Auch Inn-situ-Hybridisierungsversuche mit S^{35}-markierten Oligonukleotiden an Oberflächenpräparationen des Corti-Organs wiesen die mRNA für GABA-α und GABA-α_1-Untereinheiten nach [62, 63]. Untersuchungen mit monoklonalen Antikörpern zeigten, dass $GABA_A$-Rezeptoren tonotop entlang der Kochlea verteilt sind. Allerdings fällt auf, dass die Zahl der $GABA_A$-Rezeptor tragenden Zellen von der Basis zur Spitze zunimmt. AcChR verhalten sich genau gegenläufig.

Der tonotopen Verteilung der $GABA_A$-Rezeptoren entspricht, dass diese Befunde bevorzugt in der dritten und vierten Windung im Falle der Meerschweinchenkochlea zu erheben waren. Werden isolierte äußere Haarzellen iontophoretisch mit GABA behandelt, so zeigen sich eine Elongation äußerer Haarzellen und eine Hyperpolarisation. GABA wirkt damit genau entgegengesetzt zu Azetylcholin und ist reziprok verteilt. Damit sind beide Transmitter offenbar gegenläufig an der Steuerung des aktiven kochleären Verstärkers mitbeteiligt. Die gegenläufige Funktion wird vermutlich durch die auffällige gegenläufige tonotope Verteilung zusätzlich moduliert, wodurch eine große Variationsbreite der Steuerung entsteht [52, 58, 60, 61].

GABA ist typischerweise ein inhibitorischer Transmitter, der bei neuronalen Zellen zu einem inhibitorischen postsynaptischen Potential führt. Dem entspricht die Hyperpolarisation der Haarzelle. Der $GABA_A$-Rezeptor muss in Analogie zu extrakochleären Zellen ein Ionenkanal sein, der möglicherweise Cl^--Ionen in die Haarzelle hineinlässt. Prinzipiell ist der GABA-Rezeptor durch Benzodiazepine zu beeinflussen, was sich therapeutisch jedoch nicht nutzen ließ.

ATP-Rezeptoren

ATP-abhängige Kationenkanäle (P_{2x}-Rezeptoren) werden in vielen Zellen gefunden und sind vielfach hochgradig durchlässig für Kalzium. Sie sind daher potenziell an kalziuminduzierten Zellschädigungen beteiligt. In den Haarsinneszellen finden sich ATP-abhängige Kanäle [64–67], die offensichtlich an der Kutikularplatte und an den Stereozilien (wo der Transduktionsprozess stattfindet) in besonders hoher Dichte vorliegen [68]. Ein Effekt von P_{2x}-Rezeptorantagonisten auf die Funktion der Kochlea konnte ebenfalls gezeigt werden. Eine Aktivierung der P_{2x}-Rezeptoren führt zur Ausbildung einer Potentialänderung wie ein Rezeptorpotential. Trotzdem sind P_{2x}-Rezeptor und Transducer nicht identisch [57]. Therapeutisch wird man an einen Rezeptorblocker denken.

AMPA-, Kainat-, Quisqualat- und NMDA-Rezeptoren

Diese ligandengesteuerten (Glutamat-)Rezeptoren finden sich an Hörnerv und Hörbahn. Für ihre Blockade stehen bereits heute NMDA-Rezeptorblocker (s. oben) zur Verfügung.

Rezeptoren von Wachstumsfaktoren und Neurotrophinen

Die Degeneration von Haarzellen (s. S. 4ff.) und Hörnervenfasern ist eine wichtige Ursache chronischer Innenohrschwerhörigkeit. Im Tierexperiment kann z. B. die Aminoglykosid-induzierte Degeneration von auditorischen Hörnervenfasern, die dem Haarzelltod folgt, durch NT-3, BDNF und GDNF aufgehalten werden [68–70]. Eine derartige Faserdegeneration spielt für die Indikationsstellung für ein Kochleaimplantat (CI)eine wichtige Rolle: Schreitet sie zu weit voran, kann kein CI mehr implantiert werden.

Mit Hilfe immunhistochemischer Methoden und der Western-blot-Technik konnten die hochaffinen Wachtumsfaktorrezeptoren trkB und trkC sowie die niedrigaffinen Neurotrophinrezeptoren p75^{NGFR} in distinkten Subpopulationen der Haarsinneszellen detektiert werden, was auf eine trophische Funktion von NT-3 (Neurotrophin 3) für Typ I Afferenzen, BDNF („brain devived neurotrophic factor") für Typ II Afferenzen und efferente Fasern schließen lässt.

Neurotrophine und Wachstumsfaktoren sollen dazu dienen, bei Krankheitsbildern mit primärer oder sekundärer Degeneration von Haarsinneszellen und Hörnervenfasern eine protektive Therapie zu ermöglichen [68–70]. Sie sind physiologische Überlebensfaktoren für die neuralen Elemente des Hörsystems im Innenohr. Bestimmte Kombinationen sind möglicherweise am wirksamsten, stehen klinisch aber noch nicht zur Verfügung.

2.4.3
Gentherapie

Der wesentliche Unterschied der Gentherapie im Vergleich zur konventionellen medikamentösen Therapie besteht darin, dass der eigentliche Wirkstoff nicht mehr direkt verabreicht wird, sondern der Körper dazu gebracht wird, sich die Wirkstoffe, die er braucht, selbst herzustellen.

Die geplante Anwendung der Gentherapie im Innenohr bezieht sich hierbei auf somatische, d. h. differenzierte Zellen. Gentherapie bedeutet nicht die Veränderung von Keimzellen, ist also nicht gleichbedeutend mit der Schaffung eines transgenen Organismus durch Veränderung des Genoms aller Zellen.

Bei fehlenden oder defektem Gen (hereditäre Schwerhörigkeit) wird man an Genersatz denken, in anderen Fällen, z. B. bei Zellzyklusregulatoren oder geplanter Rezeptorblockade an Geninhibition. Interessanterweise ist ein Geneingriff am ehesten zu erwarten, um eine Regeneration äußerer Haarzellen herbeizuführen. Es konnte nämlich gezeigt werden, dass der Zyklin-abhängige Kinaseinhibitor p27 (Kip1) selektiv in Stützzellen exprimiert wird. Wird p27 gehemmt, teilen sich die Stützzellen und eine der beiden Tochterzellen ist eine neue Haarzelle [71, 72]. Eine gentherapeutische (z. B. durch sog. Antisense-Moleküle, die die Bildung von p27 unterdrücken, weil der genetische Code nicht mehr abgelesen werden kann) oder auf Proteinebene durchzuführende Therapieform wird zzt. industriell entwickelt.

Der genetische Therapieansatz kann zum einen auf der Ebene der DNA durch Transkriptionshemmung mittels kompetitiver DNA-Fragmente (Tripelhelix Oligonukleotide) oder durch DNA-Transfer erfolgen. Die zweite Ebene ist die der RNA: Die Beeinflussung der Translation der genetischen Information kann sowohl mit Hilfe von Antisense-Oligonukleotiden oder auch Ribozymen (katalytische RNA-Moleküle) erreicht werden.

Zum Einschleusen des Medikamentes ist zwischen viralen und nichtviralen Gentransfersystemen zu unterscheiden. Als Vektoren kommen derzeit Retroviren, Adenoviren, Herpesviren zum Einsatz. Entscheidend bei der Auswahl des Vektorsystems ist zum einen die Transfektionseffizienz, der Tropismus (Vorliebe der Viren für bestimmte Zellen, z.B. Herpesviren für Zellen des Gehirns), zum anderen mögliche Nebenwirkungen. Die Selektivität des Gentransfers kann durch Promotoren, die lediglich in bestimmten Zelltypen oder Geweben aktiv sind, verbessert werden [73, 74].

Retroviren

Nach retroviralem Gentransfer wurden stabile Expressionszeiten für 36 Monate nachgewiesen, im Gegensatz zu maximal 9 Tagen nach adenoviralem Transfer. Weitere Vorteile der Retroviren sind neben der stabilen kolinearen Integration der DNA die ausgezeichneten Kenntnisse ihrer Biologie, die relativ große DNA-Insertionsfähigkeit bis 7 kb, die Selektivität für proliferierende Zellen und die nur seltene Humanpathogenität und Immunogenität [73, 74]. Ein Nachteil der Retroviren waren bisher die niedrigen Virustiter (bis 10^7 cfu/ml). Durch neue Viruspseudotypen konnte dieser Wert um das 1000-fache erhöht werden. Die weitere Entwicklung beim Vektorengineering wird in Zukunft noch höhere Virustiter und längere Halbwertzeiten der Vektoren ermöglichen [73, 74].

Adenoviren

Neben den Retroviren sind derzeit vornehmlich Adenoviren als Vektoren im Einsatz. Vorteile der Adenoviren sind hierbei die relativ hohen Transfektionseffizienzen und die hohen Virustiter. Des Weiteren können sie auch ruhende Zellen transfizieren. Allerdings wird die DNA nicht in das Wirtsgenom eingelagert, sondern liegt episomal im Kern vor. Daraus resultiert der Nachteil, dass die transferierten Gene nur transient exprimiert werden [73, 74]. Die wiederholte Genapplikation ist durch die Humanpathogenität der Adenoviren (Entzündungsreaktionen) und Antikörperproduktion kompliziert. Diese Nachteile werden derzeit jedoch durch Reduzierung der Antigenität der Adenoviren relativiert.

Nichtvirale Vektoren

Am weitesten gebräuchlich sind die sog. Liposomen (Mischungen aus neutralen und polykationischen Lipiden), die mit DNA Komplexe bilden. Der genaue Mechanismus der Wirkung der Liposomen ist nicht bekannt; es wird aber angenommen, dass die Lipidbestandteile der DNA-Liposomen-Komplexe mit der

Zellmembran fusionieren und so die DNA in das Zellinnere einschleusen. Die Effizienz des Liposomen-vermittelten Gentransfer ist je nach Zelltyp sehr unterschiedlich, kann aber in vitro in manchen Zelllinien bis 100 % betragen; andere Zelltypen sind wiederum nahezu refraktär gegenüber Transfektion mit Liposomen. In vivo liegt die Effizienz deutlich unter der von Adenoviren, obwohl mit neueren Lipidkomponenten vielversprechende Ergebnisse erzielt wurden. Der Zeitrahmen der Genexpression zeigt ein Maximum nach 2 bis 4 Tagen, wobei das Genprodukt nach 2 bis 3 Wochen nicht mehr nachweisbar ist. Vorteil der Liposomen ist aber, dass mit ihrer Hilfe auch kurze Oligonukleotide wie Antisense-Moleküle oder Ribozyme in Zellen geschleust werden können, deren Wirkung keiner Transkription oder Translation bedarf.

Literatur

1. Lim DJ (1986) Functional structure of the organ of Corti: a review. Hear Res 22: 117–146
2. Zenner HP, Gitter AH (1987) Die Schallverarbeitung des Ohres. Physik in unserer Zeit 4: 97–105
3. Gitte AH, Zenner HP, Frömter E (1986) Membrane potential and ion channels in isolated outer hair cells of guinea pig cochlea. ORL J Otorhinolaryngol Relt Spec 48: 68–75
4. Axelsson A, Ryan AF (1988) Circulation of the inner ear: I. Comparative study of the vascular anatomy in the mammalian cochlea. In: Jahn AF, Santos-Sacci J (eds) Physiology of the inner ear. Raven , New York
5. Zenner IIP (1986) Aktive Bewegungen von Haarzellen: ein neuer Mechanismus beim Hörvorgang. HNO 34: 133–138
6. Zenner HP (1986) Motile responses in outer hair cells. Hear Res 22: 83–90
7. Zenner HP, Zimmermann U, Schmitt U (1985) Reversible contraction of isolated mammalian cochlear hair cells. Hear Res 18 (2): 127–133
8. Gitter AH, Zenner HP (1990) The cell potential of isolated inner hair cells in vitro. Hear Res 45: 87–93
9. Bledsoe SC, Bobbin RP, Puel J (1988) Neurotransmission in the inner ear. In: Jahn AF, Santos-Sacci J (eds) Physiology of the Inner Ear. Raven , New York
10. Ashmore JF, Ohmori, H (1990) Control of intracellular calcium by ATP in isolated outer hair cells of the guinea-pig cochlea. J Physiol (Lond) 428: 109–131
11. Altschuler RA, Hoffmann DW, Wenthold RJ (1986) Neurotransmitters of the cochlea and chochlear nucleus: immunocytochemical evidence. Am J Otolaryngol 7: 10–106
12. Fex J, Kachar B, Rubio JA, Parakkal MH, Altschuler RA (1985) Glutaminase-like immunoreactivity in the organ of Corti of guinea pig. Hear Res 17 (2): 101–113
13. Ehrenberger K, Felix D (1991) Glutamate receptors in afferent cochlea neurotransmission in guinea pig. Hear Res 52: 73–80
14. Puel JL, Ladrech S, Chabert R, Pujol R, Eybalin M (1991) Elektrophysiological evidence for the presence of NMDA receptors in the guinea pig. Hear Res 51: 255–264
15. Cotman CW, Monaghan DT, Ganong AH (1988) Excitatory amino acid neurotransmission: NMDA receptors and Hebb-type synaptic plasticity. Annu Rev Neurosci 11: 61–80
16. Juhn SK, Rybak LP, Jung TTK (1985) Transport characteristics of the blood-labyrinth barrier. In: Drescher DG, Charles C (eds) Auditory biochemistry. Thomas, Springfield, pp 488–499
17. Harris JP, Ryan AF (1984) Immunobiology of the inner ear. Am J Otolaryngol 5: 418–425
18. Harris JP, Sharp PA (1990) Inner ear antibodies in patients with rapidly progressive sensorineural hearing loss. Laryngoscope. 100: 516–524
19. Takahashi M, Harris JP (1988) Anatomic distribution and localization of immunocompetent cells in normal mouse endolymphatic sac. Acta Otolaryngol (Stockh) 106: 409–416
20. Tomiyama S, Harris JP (1987) The role of the endolymphatic sac in inner ear immunity. Acta Otolarygol (Stockh) 103: 182–188

21. Veldman JE (1986) Cochlea and retrocochlear immun-mediated inner ear disorders. Pathogenetic mechanismus and diagnostic tools. Ann Otol Rhinol Laryngol 95 (5 Pt 1): 535–540
22. Veldman JE, Roord JJ, O'Conner AF, Shea JJ (1984) Autoimmunity and inner ear disorders: an immune-complex mediated sensorineural hearing loss. Laryngoscope 94: 501–507
23. Yoo TJ, Stuart JM, Kang AH, Townes AS, Tomada K, Dixit S (1982) Type II collagen autoimmunity in otosclerosis and Meniere's Disease. Science 217: 1153–1155
24. Yung MW (1987) Intratympanic ototoxicity: influence of post-injection survival period. J Laryngol Otol 101: 1011–1019
25. Sudo N, Yo TJ (1988) Effect of anti-inflammatory drugs on collagen-induced autoimmune inner ear disease. Ann Otol Rhinol Laryngol 97 (2 Pt 1): 153–158
26. Hughes BF, Kinney SE, Barna BP, Calabrese LH (1984) Practical versus theroretical management of autoimmune inner ear disease. Laryngoscope 93: 758–767
27. Luetje CM (1989) Theoretical and practical implications for plasmapheresis in autoimmune inner ear disease. Laryngoscope 99: 1137–1146
28. Laugel GR, Dengerink HA, Wright JW (1987) Ovarian steroid and vasoconstrictor effects on cochlear blood flow. Hear Res 31 (3): 245–251
29. Laugel GR, Wright JW, Dengerink HA (1988) Angiotensin II and progesterone effects on laser Doppler measures of cochlear blood flow. Acta Otolarygol (Stockh) 106: 34–329
30. Lamm K, Arnold W (1988) The effect of prednisolone and non-steroidal anti-inflammatory agents on the normal and noise-damaged guinea pig inner ear. Hear Res 115: 149–61
31. Zenner HP (1986) K$^+$-induced motility and depolarization of cochlear hair cells. Direct evidence for a new pathophysiological mechanisms in Ménière's disease. Arch Otorhinolaryngol 243: 108–111
32. Zenner HP (1986) Ménière's disease: pathologic contraction and depolarization of the hair cells of the cochlea induced by potassium ion. Rev Laryngol Otol Rhinol (Bord) 107: 53–55
33. Morgenstern C (1985) Pathophysiologie, Klinik und konservative Therapie der Menierschen Erkrankung. Arch Otorhinolaryngol (Suppl I): 1–66
34. Jahnke K (1977) Zur Pathogenese der akuten Symptome des Morbus Ménière. Laryngol Rhinol Otol (Stuttg) 56: 402–406
35. Angelborg C (1986) Pharmacological treatment of Ménière's disease. A review of common remedies with special emphasis on vasodilators, including hyperosmolar substances and hearing. Scand Audiol26 (Suppl): 33–36
36. Klockhoff I, Lindblom U (1966) Endolymphatic hydrops revealed by glycerol test: preliminary report. Acta Otolarygol (Stockh) 60: 459–461
37. Norris CH (1988) Drugs affecting the inner ear. A review of their clinical efficiency, mechanism of action, toxicity, and place in therapy. Drugs. 36: 754–772
38. Arslan M (1969) Modifications of the osmotic pressure of perilymph and endolymph. Acta Otolarygol (Stockh) 67: 360–377
39. Melding PS, Goodey RJ (197) The treatment of tinnitus with an oral anticonvulsant. J Laryngol Otol 93 111–122
40. Israel JM, Conelly TS, McTigue ST, Brummet RE, Brown J (1982) Lidocaine in the treatment of tinnitus aurium: a double-blind study. Arch Otolaryngol 108: 471–473
41. Lehnhardt E (1984) Klinik der Innenohrschwerhörigkeiten. Arch Otorhinolaryngol (Suppl I) 58–218
42. Ernster JA, Meyers AD (1986) Drug-induced alterations in cochlear blood flow as recorded by the laser Doppler flowmeter. Otolaryngol Head Neck Surg 95: 233–238
43. Miller JM, Hultcrantz E, Short S, Nuttall AL (1986) Pharmacological effects on cochlear blood flow measured with the Laser-Doppler technique. Scand Audiol 26 (Suppl): 11–20
44. Erlach A, Rinke E (1986) Niedermolekulare Dextrane (Rheomacrodex) in der Therapie der Innenohrschwerhörigkeit. Wien Med Wochenschr 136: 473–476
45. Hörmann K, Fritz W, Lemke T (1980) Viskosität des Blutes unter Hörsturztherapie. Arch Otorhinolaryngol 277: 383–385
46. Hörmann K (1986) Rheological effects of pharmacological treatment of inner ear disorders. Scand Audiol 26 (Suppl): 47–48
47. Pilgramm M, Vestner HJ, Schumann K (1986) Niedermolekulare Hydroxyethylstärke oder niedermolekulares Dextran bei akuten Innenohrerkrankungen? Eine randomisierte Vergleichsstudie. Laryngol Rhinol Otol (Stuttg) 65: 377–380

48. Quirk WS, Dengerink HA, Bademian MJ, Hall KW, Wright JW (1988) The effects of pentoxifylline on cochlear blood flow in normotensive and spontaneously hypertensive rats. Hear Res 36 (2–3): 175–180

49. Bobbin RP, Ceasar G, Fallon M (1990) Potassium induced release of GABA and other substances from the guinea pig cochlea. Hear Res 46: 83–93

50. Bobbin RP, Fallon M, Puel JL, Bryant G, Bledsoe jr ScC, Zajic G, Schacht J (1990) Acetylcholon, carbachol, and GABA induce no detectable change in the length of isolated outer hair cells. Hear Res 47: 39–52

51. Bobbin RP, Ceasar G (1987) Kynurenic acid and gamma-D-glutamylaminomethyl-sulfonic acid suppress the compound action potential of the auditory nerve. Hear Res 25 (1): 77–81

52. Plinkert PK, Mohler H, Zenner HP (1989) A subpopulation of outer hair cells possessing GABA receptors with tonotopic organization. Arch Otorhinolaryngol 246: 417–422

53. Plinkert PK, Gitter AH, Zimmermann U, Kirchner T, Tzartos S, Zenner HP (1990) Visualization and functional testing of acetylcholine receptor-like molecules in cochlear outer hair cells. Hear Res 44 (1): 25–34

54. Kros CJ, Ruppersberg JP, Rüsch A (1998) Expression of a potassium current in inner hair cells during development of hearing in mice. Nature 394: 281–284

55. Platzer J, Engel J, Schrott-Fischer A, Stephan K, Bova S, Chen H, Zheng H, Striessnig J (2000) Congenital deafness and sinoatrial node dysfunction in mice lacking class D L-type Ca^{2+} channels. Cell 102: 89–97

56. Kubisch C, Schroeder BC, Friedrich T, Lutjohann B, El-Amraoui A, Marlin S, Petit C, Jentsch TJ (1999) KCNQ4, a novel potassium channel expressed in sensory outer hair cells, is mutated in dominant deafness. Cell 96: 437–446

57. Glowatzki E, Wild K, Brändle TU, Fakler G, Fakler B, Zenner HP, Ruppersberg JP (1995) Cell-specific expression of the alpha9 n-ACh receptor subunit in auditing hair cell revealed by single-cell RT-PCR Proceedings of the Royal Society London B 262: 141–147

58. Gitter AH, Zenner HP (1992) Gamma-aminobutyric acid receptor activation of outer hair cells in the guinea pig cochlea. Europ Arch Oto-Rhino-Laryngol 249: 62–65

59. Elgoyhen AB, Johnson DS, Boulter J, Vetter DE, Heinemann S (1994) α_9: an acetylcholine receptor with novel pharmacological properties expressed in rat cochlear hair cells. Cell 79: 705–715

60. Fex J, Altschuler RA (1986) Neurotransmitter-related immunocytochemistry of the organ of Corti. Hear Res 22: 249–263

61. Klinke R, Oertel W (1977) Amino acids – Putative afferent transmitter in the cochlea. Exp Brain Res 30: 145–148

62. Kempf HG, Brändle TU, Wisden W, Zenner HP, Marx A (1995) Detection of GABA(A) receptor mRNA in cochlear tissue. An in situ hybridization study. HNO 43: 12–18

63. Kempf HG, Brändle TU, Wisden W, Zenner HP (1994): Gamma-aminobutyric acid A-receptor messenger ribonucleic acid (alpha-1 subunit) detection by in situ hybridization. Eur Arch Otorhinolaryngol 251: 61–64

64. Dulon D, Mollard P, Aran JM (1991) Extracellular ATP elevates cytosolic Ca^{2+} in cochlear inner hair cells. Neuroreport 2: 69–72

65. Nakagawa T, Akaike N, Kimitsuki T, Komune S, Arima T (1990) ATP-induced current in isolated outer hair cells of guinea pig cochlea. J Neurophysiol 63: 1068–1074

66. Nilles R, Jarlebark L, Zenner HP, Heilbronn E (1994) ATP-induced cytoplasmic [Ca^{2+}] increases in isolated cochlear outer hair cells. Involved receptor and channel mechanisms. Hear Res 73: 27–34

67. Rennie KJ, Ashmore JF (1993) Effects of extracellular ATP on hair cells isolated from the guinea pig semicircular canals. Neurosci Lett 160: 185–189

68. Knipper M, Blochl A, Breer H, Thoenen H, Lindholm D (1994) Positive feedback between acetylcholine and the neurotrophins nerve growth factor and brain-derived neurotrophic factor in the rat hippocamppus. Eur J Neurosci 6: 668–671

69. Knipper M, Köpschall I, Rohbock K, Köpke AKE, Bonk I, Zimmermann U, Zenner HP (1996) Transient expression of NMDA-receptors during rearrangement of AMPA-receptor expressing fibers in the developing inner ear. Cell Tissue Res 287: 23–41

70. Knipper M, Leung, LS, Zhao D, Rylett RJ (1994) Short-term modulation of glutamatergic synapses in adult rat hippocampus by NGF. Neuro Report 5: 2433–2436

71. Löwenheim H, Kil J, Gültig K, Zenner HP (1999) Determination of hair cell degeneration and hair cell death in neomycin treated cultures of the neonatal rat cochlea. Hear Res 128: 16–26

72. Löwenheim H, Furness DN., Kil J, Zinn C, Gültig K, Fero ML, Frost D, Gummer AW, Roberts JM, Rubel EW, Hackney CM, Zenner HP (1999) Gene disruption of p 27 (Kip 1) allows cell proliferation in the postnatal and adult organ of corti. Proc Natl Acad Sci USA 30: 4084–4088

73. Wareing MJ, Lalwani AK (1999) Cochlear gene therapy: current perspectives. Int J Pediatr Otorhinolaryngol 49 (Suppl 1):27–30

74. Lalwani AK, Mhatre AN (2000) Cochlear gene therapy. Adv Otorhinolaryngol 56: 275–278

75. Salt AN, Thalmann R (1988) Cochlear Fluid Dynamics. In: Jahn AF, Santos-Sacchi J (eds) Physiology of the Ear. Raven , New York

76. Marcotti W, Kros CJ (1999) Developmental expression of the potassium current IK,n contributes to maturation of mouse outer hair cells. J Physiol 520: 653–660

77. Blanchet C, Erostegui C, Sugasawa M, Dulon D (1996) Acetylcholine-induced potassium current of guinea pig outer hair cells: its dependence on a calcium influx through nicotinic-like receptors. J Neurosci 16: 2574–2584

78. Evans MG (1996) Acetylcholine activates two currents in guinea-pig outer hair cells. J Physiol 491: 563–578

79. Oliver D, Klöcker N, Schuck J, Baukrowitz T, Ruppersberg JP, Fakler B (2000) Gating of Ca^{2+}-activated K^+ channels controls fast inhibitory synaptic transmission at auditory outer hair cells. Neuron 26: 595–601

80. Elgoyhen AB, Vetter DE, Katz E, Rothlin CV, Heinemann SF, Boulter J (2001) Alpha 10: A determinant of nicotinic cholinergic receptor function in mammalian vestibular and cochlear mechanosensory hair cells. Proc Natl Acad Sci USA 98: 3501–3506

81. Neyroud N, Tesson F, Denjoy I, Leibovici M, Donger C, Barhanin J, Faure S, Gary F, Coumel P, Petit C, Schwartz K, Guicheney P (1997) A novel mutation in the potassium channel gene KVLQT1 causes the Jervell and Lange-Nielsen cardioauditory syndrome. Nat Genet 15: 186–189

82. Schulze-Bahr E, Wang Q, Wedekind H, Haverkamp W, Chen Q, Sun Y, Rubie C, Hordt M, Towbin JA, Borggrefe M, Assmann G, Qu X, Somberg JC, Breithardt G, Oberti C, Funke, H (1997) KCNE1 mutations cause Jervell and Lange-Nielsen syndrome. Nat Genet 17: 267–268

83. Shen Z, Marcus DC (1988) Divalent cations inhibit IsK/KvLQT1 channels in excised membrane patches of strial marginal cells. Hear Res 123: 157–167

84. Hibino H, Horio Y, Inanobe A, Doi K, Ito M, Yamada M, Gotow T, Uchiyama Y, Kawamura M, Kubo T, Kurachi Y (1997) An ATP-dependent inwardly rectifying potassium channel, KAB-2 (Kir4.1), in cochlear stria vascularis of inner ear: its specific subcellular localization and correlation with the formation of endocochlear potential. J Neurosci 17: 4711–4721

85. Ando M, Takeuchi, S (1999) Immunological identification of an inward rectifier K^+ channel (Kir4.1) in the intermediate cell (melanocyte) of the cochlear stria vascularis of gerbils and rats. Cell Tissue Res 298: 179–183

86. Hultcrantz E, Larsen HC, Angelborg, C (1980) The effects of CO_2 breathing on cochlear blood flow. Arch Otorhinolaryngol 228: 211–215

KAPITEL 3

Aktuelle Hörgeräteversorgung 3

H. VON WEDEL und H. MEISTER

3.1
Einleitung

3.1.1
Wahrnehmung akustischer Informationen durch das auditorische System

Unter allen Sinnesorganen nimmt das Ohr für die Kommunikation eine bevorzugte Stellung ein. In der zwischenmenschlichen kommunikativen Beziehung stellen Hören und Sprechen ein einheitliches System von elementarer Bedeutung dar. Der enge Zusammenhang dieser beiden Fähigkeiten wird besonders deut-

HNO Praxis heute 21
E. Biesinger, H. Iro (Hrsg.)
© Springer-Verlag Berlin Heidelberg 2002

lich, wenn man die frühkindliche Entwicklung der Hörfähigkeit im Hinblick auf die Sprachlautproduktion betrachtet. Das Kind nimmt im ersten Lebensjahr vornehmlich akustische Signale auf, was die Voraussetzung dafür ist, dass das Hörbahnsystem ausreift: die Aufnahme elementarer akustischer Einheiten ihrerseits bereitet die Sprachanbahnung vor und ist die Bedingung dafür, dass Sprache über die Kontrolle des Hörorgans in vollständiger Form entwickelt und komplettiert werden kann.

Auch bei Erwachsenen kann – vornehmlich mit zunehmendem Alter – eine eingeschränkte Hörfähigkeit neben der kommunikativen Störung durch eine undeutliche und verwaschene Sprache auffallen, die durch die eingeschränkte akustische Kontrolle durch das Hörorgan verursacht wird.

In unserer heutigen modernen Industrie- und Konsumgesellschaft mit ihren ständig wachsenden akustischen Informationsangeboten ist das menschliche Individuum verstärkt auf das Sinnesorgan Ohr angewiesen. Allein die Wahrnehmung akustischer Warn- und Informationssignale, z. B. im Straßenverkehr oder am Arbeitsplatz setzen ein intaktes Gehör voraus. Dies gilt auch für eine adäquate Nutzung des Kommunikationsmittels Telefon im privaten und beruflichen Alltag. Rundfunk und Fernsehen bedienen sich z. B. in der Werbung zunehmend akustischer Reize, die nur durch das Sinnesorgan Gehör adäquat vermittelt werden können. Auch die wachsende Bedeutung des Konsumsektors Musik belegt eindrucksvoll, dass ein großes Bedürfnis besteht, die akustische Erlebniswelt in seiner ganzen Vielfalt zu nutzen.

Schon diese wenigen hier aufgeführten Aspekte verdeutlichen, dass die Sprache als wichtigstes zwischenmenschliches Kommunikationsmittel angesehen werden kann und der Mensch in unserer modernen urbanen Gesellschaft in hohem Maße auf sein Hörorgan angewiesen ist. Bei der Beurteilung eines eingeschränkten Kommunikationsvermögens können sowohl physikalische, phonetische, physiologische aber auch psychologische und soziale Einflussfaktoren von Bedeutung sein. Wie sehr in schwierigen Hörsituationen, z. B. in großen Sälen, in Bahnhofshallen, in Kirchen etc. bedingt z. B. durch Nachhall die zwischenmenschliche Kommunikation eingeschränkt sein kann, erlebt schon der Normalhörende sehr häufig. Auch in anderen alltäglichen beruflichen und privaten Situationen ist das Verstehen z. B. in Konferenzen, in Verkehrsmitteln, im Restaurant, d. h. in Situationen mit Störgeräuschen beeinträchtigt. Diese schwierigen Kommunikationssituationen sind erst recht dann nicht zu bewältigen, wenn Hörstörungen als Ursache von Kommunikationsstörungen vorliegen.

3.1.2
Hörstörungen als Ursache von Kommunikationsstörungen

Hörstörungen erschweren nicht nur die Teilnahme an der lautsprachlichen Kommunikation aufgrund der eingeschränkten Hörfähigkeit, insbesondere in akustisch schwierigen Kommunikationssituationen, sondern bewirken auch erhebliche Veränderungen in der privaten, beruflichen und sozialen Situation des Hörgestörten. Eine periphere Hörstörung kann nicht nur zu entsprechenden Re-

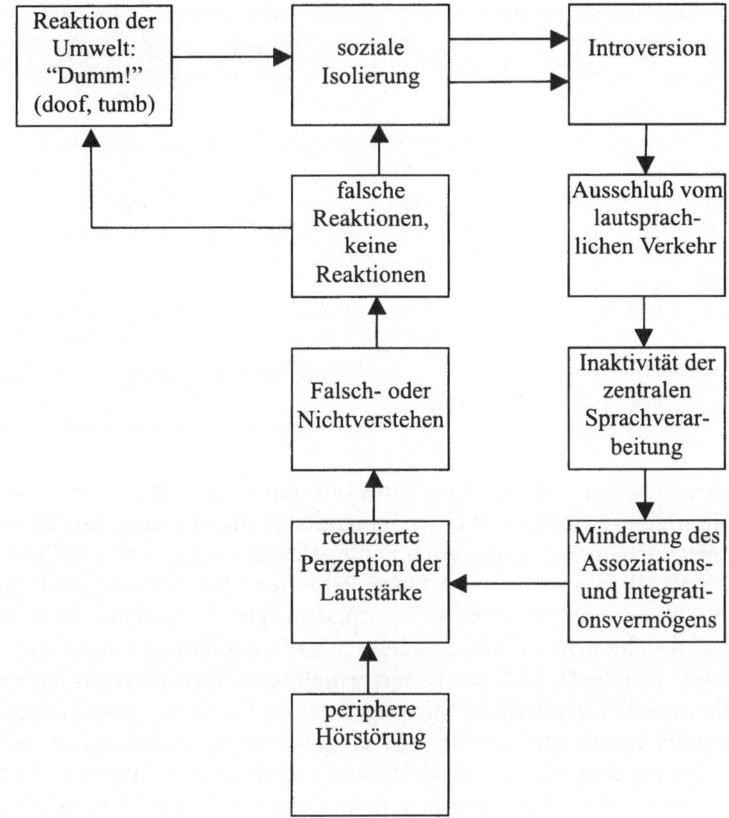

Abb. 3.1. Auswirkungen einer peripheren Hörstörung (nach Niemeyer [3])

aktionen der Umwelt, sondern bei reduzierter Sprachverständlichkeit auch zu Auswirkungen auf die zentrale Sprachverarbeitung führen (Abb. 3.1).

Die fortschreitende Insuffizienz der zentralen Verarbeitung von Sprache muss durch möglichst frühzeitige Rehabilitationsmaßnahmen aufgehalten werden. Im Gegensatz zur frühkindlichen Hörstörung, bei der durch eine Hörgeräteversorgung überhaupt erst die Integration in die akustische Umwelt und damit die Voraussetzung zur Förderung der Sprachentwicklung und – bei frühzeitiger Versorgung – zur Reifung des Hörbahnsystems ermöglicht wird, muss beim erwachsenen Hörgestörten das oberste Ziel eine auditive Rehabilitation sein, die ihm eine Reintegration in seine private, soziale und berufliche Umgebung ermöglicht. In der Regel kann nur eine möglichst frühzeitige Hörgeräteversorgung zu einer ausreichenden Rehabilitation bzw. Habilitation (bei Kindern) führen. In vielen Fällen erschwert eine zu spät vorgenommene Hörgeräteversorgung, vor allem beim älteren Hörgestörten die Rehabilitation, da die über längere Zeit reduzierte Aktivierung des zentralen Nervensystems auch zum partiellen Ausfall der zentralen Sprachverarbeitung führen kann.

Tabelle 3.1. Überblick über wichtige Anforderungen an eine Hörgeräteversorgung

Hörgeräteeigenschaft	Situation
Angenehme Lautheit	Generell
Gute Sprachverständlichkeit in Ruhe	Einzelgespräche, Kommunikation zu Hause, Radio, Fernsehen
Gute Sprachverständlichkeit im Störgeräusch	Gruppengespräche, Unterhaltung in akustisch ungünstigen Situationen (Straße, belebtes Restaurant etc.)
Gute Klangqualität, wenig Eigenrauschen	Stimmen, eigene Stimme, Musik
Einfache Handhabung	Ein-/Absetzen, Ein-/Ausschalten, Verstellen der Lautstärke, Umschalten von Programmen, Batteriewechsel etc.
Hoher Tragekomfort	Generell, speziell bei klimatisch ungünstigen Bedingungen
Dezentes Aussehen	Generell

Bei einem großen Teil der Hörgerätekandidaten handelt es sich vorwiegend um Innenohrschwerhörige mit einer Haarzellstörung, die nicht nur zu leise hören sondern vornehmlich unter einer Fehlhörigkeit leiden, d. h. Sprache verzerrt und unverständlich wahrnehmen. Diese Patienten klagen häufig auch über ein besonderes Phänomen, welches als Lautheitsausgleich (Recruitment) bezeichnet wird und sich darin äußert, dass leise Schallereignisse gar nicht und zunehmend lautere Schalle ähnlich wie vom Normalhörenden oder sogar lauter wahrgenommen werden. Zusätzliche Störungen in der Frequenz- und Zeitauflösung sind ebenfalls verantwortlich für eine eingeschränkte Hörfähigkeit. Die hierdurch bedingten Kommunikationsprobleme treten speziell in geräuscherfüllten Hörsituationen auf und in Gesprächen, an denen mehrere Menschen beteiligt sind. Diese komplexeren Hör- und Kommunikationssituationen werden nicht mehr ausreichend bewältigt und führen zu erheblichen Problemen im zwischenmenschlichen Umgang.

Aufgrund der eingeschränkten Hör- und Kommunikationsprobleme ergeben sich verschiedene Anforderungen, die der Hörgeschädigte an eine mögliche Hörgeräteversorgung stellt (Tabelle 3.1).

Diese Wünsche des betroffenen Hörgestörten können durch spezielle Anforderungen an Design, Technologie und Wirtschaftlichkeit ergänzt werden. Hierzu gehören Zuverlässigkeit, Bedienungs- und Tragekomfort, attraktives Design, ein günstiges Preis-Leistungs-Verhältnis und niedrige Betriebskosten. Welche Konzepte moderne Hörgeräte zur Berücksichtigung dieser Ansprüche bereit halten und welche Grenzen dem gesetzt sind, erläutern die weiteren Ausführungen.

3.1.3
Hörgeräteversorgung bei Hör- und Kommunikationsstörungen

Als frühzeitige Rehabilitationsmaßnahme sowohl im Kindes- als auch im Erwachsenenalter bieten sich unter der Voraussetzung eines ausreichenden Resthörvermögens Hörgeräte an. Sie sollten unter Berücksichtigung der ton- und sprachaudiometrisch ermittelten Kenndaten des pathologischen Gehörs, des Frequenz-, Intensitäts- und Zeitauflösungsvermögens sowie zentraler Verarbeitungsprozesse wie der binauralen Hörfähigkeit bei allen leicht- bis hochgradigen Hörstörungen entsprechend den Indikationsempfehlungen der Heil- und Hilfsmittelrichtlinien (s. S. 83 ff.) Verwendung finden.

3.1.4
Stand der Hörgeräteversorgung

Verschiedene Studien zur Prävalenz von Hörgerätekandidaten in unserer Gesellschaft können nachweisen, dass von ca. 14 Mio. Schwerhörigen etwa 10 – 12 Millionen für eine Hörgeräteversorgung in Frage kommen. Eine aktuelle Studie im Auftrag der EHIMA (European Hearing Instrument Manufacturers' Association) ermittelte, dass in Europa 36 % der über 55-jährigen unter Hörschwierigkeiten leiden. Berücksichtigt man die immer älter werdende Bevölkerungsstruktur, ist zu erwarten, dass in diesem Jahrhundert ungefähr 30 % aller Bürger und weit über 40 % der älteren unter Hörschwierigkeiten leiden werden und einer Hörgeräteversorgung bedürfen. Zieht man die verschiedenen Studien zur Effektivität der Hörgeräteversorgung heran, wird offensichtlich, dass zwischen 20 und 40 % aller Hörgeräteträger mit ihren Hörgeräten nicht zurecht kommen bzw. nicht in allen Kommunikationssituationen zufrieden sind. Insbesondere ältere Hörgerätebenutzer haben vor allem in schwierigeren Kommunikationssituationen, die mit Störgeräuschen oder Sprachverstehen in Gesellschaft verbunden sind, erhebliche Probleme. Betrachtet man den Zeitpunkt der erstmaligen Hörgeräteversorgung in Deutschland, der im Mittel bei 73 – 75 Jahren liegt, wird deutlich, dass diese in der Regel noch viel zu spät vorgenommen wird.

3.1.5
Indikation zur Hörgeräteversorgung

Bevor die Indikation zur Hörgeräteversorgung auch auf der Basis der in den Heil- und Hilfsmittelrichtlinien aufgeführten Aspekte erstellt werden kann, muss eine umfassende HNO-ärztliche und audiologische Diagnostik abgeschlossen sein. Vervollständigt werden diese Untersuchungsergebnisse durch eine eingehende Anamnese, die auch das private, berufliche und soziale Umfeld des Patienten beinhaltet. Die fakultativen audiologischen Untersuchungen, z. B. zum Ausschluss einer retrokochleären Hörstörung oder zur auditiven Perzeption bei Verdacht auf zentral auditive Verarbeitungs- und Wahrnehmungsstörungen, sollten im Rahmen der psychoakustischen und objektiven Hörprüfungen entsprechende Berücksichtigung finden. Ausführungen zur Indikationsstellung sind in vielfältigen Leitlinien und Richtlinien dokumentiert, die zum Teil im Anhang aufgeführt sind. So werden in den Richtlinien über die Versorgung von Heilmitteln und Hilfsmitteln (Sozialgesetzbuch V § 128 Abschn. 13

„Hörhilfen") Definitionen und Indikationsbereiche der Produktgruppe „Hörhilfen" aufgeführt.

Die Leitlinie Nr. 017/065 „Hörgeräteversorgung" der Deutschen Gesellschaft für HNO-Heilkunde (s. S. 86 ff.) definiert im Rahmen der Indikationsstellung die Notwendigkeit einer Hörgeräteversorgung aus medizinischer Sicht. Voraussetzungen hierfür sind:

- Operative Hörverbesserung ist nicht möglich oder nicht erfolgversprechend. Das gilt auch dann, wenn der Patient den Versuch einer möglichen operativen Hörverbesserung ablehnt.
- Hörverlust im Tonaudiogramm mindestens 30 dB in wenigstens einer der Prüffrequenzen von 500 Hz bis 3000 Hz und im Sprachaudiogramm Einsilberverstehen bei 65 dB Sprachschallpegel nicht mehr als 80 %; bei einseitiger Schwerhörigkeit muss der tonaudiometrische Hörverlust bei 2000 Hz oder bei mindestens 2 Prüffrequenzen im Bereich von 500 Hz bis 3000 Hz mindestens 30 dB betragen.
- Bereitschaft des Patienten zur Verwendung einer Hörhilfe, bei Behinderten Gewähr einer ausreichenden und regelmäßigen Unterstützung bei der Bedienung der Hörgeräte.
- Die anatomischen Voraussetzungen zum Tragen einer Hörhilfe müssen gegeben sein.

In der Regel sollten die Kriterien der Heil- und Hilfsmittel-Richtlinien, die vom Bundesausschuss der Ärzte und Krankenkassen herausgegeben werden und Verordnungscharakter haben, Berücksichtigung finden, wenn z. B. die Kostenübernahme ganz oder teilweise durch einen Kostenträger erfolgt. Diese Richtlinien beschreiben neben der Indikationsstellung auch den Verordnungsvorgang, Versorgungsaspekte, Sonderversorgungen, Auswahl des Hörgerätes und Anpassung, Besonderheiten der Hörgeräteversorgung im Kindesalter sowie den Aspekt der Tinnitusmaskierung und der Wiederverordnung.

Grundsätzlich muss, insbesondere bei Kindern, abgeklärt werden, ob bei Patienten mit Taubheit bzw. mit Hörresten eine Hörgeräteversorgung indiziert ist oder ein Kochleaimplantat die bessere Rehabilitationsmaßnahme darstellt. Auch die Möglichkeiten moderner Mittelohrimplantate, z. B. bei Gehörgangsatresien, Mittelohrmissbildungen oder aber auch sensorineuralen Schwerhörigkeiten sollten abgeklärt sein. Erfahrungen mit erfolgreichen Hörgeräteanpassungen bei Patienten mit Hochtonschwerhörigkeiten, mit geringgradigen Schwerhörigkeitsformen sowie mit einseitigen Hörstörungen zeigen, dass moderne Hörgerätetechnologie vor allem in schwierigen Kommunikationssituationen auch dieser Gruppe erhebliche Vorteile bringen kann.

Die Indikation zur Hörgeräteanpassung im Kleinkindesalter sollte großzügiger als beim Erwachsenen oder älteren Kind gestellt sein, da die pädaudiologischen Untersuchungsverfahren häufig nur eingeschränkte Aussagen über das Hörvermögen zulassen. Um überhaupt die Hör- und Sprachentwicklung ausreichend zu ermöglichen, ist neben der frühzeitigen Hörgeräteversorgung die intensive Frühförderung auch im Hinblick auf die Reifung des Hörbahnsystems wichtiger Bestandteil der gesamten Rehabilitationsmaßnahme. Die Besonderheiten der Hörgeräteversorgung im Kindesalter werden in Abschn. 3.2.9 erneut aufgegriffen und eingehender vorgestellt.

Unter Berücksichtigung der Tatsache, dass sich viele der potenziellen Hörgeräteträger sowohl im Säuglings-, Kleinkind- und Erwachsenenalter durch eine unzureichende Früherkennung ihrer Hörstörung – aber auch durch die weiterhin bestehende Stigmatisierung des Hörgeräteträgers – gar nicht oder viel zu spät einer Hörgeräteversorgung zuführen lassen, wird offensichtlich, dass in unserem Gesundheitssystem noch erheblicher Handlungsbedarf besteht. So wichtige Aspekte wie die Gewöhnung an die neuen akustischen Eindrücke bei erfolgter Hörgeräteversorgung und die Notwendigkeit ausreichender Information zum Umgang mit Hörgeräten in verschiedenen Kommunikationssituationen unter Berücksichtigung von Hörtaktik und Hörtraining sollten wichtiger Bestandteil einer adäquaten Hörgeräteversorgung und Betreuung des Patienten sein. Leider bestehen auf diesem Sektor in Deutschland noch erhebliche Defizite.

3.2
Hörgerätetechnik und -anpassung

3.2.1
Historische Entwicklung und aktueller Stand

Das vor mehr als 100 Jahren entwickelte Kohlemikrofon ermöglichte es nicht nur G. Bell, 1876 das Telefon zu erfinden, sondern war auch Voraussetzung für die Konstruktion des ersten, elektroakustisch funktionierenden Hörgerätes. Vorher gaben verschiedene Hörrohre, -trichter oder auch -schläuche Hörgestörten die Möglichkeit, akustische Verstärkungen bis zu 20 dB im Frequenzbereich von 300–2500 Hz zur partiellen Kompensation ihrer Hörstörung zu erreichen. Auch Ludwig van Beethoven benutzte diverse Hörrohre, von denen einige im Beethovenhaus in Bonn ausgestellt sind. Bereits 1904 wurde in Deutschland das erste Hörgerät gebaut, das mit einem sog. Kohleverstärker arbeitete. Ab etwa 1930 wurden in die Geräte Röhrenverstärker eingesetzt, die ersten tragbaren Hörgeräte wurden etwa 1934 gebaut und wesentlich handlichere konnten 1940 in den USA vorgestellt werden. Von da an produzierten verschiedene Firmen im In- und Ausland Taschenhörgeräte, die mit Röhren bestückt waren und über einen externen Hörer eine ausreichende Verstärkung mit sehr guter Dynamik erzielten. Nach Entwicklung des Transistors und Miniaturisierung elektromagnetischer Mikrofone wurde Ende der 40er-Jahre des vorigen Jahrhunderts die Hörgerätetechnik wesentlich verbessert. Durch elektromagnetische Mikrofone konnten Hörgeräte volltransistorisiert werden. Schon 1960 wurde das erste brauchbare Hinter-dem-Ohr(HdO)-Hörgerät in Deutschland auf den Markt gebracht. Erste Im-Ohr(IO)-Hörgeräte folgten bald. Die elektromagnetischen Mikrofone hatten hinsichtlich der unteren Grenzfrequenz Einschränkungen, die Anfang der 70er Jahre durch die Entwicklung der Keramik- und Elektretmikrofone aufgehoben wurden. Hiermit ließen sich die Bandbreiten der Hörgeräte erheblich vergrößern.

Auch die Energieversorgung mittels Batterie unterlag einem deutlichen zeitlichen Wandel, bedingt durch das Ziel, möglichst hohe Kapazität bei geringstmöglicher Größe zu erreichen. Derzeit werden meist Zink-Luft-Knopfzellen verwendet. Für eine Batterie vom Typ 13 beispielsweise liegt ein typischer Kapazitätswert bei ca. 210 mAh, d. h. bei einer Stromaufnahme von 1 mA könnte das Hörgerät theoretisch etwa 200 h ununterbrochen in Betrieb sein. Trotz der deutlichen Fortschritte hinsichtlich der Energieversorgung in den letzten Jahrzehnten sind Batterien immer noch verbesserungswürdig.

Die zunehmende Miniaturisierung der Elektronik ermöglichte es Ende der 70er-Jahre IO-Hörgeräte so zu konzipieren, dass sie bei ausreichender Verstärkung einen großen Teil der Hörverluste, die bisher nur mit einem HdO-Gerät auszugleichen waren, kompensieren konnten. So tragen inzwischen etwa 40 % der erwachsenen Hörgeräteträger in Deutschland IO-Geräte. Taschengeräte werden in Europa und in den USA nur noch sehr selten eingesetzt. In den weniger hoch entwickelten Ländern ist diese Art der Hörgeräteversorgung insbesondere bei Kindern allerdings noch sehr aktuell.

Eine Verbesserung der Signalverarbeitung konnte durch die Weiterentwicklung von der analogen zur digitalen Technik erreicht werden. Die verschiedenen Möglichkeiten, die die Digitaltechnik bietet, zusätzliche Verbesserungen in unterschiedlichsten Hörsituationen zu erzielen, sind zusammengefasst die Folgenden:

- Verbesserung der Sprachverständlichkeit im Störgeräusch durch Störgeräuschunterdrückung,
- Verbesserung der Sprachverständlichkeit im Störgeräusch durch innovative Richtmikrofontechnologien,
- Verringerung akustischer Rückkopplungen durch adaptive Rückkopplungsunterdrückung,
- Verbesserung der Klangqualität durch Nachbildung physiologischer Signalverarbeitung und
- Erhöhung der Flexibilität durch mehrere – evtl. automatisch umschaltende – Hörprogramme.

Neben den volldigital aufgebauten Hörgeräten werden auch weiterhin analoge Hörgeräte angeboten, die in der Regel aber digital programmierbar sind. Bei ihnen sind die mechanischen Steller der früheren, analogen Hörgeräte durch digitale Ansteuerungsmodule ersetzt worden, was bei der Anpassung an die individuelle Schwerhörigkeit des Hörgerätenutzers von Vorteil ist. Die volldigital arbeitenden Hörgeräte sind wesentlich komplexer und erlauben es z. B., neben der frequenzspezifischen Dynamikanpassung für verschiedene Kommunikationssituationen unterschiedliche Einstellbereiche zu wählen. Auf die vielfältigen Möglichkeiten der volldigital arbeitenden Geräte wird in Abschn. 3.2.4 noch weiter eingegangen. Inwieweit durch die digital ansteuerbaren als auch die volldigitalen Hörgeräte eine Reduzierung der Typenvielfalt erreichbar ist, kann zum heutigen Zeitpunkt noch nicht endgültig abgeschätzt werden. Im Hinblick auf den Anpassvorgang kann man jedoch feststellen, dass programmierbare Hörgeräte einen schnelleren und besseren Vergleich verschiedener Parameter am

Ohr des Hörgeräteträgers ermöglichen. In diesem Zusammenhang muss natürlich auch die Überprüfung der veränderten Hörgerätedaten realisiert werden, möglichst mit einem In-situ-Messsystem, welches in Ergänzung zu den subjektiven Angaben des Hörgeräteträgers und den vor allem sprachaudiometrischen Ergebnissen mit Hörgeräten eine objektive Bestimmung der Hörgerätekenndaten erlaubt (vgl. Abschn. 3.2.7).

3.2.2
Hörgerätebauarten

Konventionelle Hörgeräte haben grundsätzlich die Aufgabe, durch Verstärkung der Schallsignale eine erhöhte akustische Anregung des Innenohrs zu gewährleisten und so einen entsprechenden Hörverlust auszugleichen. Dabei wird Schall aufgenommen, weiterverarbeitet und in verstärkter Form abgegeben. Hörgeräte bestehen generell aus einem Mikrofon, einem Verstärker mit entsprechender Energieversorgung (Batterie) und einem Hörer, der über ein Ohrpassstück im Gehörgang auf das Trommelfell abstrahlt. Von der technischen Ausführung her können Hörgeräte jedoch unterschiedlich sein. Im folgenden sollen einige Bauformen beschrieben werden, wobei diese alle gängige Signalverarbeitungstechniken und -strategien enthalten können.

Hinter-dem-Ohr- und Im-Ohr-Hörgeräte

Hinter diesen Bezeichnungen verbergen sich die offensichtlichsten Unterschiede zwischen Hörgeräten. Hinter-dem-Ohr (HdO)-Hörgeräte werden hinter der Ohrmuschel getragen, wobei der Schall über einen Tragehaken mit Schlauch und ein Ohrpassstück in den Gehörgang gelangt. Bei Im-Ohr(IO)-Geräten dagegen sind alle Bauteile einschließlich IO-Schale („custom made" oder modular) in eine Kompakteinheit integriert, die entweder in der Ohrmuschel (Concha-Gerät), in Concha und Gehörgang oder ausschließlich im Gehörgang („complete in the canal", CIC-Gerät) getragen wird.

Aufgrund des größeren zur Verfügung stehenden Raumes können mit HdO-Hörgeräten derzeit noch höhere Hörverluste ausgeglichen werden als mit IO-Hörgeräten. Das sog. Power-Gerät bringt insbesondere durch größere Hörer zusammen mit der entsprechenden Verstärkertechnik und Energieversorgung höhere Leistung und damit größere Verstärkung. Aber auch mit IO-Ausführungen können mittlerweile höhergradige Hörverluste ausgeglichen werden. Andere Aspekte, wie z.B. die leichtere Implementierbarkeit von Dual-Mikrofonen (vgl. Abschn. 3.2.4) und die ggf. einfachere Bedienbarkeit des Gerätes sind ebenfalls der Baugröße von HdO-Hörgeräten zuzuschreiben. Auch offene Anpassungen sind mit HdO-Geräten besser realisierbar. Dem gegenüber stehen beispielsweise kosmetische Aspekte, die bei IO-Hörgeräten besser berücksichtigt werden. Dieser Aspekt erscheint aufgrund der negativen Assoziationen von Hörgeräten vor allem als Schwelle vor der Erstversorgung wichtig. IO-Geräte können, je nachdem, wie weit sie in den äußeren Gehörgang eingesetzt werden, wie erwähnt als Concha-, Gehörgangs- oder CIC-Geräte ausgeführt sein. CIC-Geräte stecken vollkommen im Gehörgang und sind von außen annähernd unsichtbar. Sie werden mit Hilfe eines Nylonfadens entnommen und sind kleinster Bauart, wodurch ihre Verstärkungsleistung – trotz verkleinerten Gehörgangsrestvolumens – begrenzt ist.

Auch hinsichtlich der Signalübertragung gibt es Unterschiede zwischen HdO- und IO-Hörgeräten. Durch die Platzierung des Mikrofons im Bereich des Gehörgangs kann bei letztgenannten die individuelle Außenohrübertragungsfunktion zumindest theoretisch besser berücksichtigt werden, als dies beim Sitz hinter dem Ohr möglich ist. Außerdem werden durch die tiefere Position im Gehörgang die Resonanzen zu höheren Frequenzen hin verschoben, was einen größeren Anteil an Hochtonverstärkung zur Folge hat. In klinischen Studien ließen sich diese offensichtlichen Vorteile der IO-Geräte hinsichtlich des Richtungshörens und der Sprachverständlichkeit insbesondere im Störlärm aber nicht immer validieren. Hinsichtlich des Richtungshörens können bestenfalls CIC-Geräte die Außenohrcharakteristik umfassend zur Merkmalsextraktion ausnutzen. Die tatsächliche Verwendbarkeit dieser Informationen ist allerdings fraglich, da durch die resonanzbehafteten Übertragungseigenschaften konventioneller Hörgeräte deutliche akustische Veränderungen des Frequenzganges überlagert werden.

Durch die unterschiedliche Lage der Mikrofone ergeben sich für den Hörgeräteträger auch beim Telefonieren Unterschiede: CIC-Geräte beispielsweise zeigen durch die Positionierung im Gehörgang eine günstigerer Übertragung des Telefonsignals als HdO-Geräte mit Telefonspule. Um mit Mobiltelefonen adäquat nutzbar zu sein, müssen die Hörgeräte entsprechend konstruiert und abgeschirmt werden.

Das Verhältnis von IO- zu HdO-Hörgeräten ist in der Bundesrepublik etwa 40 : 60, derzeit gleichbleibend. Demgegenüber beträgt der Anteil der IO-Geräte beispielsweise in den USA über 80 %.

Lineare und nichtlineare Hörgeräte

Die grundlegendste Unterscheidung hinsichtlich der Signalverarbeitung ist die in eine lineare – also vom Eingangspegel unabhängige – und eine nichtlineare, d. h. pegelabhängige Verstärkung. Die nichtlineare Verarbeitung trägt dem Recruitmentphänomen Rechnung, bei dem durch die Schädigung der äußeren Haarzellen eine Abschwächung leiser und mittellauter Signale vorliegt, laute Schallereignisse aber ähnlich laut wahrgenommen werden wie vom Normalhörenden. Im Tonaudiogramm zeigt sich die damit einhergehende Dynamikeinschränkung durch eine angehobene Hörschwelle bei gleichzeitig wenig veränderter Unbehaglichkeitsschwelle. Eine lineare Verstärkung würde bei einem ausgeprägten Recruitment dazu führen, dass Schall mit höherem Pegel für den Träger nicht mehr tolerierbar ist. Die Verstärkung für solche Signale muss also entsprechend reduziert werden.

Im einfachsten Fall geschieht dies durch ein „peak clipping" (PC, Abb. 3.2), durch das ab einem bestimmten Ausgangspegel nicht mehr verstärkt wird.

Abb. 3.2.
Lineare (*oben*) und nichtlineare Verstärkung *unten*.
Bei der linearen Verstärkung
werden alle Eingangssignale
um den gleichen Betrag
(hier 30 dB) angehoben. Ab
80 dB wird die PC wirksam,
die eine Verstärkung über
die Unbehaglichkeitsschwelle hinaus vermeiden soll.
Bei der nichtlinearen Verstärkung werden Eingangs-
pegel ab 60 dB (Kniepunkt
1) weniger verstärkt (Kompression 2:1). Bei manchen
Geräten kann ein 2. Knie-
punkt mit einem weiteren
Kompressionsverhältnis
gesetzt werden (hier 10:1),
um sehr hohe Eingangspegel
zu begrenzen

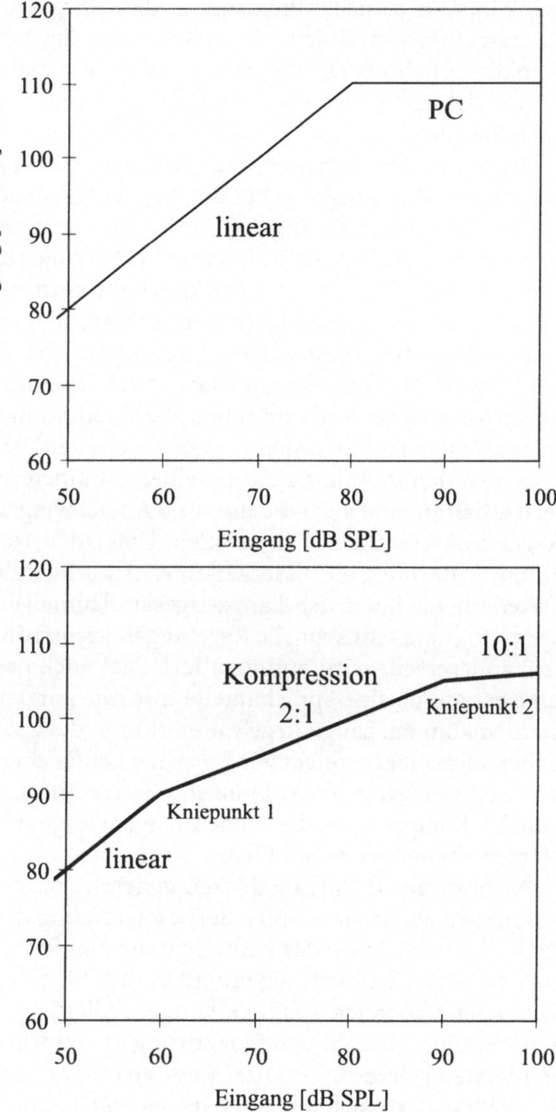

Dieses „Beschneiden" des Ausgangssignals hat allerdings Verzerrungseffekte zur
Folge, die sich hinsichtlich Sprachverständlichkeit und Klangqualität ungünstig
auswirken können.

Bei der in der sog. AGC (atomatic gain control) integrierten nichtlinearen
Verstärkung hingegen wird die Verstärkung ab einem bestimmten Pegel (Kniepunkt) über einen weiten Dynamikbereich („wide dynamic range control",
WDRC) abgesenkt (Abb. 3.2). Damit wird das Schallsignal „komprimiert", um es
in den Bereich zwischen Hör- und Unbehaglichkeitsschwelle abzubilden. Hier-

bei kommen je nach Philosophie des Hörgeräteherstellers unterschiedliche Kompressionskennlinien zur Anwendung, die häufig an der physiologischen Signalverarbeitung des Innenohres orientiert sind. Das Kompressionsverhältnis liegt meist im Bereich bis 3:1, für eine Begrenzung von hohen Eingangspegeln auch darüber.

Weiterhin unterscheidet man zwischen eingangsgesteuerter und ausgangsgesteuerter Kompression. Bei der ausgangsgesteuerten (AGCo) kann der Hörgeräteträger durch Betätigung des Lautstärkereglers die Ausgangsdynamik dadurch variieren, dass der Kniepunkt bei Verringerung der Verstärkung zu hohen Pegeln hin verschoben wird. AGCo-Schaltungen werden meist mit entsprechend hohem Kompressionsverhältnis als Ausgangsbegrenzung eingesetzt.

Bei der eingangsgesteuerten Regelung (AGCi) bleibt der Dynamikumfang generell erhalten, wenn die Lautstärke verändert wird, d.h. der Kniepunkt ist fix. Die AGCi wird i.d.R. als automatische Verstärkungsregelung (lange Regelzeiten) oder als Silbenkompression (kurze Regelzeiten) verwendet.

Neben den in Abb. 3.2 dargestellten Parametern Kniepunkt und Kompressionsverhältnis sind auch die Ein- und Ausschwingzeiten (5 ms bis mehrere s) der Regelung wesentliche Kenngrößen. Unter den Herstellern besteht jedoch Uneinigkeit darüber, ob diese Zeiten eher kurz („Silbenkompression") oder lang (Wiederherstellung der Langzeitgesamtlautheit) sein sollten. Einerseits wird vermutet, dass sehr schnelle Regelungen wichtige Sprachanteile verzerren könnten; andererseits wird argumentiert, dass auch das Gehör sehr schnell reagiert und gerade plosive Sprachanteile nur mit kurzen Regelzeiten adäquat erfasst werden können. Lange Regelzeiten führen dazu, dass die Sollverstärkung möglicherweise nicht erreicht wird, werden häufig aber als angenehmer empfunden. Zur Zeit werden in erster Linie eher kurze Ein- und Ausschwingzeiten bzw. die „duale" Kompression, die je nach Eingangssignal längere oder kürzere Zeitkonstanten verwendet, empfohlen.

Nichtlineare Hörgeräte decken generell den größten Teil der Hörgeräteversorgungen ab, da sie – unter Berücksichtigung der entsprechenden Anpassung (vgl. Abschn. 3.2.8) – das pathologische Lautheitsempfinden des Schwerhörenden auszugleichen vermögen und damit das Schallsignal entsprechend in den Restdynamikbereich abbilden können. Allerdings können auch lineare Hörgeräte für eine Vielzahl von Hörstörungen von Nutzen sein, wenn – wie z.B. bei moderaten Hörverlusten – der Restdynamikbereich nicht zu sehr eingeschränkt ist. Sie lassen sie sich andererseits aber auch dann einsetzen, wenn der Hörverlust so hoch ist, dass mit Kompressionsgeräten keine ausreichende Verstärkung mehr erzielt werden kann.

Hörgeräte mit analoger bzw. digitaler Signalverarbeitung

Grundsätzlich unterscheidet man analoge Hörgeräte, analoge Geräte, die digital programmierbar sind, und volldigitale Geräte. Die Erstgenannten enthalten eine analoge Signalverarbeitung und werden über kleine Potentiometer, sog. Steller, eingestellt. Analoge Hörgeräte, die digital programmierbar sind, werden mittels Computer und entsprechender Schnittstelle angepasst, was den Vorteil einer

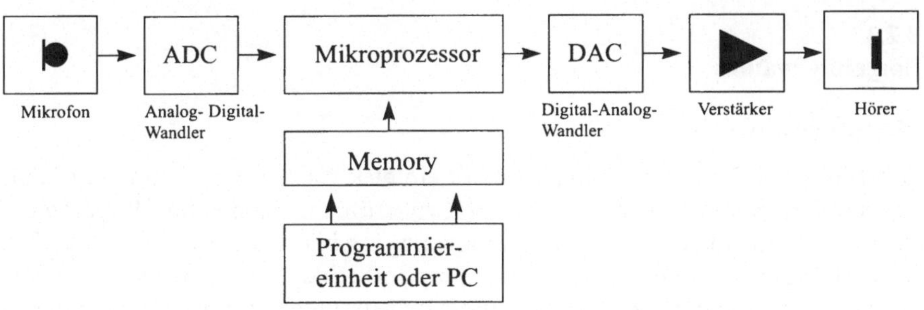

Abb. 3.3. Blockschaltbild eines digitales Hörgerätes

praktikableren und genaueren Anpassung hat. Lediglich volldigitale Hörgeräte (Abb. 3.3) verfügen über eine digitale Signalverarbeitung mittels digitalem Signalprozessor (DSP) und werden i. d. R. ebenfalls per Computer – in Einzelfällen auch per Steller – eingestellt. Dabei wird der Schall auf konventionelle Art und Weise mit einem Mikrofon aufgenommen und im Gegensatz zum analogen Gerät mittels Analog-Digital-Wandler (ADC) in ein digitales, also aus einem Zahlencode bestehendes Signal überführt. Dieser Code wird einem Mikroprozessor zugeführt, wobei in einem Speicher („memory") verschiedene Signalverarbeitungsprogramme abgelegt sein können, auf die über eine Programmiereinheit zugegriffen werden kann. Das derart bearbeitete digitale Signal wird über einen zweiten Wandler (DAC) in ein analoges zurückgeführt und über einen Verstärker und Hörer ausgegeben.

Digitale Hörgeräte sind seit 1995 kommerziell verfügbar und werden in Zukunft den Markt beherrschen. Sie versprechen Verbesserungen insbesondere in Hinblick auf Klangeigenschaften, Dynamik, Rückkopplungseigenschaften, Richtungshören und Sprachverständlichkeit im Störgeräusch. Die digitalen Systeme sind den analogen zunächst einmal vom theoretischen Standpunkt hinsichtlich der Vielzahl der Verarbeitungsmöglichkeiten überlegen. Beispielsweise können extrem schmale Filter realisiert werden, die die Einstellung der Verstärkungsparameter in einer Vielzahl von Frequenzbereichen erlauben. Die Realisierung verschiedener Bänder bzw. Kanäle – Begriffe, die von den Hörgeräteherstellern derzeit noch uneinheitlich verwendet werden – bietet damit die Möglichkeit, Signale gezielter verarbeiten zu können. Dies kann bei der Anpassung dem individuellen Hörverlust des Hörgeräteträgers Rechnung tragen und ist darüber hinaus bei der Unterdrückung von Rückkopplungen und bei der Sprachverarbeitung im Störlärm sinnvoll. Ein anderer Vorteil digitaler Technik besteht in der Möglichkeit, über einen Tongenerator mittels Hörgerät Signale zu erzeugen, die zur In-situ-Audiometrie bzw. zur Anpassung verwendet werden können. Weitere Signalverarbeitungsstrategien werden in Abschn. 3.2.4 genauer erläutert.

3.2.3
Hörgerätefeatures

Mikrofone und Hörer

Das Mikrofon hat die Aufgabe, Schall in ein elektrisches Signal umzuwandeln, das der Verarbeitung durch das Hörgerät zugeführt werden kann. Hörgerätemikrofone haben einen relativ glatten Frequenzgang bis etwa 4–6 kHz, im darüber liegenden Bereich nehmen sie in der Empfindlichkeit ab. Kritisch bei Mikrofonen ist ihr Eigenrauschen, das in ruhigen Situationen störend wirken und die Dynamik im unteren Frequenzbereich limitieren kann.

Der Hörer strahlt das verarbeitete und verstärkte Signal in das Restvolumen des Gehörgangs ab. Auch für diesen Wandler bestehen Limitationen, zu nennen ist beispielsweise der eingeschränkte Übertragungsbereich: Hörer sind z. Z. grundsätzlich elektromagnetischer Bauart, die die Eigenschaft hat, mit zunehmender Frequenz immer weniger effektiv zu arbeiten. Entsprechend ist der Übertragungsbereich eingeschränkt und geht nur bis etwa 6 kHz. Darüber hinaus sind elektromagnetische Wandler mit Resonanzen behaftet, die meist im Bereich zwischen 1 und 2 kHz liegen und den Frequenzgang des Originalsignals deutlich verfälschen. Ein weiterer Aspekt sind bei hohem Schalldruck auftretende nichtlineare Verzerrungsanteile, die durch den Hörer entstehen und zu Einschränkungen sowohl in der Klangqualität als auch in der Sprachverständlichkeit führen können.

Grundsätzlich gilt, dass größere Hörer höhere Schallpegel produzieren können. Der Trend geht aber zu immer kleineren Hörern, z. B. bedingt durch kosmetische Aspekte. Der Vorteil dieser Wandler besteht allerdings darin, dass sie aufgrund der Baugröße näher am Trommelfell platziert werden können und somit effektiver arbeiten.

Die oben genannten Aspekte machen deutlich, dass der Hörer ein hinsichtlich der Übertragungsgüte beschränkendes Hörgerätebauteil ist. Deshalb sind neue Konzepte, die sich möglicherweise auf andere Wandlerprinzipien stützen, gefragt. Der Markt für Hörgerätewandler ist allerdings monopolistisch geprägt; so deckt die amerikanische Firma Knowles, Itasca/IL, USA, ca. 80 % des Marktes für Hörer ab.

Otoplastik

Im Zusammenhang mit der Hörgeräteversorgung mit HdO-Hörgeräten kommt dem Ohrpassstück (Otoplastik) entscheidende Bedeutung für die Ankopplung des Hörgerätes an das Außenohr zu. Die Otoplastik kann aus weichem oder hartem Kunststoff gefertigt sein. Durch Manipulationen an der Otoplastik (Durchmesser und Länge des Zuführungsschlauches, Länge der Otoplastik, Belüftungsbohrung etc.) lassen sich die Frequenzgänge der Hörgeräte mit der resultierenden Veränderung der akustischen Parameter erheblich beeinflussen und erweitern (s. Tabelle 3.2).

Grundsätzlich ist ein angenehmes Tragen des Hörgeräts nur möglich, wenn das Ohrpassstück optimal sitzt.

Tabelle 3.2. Akustische Effekte verschiedener Veränderungen an Schallschlauch/Otoplastik

Maßnahme	Akustischer Effekt
Erhöhung der Schallschlauchlänge	Verschiebung der Resonanzen zu tieferen Frequenzen
Verringerung der Schallschlauchlänge	Verschiebung der Resonanzen zu höheren Frequenzen
Ausgleichsbohrung	Absenkung des tieffrequenten Bereichs, Minderung des Okklusionseffektes
Einsetzen von Dämpfungselementen	Verringerung der Resonanzspitzen
Hornwinkel, Hornschlauch	Anhebung des hochfrequenten Bereichs

Für einen Hörgestörten mit großem Verstärkungsbedarf muss ein schalldichter Gehörgangsabschluss realisiert werden. Dafür ist ein fester Sitz notwendig, der dem Hörgestörten häufig unangenehm ist, da dieser seine Hörgeräte über Jahrzehnte täglich bis zu 16 h tragen muss. In einigen Fällen können chronische Gehörgangsentzündungen durch den Kunststoff oder durch den permanenten Gehörgangsabschluss ohne Möglichkeit der Belüftung auftreten. Hier müssen Überlegungen zur Nutzung allergenfreien Materials einsetzen. Eine Forderung für die Zukunft der Hörgeräteversorgung wäre der Verzicht auf eine konventionelle Otoplastik. Das ist zwar zzt. noch utopisch, einen Beitrag leisten könnten jedoch dazu die heute schon vorhandenen Möglichkeiten der Rückkopplungsunterdrückung. In diesem Zusammenhang sind auch Neuentwicklungen auf dem Gebiet der Funktionsotoplastik zu nennen, die versuchen, die Vorteile einer offenen Versorgung mit Tragekomfort und ästhetischem Design zu verbinden.

Multiprogrammtechnik

Untersuchungen haben gezeigt, dass Hörgeräteträger in verschiedenen akustischen Umgebungen unterschiedliche Frequenzgänge bzw. Dynamiken bevorzugen. Diese Tatsache ist keineswegs überraschend, wenn man berücksichtigt, dass beispielsweise die Verständlichkeit von Sprache und der Klang von Musik unterschiedliche Anforderungen stellen. Aus diesem Grund weisen moderne Hörgeräte meist mehrere Hörprogramme auf, in denen verschiedene Übertragungscharakteristiken abgelegt sind. Gerade auch das Vorhandensein verschiedener Signalverarbeitungsstrategien macht den Einsatz mehrerer Hörprogramme sinnvoll. Beispielsweise könnte ein Programm für Sprache in Ruhe optimiert sein und ein anderes für das Sprachverstehen im Störgeräusch unter Berücksichtigung von Störschallunterdrückung bzw. Multimikrofontechnologie.

Zwischen den Hörprogrammen muss bequem umgeschaltet werden können, um auf verschiedene Situationen reagieren zu können. Insbesondere ältere Personen zeigen mit sehr kleinen und umständlich handhabbaren Bedienelementen am Hörgerät Probleme. Fernbedienungen, mit denen die Programme entsprechend anwählbar sind, wären in solchen Fällen von Vorteil.

3.2.4
Signalverarbeitungsstrategien

Multikanalkompression

Wie schon oben erwähnt, hat die Digitaltechnik generell den Vorteil, dass durch schmalbandige Filter eine Vielzahl von Frequenzbändern realisiert werden kann. Dadurch kann die Kompression gezielt in einzelnen Bändern eingestellt werden, die je nach Hörgerätetyp den Kanälen entsprechen oder mehrere Kanäle zusammenfassen. Möglicherweise kann damit der Innenohrpathologie besser Rechnung getragen werden, da meist nicht nur die Hörschwelle frequenzabhängig ist, sondern auch der Restdynamikbereich. Dies hat zur Folge, dass bei einem einkanaligen Gerät die Kompression in einem weiten Frequenzbereich häufig entweder zu hoch oder zu gering ist.

Darüber hinaus können in moderne Signalverarbeitungsstrategien physiologische bzw. psychoakustische Aspekte des gesunden Gehörs, wie z.B. Verdeckungseigenschaften integriert werden. Dies setzt voraus, dass die verschiedenen Kanäle nicht unabhängig voneinander verstärken und regeln, sondern benachbarte Signalanteile berücksichtigen. Dabei kann erkannt werden, dass beispielsweise eine leise, mittelfrequente Signalkomponente durch eine lautere, tieferfrequente maskiert wird und damit im Normalfall gar nicht wahrnehmbar ist. Ein Mehrkanalsystem mit voneinander unabhängigen Kanälen würde hingegen das verdeckte Signal möglicherweise derart verstärken, dass es wieder hörbar ist, was zu Klangverfälschungen führen kann.

Hinsichtlich der notwendigen Anzahl und der Unabhängigkeit verschiedener Kanäle herrscht in der Hörgeräteindustrie und Audiologie keine einheitliche Meinung. Einerseits darf die Anzahl nicht zu niedrig sein, da die oben geschilderten Vorteile damit verloren gehen. Andererseits wird eine zu hohe Anzahl ebenfalls als ungünstig angesehen, da dies zu einer Einebnung des Eingangsspektrums führen kann, wodurch möglicherweise auch die Sprachverständlichkeit verringert wird. Auch um diesen Effekt zu verringern, sollten benachbarte Kanäle nicht voneinander unabhängigsein. Eine starke Abhängigkeit nebeneinanderliegender Frequenzbänder würde dagegen wiederum die generellen Aspekte der Mehrkanaltechnik entwerten. Auch hier konnten die erläuterten theoretischen Vorzüge bislang klinisch nicht immer eindeutig validiert werden, z.T. möglicherweise deshalb, weil geeignete Evaluierungsmethoden derzeit nicht zur Verfügung stehen. Sicher kann jedoch davon ausgegangen werden, dass kein trivialer Zusammenhang vorliegt, z.B. in der Art „hohe Kanalzahl = hohe Sprachverständlichkeit".

Störgeräuschreduktion

Die Störgeräuschreduktion arbeitet in vielen digitalen Hörgeräten so, dass in den einzelnen Kanälen der Störschallanteil gemessen wird und die geräuschbehafteten Kanäle in der Verstärkung abgesenkt werden. Hierzu wurden verschiedene Algorithmen entwickelt, die auf dem DSP implementiert werden können. Beispielsweise wird die Signalmodulation in den einzelnen Kanälen gemessen.

Da Störsignale meist eine geringere Modulation aufweisen als Sprache, kann aufgrund dieses Merkmals in vielen Fällen zwischen Nutz- und Störschall unterschieden und damit der Anteil des Störsignals am Gesamtsignal vermindert werden. Kommen weitere Merkmale wie z.B. Schwankung des spektralen Schwerpunkts zur Auswertung, kann die Erkennung ggf. noch robuster gestaltet werden. Eine solche Störgeräuschunterdrückung arbeitet allerdings weniger effektiv, wenn das Störsignal breitbandig ist oder – im ungünstigsten Fall – selbst Sprachanteile enthält, wie z. B. bei der sog. Cocktailparty-Situation oder in Konferenzen. Eine gezielte Reduzierung der Verstärkung für störgeräuschbehaftete Bänder ohne auch die Nutzanteile abzuschwächen ist dann nur noch schwer möglich, auch wenn aufgrund der extrahierten Merkmale zwischen Sprache und Störgeräusch unterschieden werden konnte.

Interessanterweise interagieren solche Verfahren der Störgeräuschreduktion mit der Frage, wie offen eine Anpassung gestaltet wurde. Je offener die Anpassung, desto weniger effektiv wird die Signalverarbeitung, da dann auch unverarbeitete Anteile ans Trommelfell gelangen. Lautete früher die Faustregel „so geschlossen wie nötig, so offen wie möglich", so ist im Licht der hier genannten Aspekte eher das Gegenteil der Fall.

Richtmikrofone

Die im vorangegangenen Abschnitt beschriebenen, auch unter dem Begriff „Ein-Mikrofon-Störgeräuschunterdrückung" bekannten Methoden erscheinen in vielen Fällen nicht besonders wirksam, da von der Annahme ausgegangen wird, dass sich Nutzsignal und Störsignal durch physikalisch determinierte Parameter wie Frequenzgehalt oder Zeitstruktur unterscheiden, was häufig nicht zutrifft. Die derzeit effektivste Methode der Störschallbefreiung ist die Berücksichtigung der räumlichen Separation der Signalanteile mittels Richtmikrofontechnik, die in einfacherer Form auch in analoge Systeme integriert werden kann. Im Gegensatz zu omnidirektionalen Mikrofonen, die für alle Raumrichtungen ähnlich sensitiv sind, schwächen Richtmikrofone bestimmte Bereiche ab. Diese Methode kann aber nur dann wirksam werden, wenn Nutz- und Störschallquelle räumlich getrennt sind. Besonders vorteilhaft ist allerdings, dass physikalisch identische Signale vorliegen können. Die Richtcharakteristik wird dadurch geändert, dass die Signale von mehreren Mikrofoneingängen bzw. Mikrofonen miteinander verglichen werden, wobei meist zwei Mikrofone („Dual-Mikrofon") zum Einsatz kommen. Um eine effektive Änderung der Charakteristik vornehmen zu können, müssen die Mikrofone 4 – 12 mm auseinander liegen, was beispielsweise bei CIC-Hörgeräten nicht realisierbar ist. Je weiter der Abstand voneinander, desto besser lassen sich bestimmte Einfallsbereiche abschwächen. Prinzipiell funktionieren Richtmikrofone so, dass die Signale von den Mikrofonen zeitverzögert miteinander verrechnet werden. Kommt Schall beispielsweise von hinten zuerst am rückseitigen Mikrofon an, wird er dort zunächst künstlich zeitverzögert. Die Schallwelle trifft ebenfalls – aufgrund der Laufzeit verzögert – am vorderen Mikrofoneingang an. Bei idealerweise identischen Zeitverzögerungen kann das Signal durch Subtraktion vollständig ge-

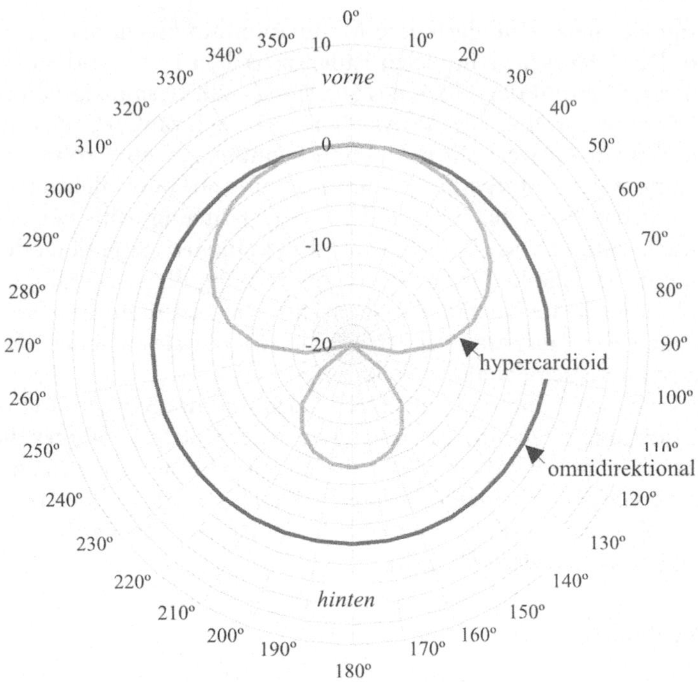

Abb. 3.4. Idealisierte omnidirektionale und hypercardioide Mikrofoncharakteristik (Grafik GNReSound)

löscht werden. Bei Schall von vorne findet dagegen am vorderen Eingang keine Zeitverzögerung statt, so dass das Signal nicht ausgelöscht wird. Die Charakteristik des Richtmikrofons bzw. die Frage in welcher Richtung maximale bzw. minimale Empfindlichkeit herrscht, lässt sich durch eine entsprechende Wahl der Zeitverzögerung beeinflussen. Üblicherweise würde man die maximale Empfindlichkeit nach vorne legen und Anteile von hinten oder von der Seite abdämpfen (Abb. 3.4). Das ist aber nicht in jedem Fall günstig bzw. zum Teil sogar unerwünscht. Deshalb wird die veränderte Mikrofoncharakteristik meist als zusätzliches Programm für bestimmte Situationen abgelegt. Innovative Konzepte gehen dahin, dass das Hörgerät den Einfall des Schallsignals automatisch erkennt und entsprechend die Richtcharakteristik adaptiv verändert.

Mit der Dualmikrofontechnologie lassen sich bis zu 6 dB verbesserte Signal-Rausch-Abstände nachweisen. Bei einer angenommenen Steigung der Diskriminationsfunktion für Sprache von 10 % pro dB ließe sich damit ein Verständlichkeitsgewinn von 60 % erzielen. Nachgewiesen werden konnte dies allerdings nur für Laborsituationen; in der akustischen Realität sind die Verbesserungen wesentlich geringer, da nur bestimmte Einfallsrichtungen deutlich abgesenkt werden (z. B. 90 oder 180 Grad). Insbesondere schwächt auch der Nachhall in Räumen den Effekt ab, da durch das diffuse Schallfeld die Trennung zwischen Nutz- und Störschall weniger deutlich ist.

Rückkopplungsunterdrückung

Rückkopplung („feedback") tritt dann auf, wenn das verstärkte Ausgangssignal des Hörgerätes direkt auf den Eingang trifft. Dadurch schaukelt sich die Verstärkung vornehmlich im Frequenzbereich 2–6 kHz auf, das Gerät beginnt zu pfeifen. Auslöser für die Rückkopplung kann z. B. ein schlecht sitzendes Ohrpassstück sein, aber auch Belüftungs- und Hochtonbohrungen können hierzu beitragen. Besonders anfällig sind solche Hörgeräte, bei denen eine hohe Verstärkung im hochfrequenten Bereich vorliegt. Als Maßnahme gegen das Rückkopplungspfeifen wird häufig die Verstärkung im betreffenden Frequenzbereich reduziert, wodurch dann allerdings auch wichtige Nutzschallanteile nicht mehr adäquat übertragen werden.

Auch bei der Rückkopplungsunterdrückung verspricht die Digitaltechnik Vorteile, da das Pfeifen adaptiv und nicht nur in bestimmten festen Frequenzen reduziert werden kann. Generell gibt es hier zwei Konzepte. Beim ersten wird die Verstärkung in dem Bereich abgesenkt, in dem die Rückkopplung auftritt. Dabei ist es wesentlich, dies möglichst schmalbandig zu realisieren, um andere – für das Sprachverständnis möglicherweise wichtige – Anteile nicht zu sehr zu beeinträchtigen. Beim zweiten Konzept wird die Rückkopplung durch Addition eines gegenphasigen Signals ausgelöscht. Dies hat den Vorteil, dass die Verstärkung nicht zurückgenommen werden muss. Beide Konzepte beinhalten eine ständige Analyse des Eingangssignals, um Feedbackkomponenten zu erkennen.

3.2.5
Derzeitige und zukünftige Hörgeräteentwicklungen

Die in den vorangegangenen Abschnitten dargestellten Signalverarbeitungsstrategien und Hörgerätemerkmale zeigen, dass moderne digitale Hörgeräte eine Vielzahl von Möglichkeiten bieten, wichtige Bereiche der Hörgeräteversorgung zu verbessern.

Aufgrund der außerordentlichen Bedeutung des Sprachverstehens im Störgeräusch und der derzeit noch sehr häufig auftretenden Probleme in diesem Bereich wird die Entwicklung geeigneter Algorithmen zur Nutzschall/Störschall-Separierung ein wesentlicher Aspekt künftiger Hörgeräteentwicklungen sein. Auch klangspezifische Eigenschaften werden im Mittelpunkt weiterer Arbeiten sowohl auf technischem Gebiet als auch hinsichtlich methodischer Gesichtspunkte wie der Anpassung von Hörhilfen stehen.

Die zurückhaltende Formulierung der vorangegangenen Abschnitte zeigt, dass digitale Hörgeräte in einigen Bereichen derzeit den Nachweis einer generell besseren Versorgung gegenüber analogen noch nicht erbracht haben. Es scheint eine Kluft zu bestehen zwischen den von einigen Marketingabteilungen der Industrie propagierten Fähigkeiten und den damit verbundenen Erwartungen der Konsumenten bzw. den tatsächlichen Möglichkeiten.

Dies zeigt sich auch bei sprachaudiometrischen Untersuchungen im Störlärm, die den theoretisch nachvollziehbaren Mehrnutzen der Störgeräuschun-

Tabelle 3.3. Gegenüberstellung von Basis- und High-End-Hörgeräten

Feature	Basis	High-end
Art	Digital programmierbar	Digital
Kanalzahl	1–2	Bis zu 20
Kanaltrennfrequenz	Nicht einstellbar	Einstellbar bzw. Einstellung nicht notwendig
Störgeräuschunterdrückung	Nein	Ja
Dual-Mikrofon	Nein	Ja
Rückkopplungsunterdrückung	Nein	Ja
Hörprogramme	1	Mehrere

terdrückung für die Praxis noch nicht signifikant nachweisen konnten. In diesem Zusammenhang stellt sich allerdings auch die Frage, ob die aktuell zur Verfügung stehenden audiometrischen Verfahren den digitalen Systemen in ausreichendem Umfang Rechnung tragen. Deutliche Vorteile hingegen konnten meist in Untersuchungen mit Frageninventaren zur subjektiven Einschätzung des Versorgungserfolges nachgewiesen werden. Diese Ergebnisse können aber zumindest zum Teil auch dadurch beeinflusst sein, dass die Studien nicht blind durchgeführt wurden, die Probanden also wussten, dass sie eine innovative Technik testen.

Als Fazit kann festgehalten werden, dass Hörgeräte in Zukunft Schallsignale grundsätzlich digital verarbeiten werden. Allein der Druck des Marktes wird dazu führen, dass analoge Geräte in Zukunft nicht mehr hergestellt werden. Trotz der noch offenen Fragen ist ein Mehrnutzen für den Benutzer digitaler Hörgeräte – auch angesichts der im Bereich der physiologischen Signalverarbeitung zu erwartenden Erkenntnisse – wahrscheinlich. Tabelle 3.3 zeigt eine exemplarische Gegenüberstellung von derzeitigen Basis- und High-end-Hörgeräten.

3.2.6
Sonderformen im Rahmen der Hörgeräteversorgung

CROS-Versorgung

Bei einseitiger Taubheit oder auch bei stark seitendifferentem Gehör kann in der Regel ein räumlicher Höreindruck durch eine entsprechende Hörgeräteversorgung nicht erzielt werden. Um jedoch auch in derartigen Fällen eine Ansprechbarkeit von der tauben oder hochgradig hörgestörten Seite aus zu ermöglichen, kann eine sog. CROS-Hörgeräteversorgung („contralateral routing of signal") eingeleitet werden. Bei dieser Art Hörgeräteversorgung wird der Schall auf der Seite des tauben oder hochgradig geschädigten Ohr von einem Mikrofon aufgenommen und dem besser hörenden Ohr über ein Hörgerät zugeführt. Bei weitgehend normaler Hörfähigkeit auf dem besseren Ohr befinden sich Mikrofon und Verstärker auf der Seite, auf der das Hörvermögen eingeschränkt ist. Die

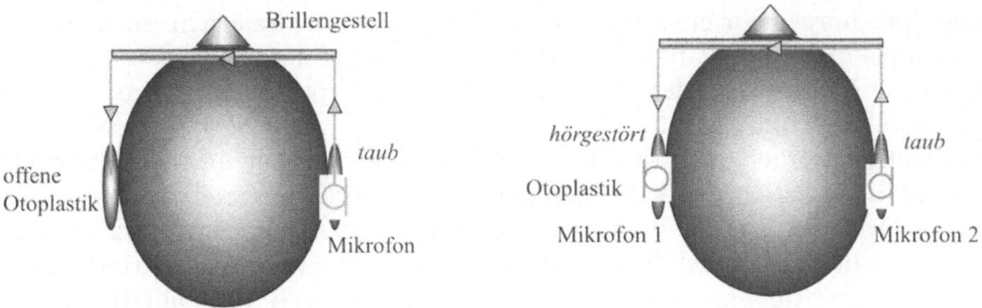

Abb. 3.5. Schema CROS-(*links*) und BICROS-Versorgung (*rechts*)

Ankopplung an die gute Seite erfolgt über ein Hörgerät mit Hörer, z. B. verbunden über ein in eine Hörbrille eingebautes Kabel oder über Funksignale. Dabei muss sichergestellt sein, dass das besser hörende Ohr durch ein offenes Ohrpassstück die normale Schallaufnahme auf dieser Seite ermöglicht. Die auftretenden Schall- und Klangbilddifferenzen sollen eine bessere Differenzierung im Rahmen der räumlichen Orientierung, insbesondere bessere Ansprechbarkeit von der tauben oder hochgradig gestörten Seite ermöglichen. Eine derartige Versorgung kann jedoch nicht das bei beidohriger Hörgeräteversorgung erzielbare räumliche Hören erreichen. Auch im Falle eines stark seitendifferenten Gehörs kann im Rahmen der sog. BICROS-Hörgeräteversorgung – d. h. mit einem dann in der Regel geschlossenen Ohrpassstück – sowohl die einseitige Hörgeräteversorgung als auch die Ankopplung von Schall von der hochgradig gestörten Seite ermöglicht werden (Abb. 3.5). In Fällen von ausgeprägten Hochtonhörstörungen, die nicht selten zur Rückkopplung der Hörgeräte führen, kann eine sog. Hochton-CROS-Versorgung erfolgen, bei der Signalaufnahme und -widergabe seitengetrennt erfolgen, so dass durch den Kopfschatten eine sehr offene Versorgung ohne Rückkopplungsneigung möglich ist. Die CROS-Hörgeräteversorgung bedarf hinsichtlich ihrer Effektivitätskontrolle einer ausreichenden Probezeit und einem intensiven Hörtraining, bevor die endgültige Verordnung vorgenommen werden kann.

Sonderformen der Hörgeräteversorgung bei hochgradiger, an Taubheit grenzender Hörstörung

Bei hochgradiger, an Taubheit grenzender Hörstörung ist eine Hörgeräteversorgung auch mit hochverstärkenden Hörgeräten im Hinblick auf ein ausreichendes Sprachverstehen häufig nicht mehr möglich. In diesen Fällen kann die Verwendung eines Kochleaimplantats angezeigt sein. Diese Form der apparativen Rehabilitation setzt voraus, dass der Hörnerv in seiner Funktion weitgehend erhalten ist. Moderne Kochleaimplantate verfügen über vielfältige Signalverarbeitungsalgorithmen und erlauben häufig ein Sprachverstehen ohne Lippenablesen. Dies insbesondere dann, wenn im Falle kindlicher Hörstörungen eine frühzeitige Implantation erfolgt. Neuere Kochleaimplantatsysteme integrieren den Sprachprozessor ebenso wie einen großen Teil der externen Ansteuerung des implantierten Teils in einem hinter dem Ohr getragenen Gehäuse. Das eigentliche Elektrodensystem wird im Rahmen der transkutanen Ansteuerung programmiert und kann bereits bei Säuglingen im Alter von 8 bis 10 Monaten implantiert werden. Neuere Untersuchungen lassen erkennen, dass eine beidseitige Implantation von Kochleaimplantaten zusätzliche Vorteile in der räumlichen Orientierung und ein besseres Sprachverstehen im Störgeräusch ermöglicht. Die Indikationsrichtlinien zum Kochleaimplantat sowie die Kriterien für Operation, postoperative Einstellung der Prothese und Rehabilitationsmaßnahmen, die einen hohen Stellenwert im Gesamtanpassungsprozess des Kochleaimplantats haben, können den Leitlinien „Cochlearimplantate" der Arbeitsgemeinschaft Deutschsprachiger Audiologen und Neurootologen (ADANO) entnommen werden.

Auch Patienten mit beidseitiger Hörnerventaubheit kann durch eine implantierbare elektronische Hörhilfe eine ausreichende Anbindung an ihre Umwelt ermöglicht werden. Das ABI-System („auditory brainstem implant") kommt überwiegend bei Erwachsenen in Frage, die z. B. aufgrund einer Neurofibromatose ertaubt sind. Das Elektrodensystem wird in der Regel gleichzeitig mit oder nach Entfernung eines Akustikusneurinoms im Nucleus cochlearis platziert. Sonst entspricht die Funktion dieses Implantates im Wesentlichen der eines Kochleaimplantats. Auch die Implantation eines ABI-Systems wird in nur wenigen Zentren in Deutschland vorgenommen.

Als Sonderformen der Versorgung von Ertaubten und Gehörlosen können die vibrotaktilen Hörhilfen angesehen werden, die sich in Ergänzung zum Lippenablesen nutzen lassen. Das mit einem Mikrofon aufgenommene Sprachsignal wird in Vibrationen umgewandelt, auf die Haut (z. B. auf dem Handrücken) übertragen und vermittelt damit spezifische Merkmale wie Klangfarbe oder Höhen und Tiefen der Sprache. Im Gegensatz zu den elektrisch stimulierenden Systemen können mit diesen vibrotaktilen Hörhilfen nur wenige Sprachparameter ausreichend vermittelt werden.

Knochenleitungshörgeräte

Der Einsatz klassischer Luftleitungshörgeräte ist bei der Versorgung von Patienten mit Otitis media chronica, bei denen eine dauernde Belüftungsstörung des Mittelohres oder permanente Infektionen im Mittelohr auftreten, und von Patienten mit Gehörgangsatresien oder Mittelohrmissbildungen problematisch. Bei guter Innenohrfunktion kann der Schall auch über die Knochenleitung zum Innenohr übertragen werden. Die Verwendung der in der Vergangenheit und auch heute noch überwiegend eingesetzten konventionellen Knochenleitungshörgeräte, bei denen ein Vibrator dem Mastoid direkt aufliegt und über einen Kopf- oder Brillenbügel fixiert ist bzw. mittels implantierter Titanschraube angekoppelt wird, haben jedoch ihre Grenzen in der Verstärkung, so dass bei Knochenleitungshörverlusten (Innenohrhörverlust!) von mehr als 30 dB im Frequenzbereich zwischen 250 und 4000 Hz die Effektivität der Versorgung bereits deutlich herabgesetzt ist. Bei stärkerer Minderung der Innenohrhörleistung ist eine höhere Verstärkung erforderlich. Die hierbei hauptsächlich im Vibrator entstehenden akustischen Verzerrungen (erhöhter Klirrfaktor) führen bei weiterer Steigerung der Verstärkung zu einer Signalverzerrung und Verfälschung, wodurch die übertragende Sprache weniger verständlich wird.

Ein weiteres sehr wichtiges Problem der Knochenleitungsschallübertragung ergibt sich bei der retrokochleären Ankopplung des Vibrators an das Mastoid, insbesondere bei unregelmäßigem Haut- und Knochenrelief in der Mastoidregion. Solche lokalen Veränderungen finden sich besonders häufig nach Ohroperationen wie Mastoidektomie und Radikaloperationen, da hierbei die Haut retroaurikulär oft eingezogen oder uneben ist.

Jeder Nutzer herkömmlicher Knochenleitungshörgeräte weiß, dass sie bei manuellem Andrücken an den Kopf besser übertragen und dass eine optimale Position und ein fester gleichmäßiger Sitz des Vibrators dauerhaft nur schwer zu erzielen sind. In der Praxis müssen Haltebügel und Brillengestell sehr häufig vom Hörgeräteakustiker nachgestellt werden, wenn Spannung und Halt des Knochenleitungshörgerätes nicht mehr ausreichend sind. Andererseits kann der zu starke Druck des Haltebügels zu Schädigungen oder Irritationen der Haut bis hin zu Nekrosen führen. Nachteile ergeben sich auch aus kosmetischen Gründen, da nicht selten ästhetisch unvorteilhafte Haltebügel eingesetzt werden müssen (z.B. bei Kindern mit Ohrmuschelmissbildungen bis hin zur Mikrotie), um eine ausreichende Anpassung und Halterung des Knochenleitungshörgerätes zu ermöglichen. Häufig müssen normalsichtige Hörgerätenutzer, im Falle der Hörgeräteversorgung mit einem Knochenleitungshörgerät eine Brille mit Fensterglas tragen.

Die oben genannten Nachteile und technischen Schwierigkeiten der konventionellen Knochenleitungshörgeräte, gerade auch bei der Rehabilitation von Personen mit Otitis media chronica und bei Mittel- und Außenohrmissbildungen boten einen Anreiz zur Entwicklung von weiterführenden Hörgerätesystemen, die auf dem Prinzip der Knochenleitung basieren.

Mit der Entwicklung eines fest in den Knochen des Mastoids implantierbaren Knochenleitungshörgerätes hat die schwedische Arbeitsgruppe um Tjellström und Branemark im Jahr 1995 einen bis dahin völlig neuen Weg beschritten. Durch neuartige Materialien wie Titan ist es möglich geworden, die Haut mit Schrauben zu penetrieren, ohne dass es zu Entzündungen an der Durchtrittsstelle kommt. Auf dieser Basis wurde ein neuartiges knochenverankertes Hörgerät entwickelt. Durch die feste transkutane Ankopplung an den Knochen des Mastoids gelingt eine gleichbleibende Schallübertragung mit gegenüber konventionellen Hörgeräten geringerem Verlust an Schallenergie. Das bekannteste knochenverankerte Hörgerät vom Typ BAHA („bone anchored hearing aid") besteht aus zwei Komponenten, dem abnehmbaren Außenstück mit Mikrofon, Batterie, Verstärker und dem mechanischem Vibrator (Abb. 3.6). Der Vibrator wird durch einen speziell konzipierten Haltemechanismus an der fest im Knochen implantierten Titanschraube angekoppelt.

Vielfältige Untersuchungen zeigen, dass mit diesem Knochenleitungshörgerät Verbesserungen der Knochenleitungsübertragung zwischen 30 und 50 dB vor allem im sprachrelevanten Bereich zwischen 500 und 6000 Hz möglich sind.

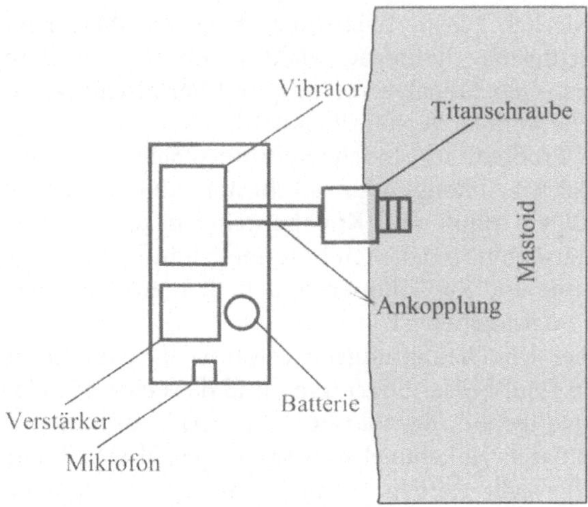

Abb. 3.6. Schema des BAHA

Auch im Rahmen von kombinierten Schwerhörigkeiten mit bis zu 60 dB Innenohrhörverlust wird dieses knochenverankerte Hörgerät erfolgreich eingesetzt.

Das in der Vergangenheit mit subkutan implantierbaren Magneten arbeitende Knochenleitungshörgerät vom Typ AUDIANT ist wegen unzureichender Verstärkung und Problemen in der Ankopplung zwischen der im Knochen implantierten Titanschraube mit integriertem Magneten und dem außen liegenden Hörgeräteteil mittlerweile nicht mehr im Einsatz.

Apparativ akustische Therapie bei Tinnitus

Neuere, auf einer umfangreichen Befragung in der Bundesrepublik Deutschland basierende Daten nennen eine Zahl von 2,7 Mio. Menschen mit chronischem Tinnitus. Davon sind 1,5 Mio. im persönlichen und beruflichen Bereich erheblich belastet. Die Zahl der Neuerkrankung wird nach dieser Befragung mit ca. 340 000 jährlich angegeben. In den vergangenen Jahren haben sich die Methoden der verstärkten akustischen Stimulation in der Behandlung des chronischen Tinnitus besonders bewährt. Hierzu gehört die Hörgeräteversorgung bei Tinnitusbetroffenen mit Hörstörungen entsprechend den Heil- und Hilfsmittelrichtlinien. Durch Verstärkung der Umweltgeräusche durch die Hörgeräte wird häufig partielle oder komplette Maskierung und damit eine Reduzierung des Tinnitus erreicht. In den Fällen, in denen keine oder nur eine geringgradige Hörstörung vorliegt, werden seit Jahren – wenn auch in einem geringen Prozentsatz – Tinnitusmasker angepasst, die mit einem breitbandigen oder schmalbandigen Geräusch ebenfalls eine Maskierung oder Teilmaskierung des Tinnitus ermöglichen. Die für diesen Personenkreis hinsichtlich einer ungestörten sprachlichen Kommunikation notwendige offene Hörgeräteanpassung erlaubt eine adäquate Geräuschstimulation im Frequenzbereich zwischen 700 – 4000 Hz.

In der Kombination Tinnitusmasker und Hörgerät haben sog. Tinnitusinstruments Eingang in die apparativ akustische Tinnitustherapie gefunden.

Diese Kombinationsgeräte können insbesondere bei Hochtonhörstörungen, bei denen sonst häufig eine Hochtonhörgeräteversorgung allein nicht indiziert ist, durch Nutzung der verstärkten Umgebungsakustik über das Hörgerät und durch Nutzung der Maskerfunktion vor allem in ruhiger Umgebung eine komplette oder partielle Maskierung des Tinnitus erzielen. Sowohl Tinnitusmasker, Hörgeräteversorgung als auch Anpassung eines Tinnitusinstruments erfordern eine umfassende audiologische und HNO-ärztliche Vordiagnostik sowie eine ausreichende Erprobungsphase über 3 – 4 Wochen im Rahmen der Erstanpassung, damit die Effektivität durch den Nutzer ausreichend erfasst und dokumentiert werden kann.

In jüngster Zeit hat die Versorgung mit einem Tinnitusmasker im Rahmen der sog. Tinnitus-Retraining-Therapie bei subakutem und chronischem Tinnitus an Bedeutung gewonnen. Dieses auf der Basis eines neurophysiologischen Modells erarbeitete Therapiekonzept sieht neben einem intensiven Counselling durch Experten auch eine ausreichende Geräuschstimulation zur zentralen Kompensation des Tinnitus vor. Die sog. Sound-Therapie kann durch externe Geräusche oder aber auch durch Tinnitusmasker, die als Rauschgeräte getragen werden (auch als „Noiser" bezeichnet), zu Habituationseffekten führen, die eine deutliche Linderung der Tinnitusbeschwerden zur Folge haben sollen. Jüngste Studien geben Erfolgsquoten im Rahmen dieser Tinnitus-Retraining-Therapie zwischen 40 und 80 % an, wobei der Stellenwert des Tinnitusmaskers ebenso wie der der Hörgeräte geringer bewertet wird als der des Counselling.

Die Tinnitus-Retraining-Therapie kann auch bei Patienten mit Hyperakusis durchgeführt werden, bei denen eine Fehlprogrammierung des zentralen neuronalen Netzwerkes als Ursache angesehen wird. Durch Beschallung mit Rauschen im Rahmen der Therapie erfolgt eine Rückstellung fehlprogrammierter Inhalte dieses Netzwerkes, wodurch eine deutlich verbesserte Akzeptanz von Umweltschallen erzielt werden kann. Durch langsames Anheben der Lautstärke des Rauschgerätes über einen mehrere Monate dauernden Behandlungszeitraum kann der Effekt bereits in den ersten Wochen einsetzen und soll häufig nach 12 – 18 Monaten zur Gänze eintreten. Wenn die Toleranz gegenüber lauten Umweltgeräuschen wiedererlangt ist, braucht die Therapie nicht fortgesetzt zu werden. Sowohl Tinnitusmasker als auch Tinnitusinstruments und die Rauschgeräte zur Tinnitus-Retraining-Therapie sind im Heil- und Hilfsmittelverzeichnis aufgenommen bzw. werden in den jüngsten Überarbeitungen Berücksichtigung finden, so dass diese Geräte auch im Rahmen der kassenärztlichen Versorgung nach entsprechender Anpassung, Probezeit und Kontrolle durch den HNO-Arzt verordnet werden können.

Technische Hör- und Kommunikationshilfen

Als ergänzende Maßnahmen technischer Art (in Kombination mit dem Hörgerät oder ohne Hörgerät) für die unterschiedlichen Hör- und Kommunikationssituationen steht vielfältiges Sonderzubehör zur Verfügung (vgl. Tabelle 3.4). Werden normalerweise die akustischen Signale über das Mikrofon vom Hörgerät aufgenommen und nach entsprechender Verstärkung und Signalbearbeitung durch

Tabelle 3.4. Technische Hör- und Kommunikationshilfen, Sonderzubehör

Sonderzubehör	Funktionsweise	Kostenübernahme durch gesetzliche Krankenkassen
Telefon-/Induktionsspule	Umgeht Hörgerätemikrofon und nimmt Magnetfeld von Telefonhörer oder Induktionsschleifen ab	I. d. R. im Hörgerät integriert
„Audioschuh" (galvanische Ankopplung an Audioeingang)	Direkte Ankopplung von FM-Anlagen, Radio, Fernseher etc. an das Hörgerät	In vielen Hörgeräten integriert
Infrarotanlage	Drahtlose Übertragung z. B. von Radio, Fernseher	Nur bei besonderer Begründung
FM-Anlage	Funksystem zur drahtlosen Übertragung	Ja, vor allem bei Kleinkindern und Schülern
Handmikrofon	Direkte Abnahme des Nutzsignals am Sprecher	Nur bei besonderer Begründung
Weckhilfen	Alarmgeber mit visuellen oder taktilen Signalen	Weitgehend

das Hörgerät einem kleinen Lautsprecher (Hörer) zugeführt, lassen sich Telefongespräche hingegen häufig günstiger über eine Telefon- oder Induktionsspule durchführen. Die Induktionsspule im Hörgerät kann das durch den Telefonhörer aufgebaute Magnetfeld empfangen und dem Hörgeräteverstärker zuführen. Durch veränderte Telefontechniken, insbesondere durch den Einsatz von tragbaren Systemen bis hin zum Handy ergeben sich jedoch vielfältige Probleme für den Hörgeräteträger, die zurzeit nur unbefriedigend gelöst sind.

Die meisten Hörgeräte verfügen über einen Audioeingang, der mit einem Eurostecker die Möglichkeit bietet, Signale auf dem Wegen der galvanischen Ankopplung direkt in den Verstärker des Hörgeräts einzuspeisen. Der besondere Vorteil derartiger Systeme liegt darin, dass die akustischen Signale völlig störungsfrei empfangen werden können und die verstärkerspezifischen Wirkungen des Hörgeräts individuell genutzt werden können.

Neben der drahtgebunden Ankopplung an Radio, Fernseher oder andere Geräte über den sog. Audioschuh lässt sich der Audioeingang auch im Rahmen der drahtlosen Übertragung nutzen. Hierzu gehören z. B. Infrarotanlagen, die es dem Hörgeräteträger erlauben, drahtlos über einen entsprechenden Empfänger, z. B. fernzusehen oder Radio zu hören. Derartige Infrarotsysteme lassen sich auch in Vortragsräumen oder Konferenzsituationen nutzen, wobei berücksichtigt werden muss, dass die Grenzen der Einsatzmöglichkeiten der infrarotgesteuerten Anlagen in den physikalischen Eigenschaften des Lichts liegen. Daher sind derartige Systeme nicht im Freien zu verwenden, der Infrarotanteil des Sonnenlichts stört den Empfänger. Die Senderreichweite ist dabei auf weniger als 25 m reduziert. Die räumlichen Gegebenheiten sollten ebenfalls nicht dazu führen, dass das Infrarotlicht des Senders extrem reflektiert oder sogar absorbiert wird.

Als wichtigste drahtlose Übertragungsanlage lassen sich Funksysteme (FM-Anlage) nutzen, die ortsunabhängig sind und eine gute Übertragungsqualität liefern. Diese vornehmlich in der Hör- und Sprachtherapie und bei der Integration hörbehinderter Kinder in den Kindergarten oder in die Schwerhörigen-, Gehörlosen- oder Regelschule eingesetzten Systeme bestehen aus einem Sender und einem Empfänger. Der auf einer festen Frequenz arbeitende Sender ist mit einem eingebauten Mikrofon ausgestattet und wird als Umhängesystem, z. B. durch Eltern oder Lehrer getragen. Die Empfänger können mit verschiedenen Frequenzmodulen ausgestattet werden, die dem jeweiligen Sendefrequenzbereich entsprechen. Die Senderreichweite beträgt ca. 100 m und die Ankopplung an das Hörgerät erfolgt über den Eurostecker und den Audioeingang am Hörgerät. Modernere Systeme kommen ohne Kabelverbindung vom Empfänger zum Hörgerät aus und haben den Empfänger direkt im Audioschuh integriert. Damit sind derartige Geräte deutlich handlicher, leichter und weniger auffällig. Einige dieser Systeme verfügen über zusätzliche Ausblendautomatiken, die es erlauben, dass der den Sender Tragende immer deutlicher hörbar ist als die anderen über das Hörgerätemikrofon aufgenommenen Signale. Besonders im Störgeräusch (z. B. in Klassenräumen üblich) wird es dem Hörgeräteträger wesentlich erleichtert, eine adäquate Kommunikation mit dem Sprechenden zu erzielen.

Im Hinblick auf weitere technische Hilfsmittel soll bei den hörgeräteunabhängigen Systemen vor allem auf Zubehör im Rahmen der Weckhilfen, wie Lichtwecker oder Vibrationswecker verwiesen werden. Als Zubehör für Telefon- und Türklingeln können bei hochgradig Schwerhörigen oder bei Gehörlosen optische Ruferkennungsanlagen, aber auch Schreibtelefon, Telefax und eine Datenübertragung per Computer bzw. Internet Verwendung finden. Verschiedene Urteile von Landessozialgerichten haben unterstrichen, dass gehörlose und sprachbehinderte Menschen Anspruch auf derartige Systeme haben und die Krankenkassen die Anschaffungskosten für das Gerät übernehmen müssen. Dies gilt insbesondere für Schreibtelefon und Telefax. Auch durch Hörverstärker und spezielle Telefone wird den Bedürfnissen Schwerhöriger beim Telefonieren Rechnung getragen. Derartige Systeme werden von der Telekom oder von Hörgeräteakustikern angeboten.

3.2.7
Hörgerätemesstechnik

Eine zweckmäßige Form der Überprüfung der Hörgeräteeinstellungen ist die Durchführung psychoakustischer und sprachaudiometrischer Untersuchungen. Hierzu gehören Aufblähkurven, Lautheitsmessungen (Hörflächenskalierung) und Sprachverständlichkeitsmessungen. Diese Methoden haben den Vorteil, dass sie die entsprechenden Leistungen des Hörgeräteträgers mit Hörgeräten erfassen und somit eine Beurteilung des Versorgungserfolges gewährleisten. Nachteilig ist allerdings, dass durch die Ergebnisse ein direkter Zugriff auf Parameter des Hörgeräts nur eingeschränkt möglich sind.

Aus diesem Grund haben sich zusätzlich elektroakustische Messungen von Hörgeräten bewährt, die eine Bestimmung des erzeugten Schalldrucks als die für die Anregung am Trommelfell relevante Größe ermöglichen. Wichtige Kenngrößen des Hörgerätes sind die Verstärkungs- und Dynamikeigenschaften, die durch Frequenzgangmessungen erfasst werden können. Unter Frequenzgang versteht man dabei die frequenzabhängige Darstellung der interessierenden Größe. Typischerweise übertragen Hörgeräte von etwa 250 Hz bis 6 kHz. Der Frequenzgang ist aber keineswegs glatt, sondern beinhaltet deutliche Resonanzen insbesondere im Bereich von 1–4 kHz, die im Wesentlichen durch die akustischen Eigenschaften der Otoplastik und das Gehörgangrestvolumen beeinflusst sind. Oberhalb von 5 kHz fällt der Schalldruck meist sehr steil ab.

Die Dynamik des Hörgerätes beschreibt die Eigenschaft, verschieden laute Eingangssignale unterschiedlich zu verstärken. Dabei wird dem Recruitmentphänomen Rechnung getragen, bei dem der Betroffene kleine Schallpegel nicht wahrnehmen kann und größere genau so laut oder sogar lauter empfindet, als ein Normalhörender. Um diesem Effekt entgegenzuwirken, muss das Hörgerät eine nichtlineare Verstärkung aufweisen, d. h. eine Kompression des Ausgangssignals vornehmen. Mit Hilfe elektroakustischer Messungen kann das Kompressions- und Begrenzungsverhalten des Hörgerätes frequenzabhängig überprüft werden. Dabei werden Eingangs-/Ausgangskennlinien aufgenommen, bei denen das Hörgerät mit unterschiedlich hohen Pegeln beschallt wird. Auf diese Weise ergeben sich Messkurven entsprechend der Abb. 3.2.

Gebräuchliche elektroakustische Methoden sind In-situ-Messungen, bei denen der Schalldruck am Trommelfell mittels Sondenmikrofon über einen Silikonschlauch erfasst wird oder sog. Kuppler-Messungen, bei denen an einem definierten, künstlichen Gehörgangvolumen (z. B. 2 ccm) gemessen wird. Kupplermessungen dienen eher der standardisierten Überprüfung von Hörgeräteparametern, da sie eine höhere Reliabilität der Messergebnisse aufweisen, die individuellen Gegebenheiten des Außenohres aber nicht erfassen.

Bei den In-situ-Messungen können auch die Eigenschaften der Otoplastik und der individuellen Form des Außenohres des Hörgerätenutzers berücksichtigt werden. Diese Untersuchungen erlauben bis etwa 5–6 kHz verlässliche Ergebnisse, sind im höheren Frequenzbereich aber nicht mehr valide. In der Praxis wird meist so vorgegangen, dass zunächst die Außenohrübertragungsfunktion über das Sondenmikrofon bestimmt wird, die aufgrund von Außenohr- und Gehörgangsresonanzen eine Verstärkung von 10 bis 20 B im Bereich 2–4 kHz erbringt. Mit eingesetztem Hörgerät wird dann am gleichen Ort die In-situ-Verstärkung bestimmt. Durch Subtraktion der Außenohrübertragungsfunktion wird die sog. „wirksame akustische Verstärkung" als Funktion der Frequenz bestimmt, die mit den Zielvorgaben aus der Anpassprozedur (vgl. Abschn. 3.2.8) verglichen werden kann. Auf diese Art und Weise können auch Modifikationen der Otoplastik wie z. B. Hochtonbohrungen etc. berücksichtigt werden.

Eine Kombination aus In-situ- und Kupplermessung ist in der „real ear coupler difference" (RECD) berücksichtigt. Dabei wird einmalig mittels Sondenmessung der Einfluss von Außenohr und Otoplastik erfasst und dann mit Ergebnissen der Kupplermessungen verrechnet. Damit können weitere Anpassschritte am Kuppler durchgeführt werden, ohne dass der Hörgeräteträger anwesend sein muss. Dies ist besonders bei Kindern von Vorteil, da man einerseits die deutlich von Erwachsenen abweichende Größe von Außenohr und Gehörgang mittels In-situ-Messung berücksichtigen möchte, andererseits aber die In-situ-Prozedur von Kindern wenig toleriert wird.

Bei modernen Mehrkanal-Geräten mit digitaler Signalverarbeitung ist besonderes Augenmerk auf die geeigneten Testsignale zu legen. In der Vergangenheit wurde vornehmlich mit Sinustönen gearbeitet, heute kann das nicht mehr als adäquate Methode angesehen werden, weil Mehrkanalgeräte beispielsweise einen in ein einzelnes Band fallenden Sinuston anders verstärken als ein breitbandiges Signal wie Sprache, das sich über mehrere Bänder erstreckt. Entsprechend spiegelt ein schmalbandiges Testsignal die Realität (z. B. Sprache) weniger wider. Bei digitalen Geräten sollten auch die speziellen Signalverarbeitungsalgorithmen (z. B. Störgeräuschreduktion, Rückkopplungsunterdrückung) ausgeschaltet werden, da auch sie die Verstärkung je nach Testsignal deutlich beeinflussen.

3.2.8
Hörgeräteanpassung und -kontrolle

Trotz der genannten Möglichkeiten der modernen Signalverarbeitung liefern Hörgeräte selbstverständlich nicht a priori einen Nutzen für den Schwerhörigen. Nach Vorauswahl der in Frage kommenden Hörhilfen ist die adäquate Anpassung des Hörgeräts an die individuelle Hörstörung des Betroffenen eine unabdingbare Voraussetzung für den Erfolg einer Hörgeräteversorgung. In der Regel ist eine Hörstörung nicht nur durch eine Abschwächungskomponente, d. h. Schwellenverschiebung gekennzeichnet. Infolge des Recruitmentphänomens treten auch Verzerrungskomponenten im Hinblick auf die Lautheit auf. Darüber hinaus sind meist auch Zeit- und Frequenzauflösung des Gehörs gestört. Insbesondere die beiden Aspekte Abschwächung und Dynamikeinschränkung müssen bei der Hörgeräteanpassung in ausreichendem Umfang integriert werden.

Eine adäquate frequenzabhängige Verstärkung setzt voraus, dass bei üblicher Konversationslautstärke auch die stimmlosen Konsonanten wie „S, F etc." noch gehört und diskriminiert werden können. Angestrebt werden sollte auch eine Unterdrückung von störenden, vornehmlich im tieffrequenten Bereich auftretenden Nebengeräuschen, bzw. von Vokalmaskierungseffekten auf höherfrequenten Konsonanten durch eine adäquate Einstellung der Tonblende (bei analogen Geräten) und damit der frequenzabhängigen Verstärkung im tieffrequenten Bereich. Ebenfalls zu berücksichtigen ist die Einstellung des maximalen Ausgangsschalldruckpegels $SSPL_{max}$. Dieser Wert darf einerseits nicht zu groß gewählt werden, weil sonst die Unbehaglichkeitsschwelle überschritten wird, andererseits nicht zu klein, da ansonsten der Restdynamikbereich nicht adäquat ausgenutzt wird.

Neben der frequenzabhängigen Verstärkung und dem maximalen Ausgangsschalldruckpegel werden vor allem die verschiedenen Parameter im Rahmen der Dynamikregelung in situ bzw. bei Säuglingen und Kleinkindern unter Einbeziehung der RECD am Kuppler berücksichtigt. Letztlich kann eine endgültige Hörgeräteeinstellung der frequenzabhängigen Verstärkung erst im Rahmen der fortgesetzten Feinanpassung realisiert werden, wobei moderne Hörgeräte durch ihre umfangreiche Signalverarbeitung vielfältige Einstellmöglichkeiten anbieten.

Präskriptive schwellenbasierte Anpassverfahren

Zunächst steht bei der Hörgeräteanpassung die Ermittlung geeigneter Zielvorgaben im Vordergrund. Grundsätzlich soll hierbei Sprache in den Restdynamikbereich, d. h. in den Bereich des „angenehmen Hörens" verstärkt werden. Zur Ermittlung der Zielwerte wird die tonaudiometrisch bestimmte Hörschwelle herangezogen, auf deren Basis Verstärkungswerte berechnet werden. Ursprünglich ist das Verfahren für lineare Hörgeräte entwickelt worden; es ist aber aufgrund der hohen Praktikabilität auch heute noch sowohl für lineare als auch nichtlineare Geräte im Einsatz. Mittlerweile existiert eine Vielzahl unterschiedlicher Anpassregeln, die die Zielverstärkung frequenzspezifisch in Abhängigkeit der tonaudiometrischen Ergebnisse berechnen. Gängige neuere Regeln sind beispielsweise die sog. NAL-NL1 oder die DSL[i/o]-Formel, die speziell für nichtlineare Systeme entwickelt wurden. Beide Regeln haben das Ziel, die Sprachverständlichkeit zu optimieren, wobei NAL-NL1 nicht die Lautheitsnormalisierung in jedem Frequenzband, sondern die Wiederherstellung der Gesamtlautheit verfolgt. DSL[i/o] ist ein Algorithmus, der auch die besonderen Belange bei der Anpassung von Kindern berücksichtigt.

Die Verstärkung liegt bei den präskriptiven Verfahren – abhängig von der verwendeten Regel und dem Grad der Hörstörung – im Bereich $^1/_3$ bis $^2/_3$ des Hörverlustes. Dabei geben die Formeln im tieferfrequenten Bereich meist geringere Werte vor, um eine Aufwärtsmaskierung sprachrelevanter hochfrequenter Anteile zu vermeiden. Wie bereits erwähnt ist nicht nur die Abschwächungskomponente, sondern auch eine Verzerrung der Lautheitsfunktion bei der Anpassung zu berücksichtigen. Entsprechend muss eine adäquate Wahl der Kompressionseinstellung nichtlinearer Hörgeräte stattfinden, um laute Eingangssignale nicht über die Unbehaglichkeitsschwelle zu verstärken. Diese pegelabhängige Verstärkung ist in den jeweiligen Anpassformeln dadurch berücksichtigt, dass Durchschnittswerte für die Dynamikeinschränkung integriert sind. Damit werden meist zwei unterschiedliche Zielverstärkungskurven – beispielsweise für 50 dB SPL und 80 dB SPL Eingangssignale – berechnet. Der maximale Ausgangsschalldruckpegel kann allerdings nur dann adäquat eingestellt werden, wenn die Unbehaglichkeitsschwelle im Tonaudiogramm ermittelt wurde. Hierbei muss jedoch geklärt werden, ob tatsächlich eine Hyperakusis – also eine Unbehaglichkeit für laute Töne – vorliegt und damit das Resthörfeld in seiner Dynamik eingeschränkt ist, oder ob der Hörgerätenutzer durch ein Hörtraining langsam an lautere Schalle gewöhnt werden kann, die er bei zunehmender Hörerfahrung und Toleranz im Sinne einer größeren Dynamik nutzen kann. Die Vorhersage der individuellen Restdynamik allein aufgrund der Hörschwelle ist hingegen wegen der hohen interindividuellen Streuung nicht möglich. Generell sind diese Verfahren zunächst nur als Mittel zur Grobanpassung anzusehen. Eine individuelle Feinanpassung muss in jedem Fall folgen.

Lautheitsbasierte Anpassung

Mit Etablierung der Lautheitsskalierung als ein Verfahren zur direkten Recruitmentquantifizierung wurden in den letzten Jahren auch lautheitsbasierte Anpassverfahren entwickelt. Die Lautheitsskalierung erfasst nicht nur Schwellenwerte, sondern den gesamten überschwelligen Bereich. Bei lautheitsbasierten Methoden steht die Wiederherstellung des Lautheitsempfindens als notwendige Voraussetzung für das Sprachverständnis im Vordergrund. Damit kann die Einstellung der Kompression des Hörgerätes frequenzabhängig berücksichtigt werden.

Als Beispiel für ein interaktives lautheitsbasiertes Anpassverfahren kann die sog. ScalAdapt-Methode genannt werden. Ziel dabei ist es, das Lautheitsempfinden des Schwerhörigen wieder an die Normlautheit anzugleichen und damit dem Recruitmentphänomen Rechnung zu tragen. Bei der ScalAdapt-Methode werden Stimuli vom Hörgeräteträger sukzessive skaliert, wobei die Verstärkung am Hörgerät solange adaptiv verändert wird, bis das natürliche Lautheitsempfinden erreicht ist. Diese Prozedur wird für verschiedene Signalfrequenzen und Pegel durchgeführt, womit dann auch die individuelle Restdynamik berücksichtigt werden kann. Trotz dieser offensichtlichen Vorzüge lautheitsbasierter Anpassmethoden konnte jedoch bislang noch nicht nachgewiesen werden, dass die so gefundenen Hörgeräteeinstellungen den mit weniger aufwendigen präskriptiven Verfahren ermittelten einen Vorteil für den Hörgeräteträger bringen. Unbestritten aber sind die Vorteile der Lautheitsskalierung bei der Kontrolle von Hörgeräteeinstellungen.

Vergleichende Anpassung

Die oben genannten Aspekte beziehen sich auf die Grundeinstellung von Hörgeräten. Bei gleichem Prozedere können sich jedoch von Hörgerät zu Hörgerät Unterschiede ergeben. Um eine optimale Versorgung zu gewährleisten, wird aus diesem Grund die vergleichende Hörgeräteanpassung empfohlen. Die Arbeitsgemeinschaft Deutschsprachiger Audiologen und Neurootologen (ADANO) nimmt hierzu wie folgt Stellung:

1. Die vergleichende Anpassung ist heute und auch in absehbarer Zukunft zur Erzielung des bestmöglichen Versorgungserfolges unverzichtbar. Dabei darf der Begriff der vergleichenden Anpassung nicht als ungezieltes Ausprobieren verstanden werden, sondern als ein kontrolliertes Prozedere in der Hand des ausgebildeten Hörgeräteakustikers.
2. Angesichts der aktuellen Entwicklung auf dem Gebiet der Hörgerätetechnologie und der Anpassverfahren muss die Definition der vergleichenden Anpassung gegenüber den klassischen Vorstellungen modifiziert werden, um den veränderten Gegebenheiten gerecht zu werden.
3. Die vergleichende Anpassung muss auf validen Kriterien zur Beurteilung des Versorgungserfolges beruhen. Dafür erscheint die Orientierung an den Be-

funden der diagnostischen Audiometrie insuffizient. In diesem Sinne müssen geeignete Verfahren zur Evaluierung des Versorgungserfolgs ausgewählt und eingesetzt werden. Diese sollten möglichst mehrere Verarbeitungsebenen des auditorischen Systems erfassen und sich an den Anforderungen der Hörgeräteversorgung, nicht aber an denen der Diagnostik orientieren. Hierfür bieten sich insbesondere Sondenmikrofonmessungen, Lautheitsskalierung, Sprachaudiometrie in Ruhe und im Störschall sowie Frageninventare zur systematischen Erfassung des subjektiven Hörempfindens an.

4. In die vergleichende Anpassung sind mindestens drei differente Hörgeräte(paare) einzubeziehen. Der Vergleich verschiedener Einstellungen eines einzigen, z. B. digital programmierbaren Hörgerätes reicht dafür nicht aus, da in diesem Falle nur ein akustisches System (Wandlertyp, Wandlerposition, Schallführung und Schallankopplung) vom Schwerhörigen beurteilt und den inter-individuellen Unterschieden bezüglich des Hörempfindens nicht ausreichend Rechnung getragen werden kann.

5. Im Falle kassenärztlicher Versorgungen ist mindestens eine adäquate zuzahlungsfreie Versorgungsvariante in die vergleichende Anpassung einzubeziehen, um dem Schwerhörigen das Kosten/Nutzen-Verhältnis der verschiedenen Hörgerätetypen deutlich zu machen.

6. Bei der Versorgung mit IO-Geräten sind modulare Bauformen dann zu bevorzugen, wenn diese ohne akustische Kompromisse angepasst werden können.

7. Die vergleichende Anpassung muss in geeigneter, nachvollziehbarer Form dokumentiert werden.

Nach Abschluss der vergleichenden Anpassung muss dem Phänomen der Hörgewöhnung durch systematische Nachanpassung der Hörgeräteeinstellung Rechnung getragen werden. Es gehört zu den obligatorischen Aufgaben des Hörgeräteakustikers, die aktuellen Geräteeinstellungen im Hörgerätepass zu dokumentieren.

Feinanpassung

Nach den oben beschriebenen Verfahren zur Grundeinstellung des Hörgerätes muss in mehreren Stufen eine individuelle Feinanpassung in Zusammenarbeit mit dem Hörgeräteträger stattfinden. Dies beinhaltet u. a. die Berücksichtigung sprachverständlichkeits- und klangspezifischer Faktoren. Einige Aspekte sind in Tabelle 3.5 exemplarisch dargestellt.

Bei der Feinanpassung sind auch Akklimatisierungsaspekte von Bedeutung. Untersuchungen haben gezeigt, dass eine längerfristige Gewöhnung an die Hörgeräte stattfindet, durch die sich beispielsweise auch das Sprachverstehen im Störgeräusch etwa in den ersten beiden Monaten nach erfolgter Versorgung im Sinne einer Steigerung der Diskrimination verändert. Dieser Aspekt ist insbesondere auch dann von Bedeutung, wenn der Schwerhörige erst spät versorgt wird, wie es häufig bei älteren Hörgerätenutzern der Fall ist. Dies kann zu einer „Hörentwöhnung" geführt haben, wodurch die Ausnutzung akustischer Merkmale erst wieder erlernt werden muss. Auch dies ist ein Grund, warum eine gleitende Anpassung mit einhergehender Kontrolle der Hörgeräteeinstellung unabdingbar ist.

Tabelle 3.5. Mögliche Lösungsansätze im Rahmen der Feinanpassung für verschiedene vom Hörgeräteträger beschriebene Probleme

Problem	Lösungsansatz
Sprachverständlichkeit in ruhiger Umgebung ist gering	Hochfrequente Verstärkung erhöhen
Sprachverständlichkeit in geräuschvoller Umgebung ist gering	Hochfrequente Verstärkung erhöhen, tieffrequente absenken
Eigene Stimme ist zu laut	Tieffrequente Verstärkung insbes. für größere Eingangspegel reduzieren
Eigene Stimme klingt heiser	Hochfrequente Verstärkung für niedrige Eingangspegel reduzieren, evtl. tieffrequente Verstärkung anheben
Musik klingt schrill	Hochfrequente Verstärkung insbes. für höhere Eingangspegel reduzieren
Geräusche im Straßenverkehr sind zu laut	Tieffrequente Verstärkung reduzieren
Geschirrklappern ist zu laut	Hochfrequente Verstärkung für größere Eingangspegel reduzieren

Hörgerätekontrolle und -nachsorge

Regelmäßige Kontrollen im Rahmen der Verordnung der Hörgerätefeineinstellung und der gleitenden Nachanpassung sollen die Effektivität der Hörgeräteversorgung sicherstellen. Sowohl Hörgeräteakustiker als auch HNO-Arzt haben hier Aufgaben zu erfüllen, die auf der Basis der Heilmitttel- und Hilfsmittelrichtlinien in der Leitlinie Nr. 017/065 „Hörgeräteversorgung" entsprechend zusammengefasst und formuliert sind.

Hierbei wird der Hörgeräteträger hinsichtlich seiner persönlichen Beurteilung der Hörhilfe befragt, um Anhaltspunkte für die persönliche Zufriedenheit zu erhalten. In diesem Rahmen ist die Verwendung validierter Frageninventare zur Beurteilung des Versorgungserfolgs zu empfehlen, die die Funktion des Hörgerätes in verschiedenen Situationen und z. T. auch die Relevanz dieser Situationen erfassen. Weiterhin ist eine Kontrolle von Gehörgang und Hörgeräten im Hinblick auf Druckstellen notwendig, um eine Aussage über den wichtigen Parameter „Tragekomfort" treffen zu können. Auch die Überprüfung des Sprachverstehens im Störschall ist ein bedeutender Aspekt bei der Hörgerätekontrolle, wobei das Sprachverstehen bei 65 dB Signalpegel demjenigen Wert nahe kommen soll, der im Sprachaudiogramm als bester Wert bei höheren Pegeln erreicht wurde, d. h. es soll durch die Hörhilfe um mindestens 20 % verbessert werden. Hier ist anzumerken, dass es bislang keine allgemeingültige Empfehlung für das anzuwendende Störsignal gibt. Darüber hinaus sind nicht alle Sprachverständlichkeitstests (auch der Freiburger Test) für eine Messung im Störgeräusch gut geeignet. Außerdem ist die Durchführung einer Lautheitsskalierung zu empfehlen, bei der der gesamte überschwellige Bereich frequenzabhängig erfasst werden kann.

Insbesondere im Hinblick auf die Feinanpassung mit einem über ausreichende Einstellparameter verfügenden Hörgerät sind Informationen über die Probleme des Hörgeräteträgers mit seinen Hörgeräten besser über einen zusätzlichen Fragebogen zur Effektivität der Hörgeräteversorgung als allein über ein informales Gespräch zu erhalten. In diesem Fragebogen sollten u. a. wichtige Aspekte wie das Handicap, der Gewinn durch die Hörgeräte, die Zufriedenheit in der jeweiligen Situation und die Tragedauer erfragt werden (z. B. „Glasgow profile of hearing aid benefit", GPHAB). Es ist in Erfahrung zu bringen, in welchen Situationen die Hörgeräte als nicht hilfreich empfunden werden. Dies ist bekanntlich häufiger in geräuschvoller Umgebung, in halligen Räumen, im Gespräch mit mehreren Personen und in anderen erschwerten Kommunikationssituationen der Fall. Inwieweit die moderne Hörgerätetechnologie durch Störschallunterdrückungssysteme und Multimikrofontechnologie zu einer Verbesserung der Kommunikation unter Berücksichtigung von Mehrprogrammtechniken führen kann, ist eine noch offene Frage.

Die derzeit im deutschen Sprachraum verwendeten Fragebögen sind das Göteborger Profil, das Oldenburger Inventar und die deutschsprachige Version des APHAB („abbreviated profile of hearing aid benefit"), die allerdings nicht alle oben genannten Aspekte berücksichtigen. Es wäre anzustreben, dass über eine Hörgeräteverordnung erst dann endgültig entschieden wird, wenn eine derartige Effektivitätskontrolle in enger Zusammenarbeit zwischen Hörgeräteakustiker, HNO-Arzt und Patienten erfolgt und dokumentiert worden ist.

Auf der Basis der Richtlinien über die Zusammenarbeit von Fachärzten für HNO-Krankheiten und Hörgeräteakustikern bei der Verordnung und Anpassung von Hörgeräten, die in den letzten Jahren mehrfach unter Berücksichtigung des verkürzten Versorgungsweges (z. B. über den Hörgeräteversandhandel oder durch Nutzung von ISDN-orientierten Anpassungsverfahren) ergänzt wurden, lassen sich die hier vorgestellten Abläufe zur Hörgerätekontrolle und Nachsorge adäquat realisieren. Weder der HNO-Facharzt noch der Hörgeräteakustiker sind in der Lage, die verschiedenen in der Leitlinie Nr. 017/065 „Hörgeräteversorgung" aufgeführten Aufgaben allein oder allein verantwortlich durchzuführen. Eine enge Kooperation ist auch im Rahmen der Hörgerätekontrolle und Nachsorge Voraussetzung für eine erfolgreiche nutzerorientierte Hörgeräteversorgung.

3.2.9
Hörgeräteanpassung im Kindesalter

Zur Optimierung der Hör- und Sprachentwicklung und der Sprachperzeption beim Kind und damit zur Unterstützung der kognitiven, emotionalen und sozialen Entwicklung müssen Hörgeräteauswahl und -anpassung beim Kind in eine komplette rehabilitative Matrix eingebettet sein. In der Regel ist die Hörgeräteanpassung beim Kind ein langwieriger und schwieriger Prozess, der sich kaum in ein ähnlich festes Schema wie beim Erwachsenen fügen lässt. Weder auf der Basis der aus der Reflex-, Verhaltens- oder Spielaudiometrie ermittelten

Hörschwellenwerte, die häufig nicht eindeutig reproduzierbar sind, noch allein aus der Ermittlung der Stapediusreflexschwellen oder der Ergebnisse der ERA, lassen sich die notwendigen Kenndaten des pathologischen Gehörs ausreichend bestimmen. Unter Berücksichtigung der Tatsache, dass die kindliche Hörbahnreifung bei Frühversorgung noch adäquat unterstützt und im Rahmen der Hör- und Sprachentwicklung die Basis für eine spätere zwischenmenschliche Kommunikation gelegt werden kann, ist die Hörgeräteanpassung im Kindesalter ein gleitender Vorgang, der der engen Kooperation mit Eltern und Pädagogen bedarf, damit im Rahmen der Hör- und Spracherziehung eine fortgesetzte Optimierung aller Hörgeräteparameter erreicht werden kann.

Die Bemühungen der Hörgeräteakustiker, die Zusatzbezeichnung „Pädoakustiker" als Spezialist in der Kinder-Hörgeräteversorgung mit theoretischer und praktischer Weiterbildung und Zertifizierung zu etablieren, zeigen, welche zunehmende Bedeutung diese wichtige Gruppe der Hörgeräteversorgungen gewinnt.

Besonderheiten der Hörgeräteversorgung im Kindesalter sind in den Heil- und Hilfsmittelrichtlinien in Unterpunkt 67, der hier auszugsweise aufgeführt ist, beschrieben:

Allgemeines. Bei Kindern kann die Hörstörung in Abhängigkeit von Alter, Grad der Hörstörung und Stand der Sprachentwicklung häufig nur geräusch- und tonaudiometrisch bzw. mit Hilfe der Impedanzmessung oder der Elektrischen Reaktionsaudiometrie (ERA) gesichert werden. Sprachaudiometrische Untersuchungen sind nur bei entsprechendem passivem und aktivem Wortschatz mit speziellen Sprachverständnistests für Kinder durchführbar. Auswahl oder Einsatz dieser Tests sind nur nach genauer Wortschatzprüfung möglich. Die Hörgeräteversorgung bei Säuglingen und Kleinstkindern soll möglichst in einer klinisch-pädaudiologischen Einrichtung durchgeführt werden.

Indikation und Verordnung. Unter besonderen Umständen ist eine Hörgeräte-Versorgung auch schon bei geringgradiger Schwerhörigkeit erforderlich, z. B. dann, wenn das Sprachverständnis bei Störgeräuschen in der Umgebung deutlich eingeschränkt ist. Eine Hörgeräteversorgung ist auch dann vorzunehmen, wenn keine oder nur geringe Hörreste feststellbar sind. Selbst wenn jegliche Hörreste fehlen, soll die Versorgung als Therapieversuch erfolgen.

3.2.10
Flankierende Maßnahmen im Rahmen der Hörgeräteversorgung (Hörtraining, Hörtaktik)

Häufig führt eine Hörgeräteversorgung nicht zu dem vom HNO-Arzt, Audiologen, Hörgeräteakustiker und auch vom Hörgerätebenutzer gewünschten Erfolg. Informationen in Rundfunk, Presse und Fernsehen und vor allem auch in Anzeigen zur Hörgeräteversorgung forcieren zu hohe Erwartungen an die

Rehabilitationsmaßnahme Hörgeräteversorgung und provozieren damit Enttäuschungen.

Während der Hörgeräteanpassung, vor allem während der Feinanpassung sind dem Hörgeräteträger ausreichende Erläuterungen zur Funktion des Hörgeräts, zu dessen Handhabung, den Möglichkeiten von Zusatzgeräten sowie erste Anleitungen zu einem Hörtraining an die Hand zu geben. Letztlich muss dem Nutzer von Hörgeräten klar gemacht werden, dass er auch eine Art Hörtaktik entwickeln muss.

Unter Hörtaktik versteht man Strategien, die der Schwerhörige anwendet, um sein Hör- und Kommunikationsvermögen in Wechselwirkung mit seiner Umgebung durch die Hörgeräteversorgung optimal auszunutzen. Voraussetzung dafür ist, dass der Hörgerätenutzer vor und während der Hörgeräteanpassung ausreichend über die Möglichkeiten und Grenzen der verbesserten Kommunikation aufgeklärt worden ist. Er muss sowohl über die Einsatzmöglichkeiten seines Hörgeräts als auch über den ihm bevorstehenden Umgewöhnungsprozess informiert werden, um mit einer realistischen Einstellung bezüglich des zu erwartenden Erfolges seine individuellen Bedürfnisse in diesem Lern- und Umgewöhnungsprozess selbst zu steuern. Da Hörgerätenutzer nach der Anpassung eines Hörgerätes häufig nicht in der Lage sind, sich in den veränderten akustischen Bedingungen zu behaupten, ist es notwendig, sie beim Erlernen neuer Hörtaktiken durch entsprechende rehabilitative Maßnahmen zu unterstützen. Diese Maßnahmen zum Erlernen der Hörtaktik lassen sich untergliedern in ein Hörtraining und in Änderungen der Verhaltensweisen sowohl des Schwerhörigen selbst als auch seiner Umgebung (Beispiel: Familie oder berufliches Umfeld). Häufig sind die Übergänge in diesen beiden Bereichen der Hörtaktik fließend.

Als Hauptziel des Hörtrainings müssen zum einen die Gewöhnung an die veränderten akustischen Verhältnisse hinsichtlich Klangfarbe, Lautstärke etc. gesehen werden und zum anderen auch die Gewöhnung an den alltäglichen Umgebungslärm, der für Normalhörende eine gängige und selbstverständliche akustische Umgebung darstellt, vom Hörgestörten, der mit Hörgeräten versorgt worden ist, jedoch teilweise als wesentlich störender empfunden wird.

Da Hörstörungen häufig sehr spät erkannt und die Betroffenen dementsprechend zu spät mit Hörgeräten versorgt werden, sind diese Hörgerätenutzer inzwischen akustisch stark entwöhnt. Es haben sich im Zentralorgan des Hörbahnsystems bereits akustische Bilder eingeprägt, die nun durch eine Hörgeräteversorgung erheblich verändert oder zumindest beeinträchtigt werden. Durch die Verstärkung bestimmter Frequenzareale wird dieses neue Klangbild oft auditiv als unangenehm empfunden. Das bei Innenohrschwerhörigkeiten häufig vorhandene Recruitment beeinträchtigt zudem die Lautheitsempfindung erheblich und führt zu großen Problemen bei zusätzlich auftretenden Umgebungsgeräuschen (insbesondere bei Wahrnehmung von Sprache).

Der Hörgeräteträger sollte darauf vorbereitet werden, dass er plötzlich akustische Signale, also auch Störgeräusche wieder wahrnimmt, die er bisher gar nicht oder nur sehr leise gehört hat, und dass diese akustischen Signale erst wieder zentral erkannt und bewertet werden müssen.

Derartige Leistungen des zentralen Hörbahnsystems sind trainierbar, bedürfen jedoch einer Unterstützung im Rahmen eines Hörtrainings, damit durch Gewöhnungseffekte eine Beschleunigung der Adaptation an das neue Hören erreicht werden kann.

In der Regel führt ein intensives Hörtraining zu einer Verbesserung der Sprachwahrnehmung und zu einer größeren Akzeptanz der Hörgeräte. Damit ist die Hörgeräteversorgung insgesamt effektiver, die Hörgeräte werden häufiger getragen und auch in schwierigeren Kommunikationssituationen eingesetzt.

Der zweite wichtige Bereich der Hörtaktik beinhaltet Verhaltensanleitungen für den Hörgeräteträger. In diesem Zusammenhang geht es darum, dass einige Verhaltensweisen nicht nur als wichtige sondern auch als notwendige neue Gewohnheiten erkannt werden.

Ein weiterer Aspekt betrifft den Personenkreis, der im Alltag sowohl beruflich als auch privat mit dem Schwerhörigen Umgang hat. Hier ist eine ausreichende Information über die Problematik des Schwerhörigen, auch bei Versorgung mit Hörgeräten notwendig, um Probleme aufzuzeigen und entsprechende Verhaltensweisen des Hörgestörten zu verstehen. Wenn möglich, sollte die Umgebung dazu veranlasst werden, Verhaltensweisen anzunehmen, die dem Hörgestörten zugute kommen.

Es ist prinzipiell möglich, sich eine Hörtaktik durch schriftliche Anleitungen autodidaktisch anzueignen. Für den Bereich des Hörtrainings existieren bereits einige durch audiovisuelle Systeme ergänzte Broschüren. Bei entsprechender Lernfähigkeit und Intelligenz kann sich der Hörgeräteträger in der Regel unterstützt durch Videobildmaterial viele dieser Teile schnell erarbeiten. Ist das nicht möglich, sollten die betreuenden Hörgeräteakustiker dem Schwerhörigen einzeln oder auch in Gruppen eine spezielle Einführung oder Schulung geben.

Bei frühkindlichen Hörstörungen ist die Betreuung im Rahmen der Hör- und Spracherziehung durch die Frühbetreuung der Schwerhörigen- oder Gehörlosenschulen und die pädaudiologischen Beratungsstellen weitgehend gewährleistet. Ab dem dritten Lebensjahr lassen sich Spracherziehungsmaßnahmen im Schwerhörigen- oder Gehörlosenkindergarten durchführen. Problematisch ist noch der Zeitraum bis zum dritten Lebensjahr, da häufig durch Hausbesuche oder in Wechselgruppen eine rechtzeitige Hör- und Spracherziehung nur eingeschränkt ermöglicht werden kann.

Die aufgeführten Aspekte zur Hörtaktik und zum Hörtraining verdeutlichen, dass noch wesentliche Schwachstellen in der Hörgeräteversorgung nach erfolgter Anpassung zu beseitigen sind. Motivation, aber auch aktive Mitarbeit des Schwerhörigen ist im Rahmen eines Hörtrainings unbedingt erforderlich. Die angesprochenen Verhaltensanleitungen sollen dazu führen, dass der Betroffene seine Schwerhörigkeit und die begrenzte Verbesserung der Kommunikation durch seine Hörgeräte akzeptiert und das verbliebene Hörvermögen durch Technik und Hörtaktik optimal ausnutzt.

3.3
Zusammenfassung und Ausblick

Unter Berücksichtigung der sich in den nächsten Jahren verändernden Altersstruktur der Bevölkerung hin zu einem hohen und weiter anwachsenden Prozentsatz älterer Bürger ist zu erwarten, dass eine wesentlich größere Anzahl Hörgestörter einer Hörgeräteversorgung bedarf. Die technischen Verbesserungen insbesondere im Zusammenhang mit der Digitalisierung, die zunehmende Miniaturisierung von Hörgeräten und verbraucherorientierte PR-Maßnahmen lassen eine steigende Akzeptanz von Hörgeräten erwarten. Nur eine ausreichend frühe Erkennung von Hörstörungen im Alter, aber auch bei Säuglingen und Kleinkindern ermöglicht eine rechtzeitige bzw. frühzeitige Hörgeräteversorgung. Hier besteht noch viel Aufklärungs- und Handlungsbedarf sowohl bei Ärzten als auch bei Betroffenen. In diesem Zusammenhang kommt sowohl dem HNO-Arzt und dem Audiologen, die die Diagnose einer Hörstörung erstellen und auf dieser Basis letztlich die Indikation zur Hörgeräteversorgung vornehmen, dem Hörgeräteakustiker, der ausreichende, zweckmäßige und auch preiswerte Hörgeräte auswählen und anpassen soll, als auch der Industrie, die durch Innovation technischer Art die Qualität von Hörgeräten verbessern soll, eine gemeinsame Verantwortung zu.

Hierzu bedarf es für den HNO-Arzt einer intensiven Aus- und Weiterbildung, um audiologisches Wissen im Rahmen der Hörgeräteindikation und Hörgerätekontrolle zu erwerben und zu vertiefen. Auch der Hörgeräteakustiker, der im Vergleich zum europäischen und außereuropäischen Ausland über ein hohes Ausstattungs- und Ausbildungsniveau verfügt, sollte sich im Rahmen seiner Betreuung von Hörgestörten um eine hohe Qualität der Hörgeräteversorgung bemühen.

Sowohl HNO-Arzt als auch Hörgeräteakustiker stehen, wenn eine Entscheidung über eine notwendig, zweckmäßige und preiswerte Hörgeräteversorgung zu treffen ist, häufig im Spannungsfeld zwischen Kostenträger, Hörgerätenutzer und Industrie. Es ist nicht vertretbar, dass fachfremde Gutachter über die Zweckmäßigkeit und Notwendigkeit einer Hörgeräteversorgung entscheiden. Dies muss einzig und allein Aufgabe eines fachlich kompetenten HNO-Arztes sein.

Wichtig ist sowohl für den HNO-Arzt als auch für Hörgeräteakustiker der vertrauensvolle beratende Dialog mit dem Hörgeräteträger, der nicht nur während, sondern auch nach erfolgter Hörgeräteversorgung eine adäquate auditive Rehabilitation des Hörgestörten ermöglicht. Um eine bestmögliche Hörgeräteversorgung zu gewährleisten, sind verstärkte Bemühungen im Hinblick auf Ausbildung und Fortbildung in beiden Berufsgruppen notwendig, damit sowohl technische Innovationen der Hörgeräte als auch neuere Untersuchungsverfahren zur Hörgeräteauswahl und -anpassung vermittelt werden können.

Eine weitere wichtige Voraussetzung für eine effektive und vor allem frühzeitige Hörgeräteversorgung ist, die Auswirkung einer Hörbehinderung mit all ihren Begleiterscheinungen nicht nur dem Hörgestörten selbst, sondern auch der Gesellschaft transparenter zu machen. Dies gilt in besonderem Maße auch für die gesundheitspolitischen Entscheidungsträger. So kann es beispielsweise nicht Sinn einer Werbung für ein Hörgerät sein, die Miniaturisierung allein aus kosmetischen Aspekten in den Vordergrund der Werbung zu stellen oder die Wiederherstellung des normalen Gehörs („Hören wie früher") durch eine Hörgeräteversorgung zu suggerieren. Vielmehr sollte versucht werden, nicht nur die Möglichkeiten sondern auch die Grenzen der Kommunikationsverbesserungen durch Hörgeräte hervorzuheben, um zu erreichen, dass Hörgeräte früher akzeptiert und ständig, d.h. nicht nur in ausgewählten Hörsituationen getragen werden. Insbesondere sollte der Hörgestörte intensiv und umfassend informiert werden, damit er seine Behinderung akzeptieren und deren Kompensation durch Hörgeräte realistisch einschätzen kann. Hierzu gehört auch, dass seine Umwelt ihn unterstützt und den Hörgeräteträger nicht auf der Basis von Vorurteilen stigmatisiert.

Eine hörbedingte Isolation und Resignation, die in unserer modernen Massengesellschaft häufig zu erheblichen Problemen für den Betroffenen führt, sollte durch eine frühzeitige Hörgeräteversorgung verhindert werden können. Moderne Anpass- und Hörgerätetechnik sowie eine umfassende Palette diagnostischer Verfahren sollten genutzt werden, um die Motivation für Hörgeräte und die Akzeptanz einer Hörgeräteversorgung zu verbessern.

Heil- und Hilfsmittelrichtlinien [1]

F Hörhilfen

61 Allgemeine Grundsätze

Bei auditiver Kommunikationsbehinderung kann die Verordnung von Hörgeräten angezeigt sein. Wird die vom Patienten angegebene Behinderung durch eine ärztliche Untersuchung bestätigt, ist zu prüfen, ob sie durch Hörgeräte wirkungsvoll gemindert werden kann.

Die Hörgeräteversorgung soll wie folgt ablaufen:

62 Indikationsstellung

62.1 Untersuchung durch einen Arzt für Hals-Nasen-Ohren-Krankheiten einschließlich Erhebung der Anamnese sowie ton- und sprachaudiometrischer Bestätigung der Kommunikationsbehinderung.

62.2 Der tonaudiometrische Hörverlust beträgt auf dem besseren Ohr 30 dB oder mehr in mindestens einer der Prüffrequenzen zwischen 500 und 3000 Hz, und die Verstehensquote für einsilbige Wörter ist auf dem besseren Ohr bei 65 dB nicht größer als 80 % (bei sprachaudiometrischer Überprüfung mit Kopfhörern).

Bei einseitiger Schwerhörigkeit muss der tonaudiometrische Hörverlust bei 2000 Hz oder bei mindestens 2 Prüffrequenzen zwischen 500 und 3000 Hz mindestens 30 dB betragen.

---

[1] Richtlinien des Bundesausschusses der Ärzte und Krankenkassen über die Verordnung von Heilmitteln und Hilfsmitteln in der vertragsärztlichen Versorgung in der Fassung vom 14. Februar 1995 [1].

62.3 Feststellung, ob der Patient überhaupt in der Lage ist, das Hörgerät zu bedienen, ggf. nach einer Anpassphase in Zusammenarbeit mit einem Hörgeräteakustiker.

62.4 Entschluss des Patienten, das Hörgerät tragen zu wollen.

63   Verordnung

63.1 Die Verordnung erfolgt auf dem dafür vereinbarten Vordruck. Das Formblatt ist vollständig auszufüllen aufgrund ärztlich erhobener Befunde. Die audiometrischen Untersuchungen müssen in einem Raum mit einem Störschallpegel von nicht mehr als 40 dB(A) durchgeführt werden.

63.2 Soweit bei den Prüfungen ohne Hörgerät ein Punkt maximalen Einsilbenverstehens noch zu registrieren ist, sollte mit dem Hörgerät im freien Schallfeld das Einsilbenverstehen bei 65 dB in diesem Punkt möglichst nahe kommen. Ist bei 65 dB ohne Hörgerät noch ein Einsilbenverstehen zu registrieren, soll der Gewinn mit Hörgerät im freien Schallfeld bei gleichem Pegel mindestens 20 Prozentpunkte betragen.
Bei einseitiger Schwerhörigkeit muss durch das Hörgerät das Sprachverstehen im Störgeräusch um mindestens 10 Prozentpunkte steigen oder das Richtungshören verbessert werden.

64   Versorgung

64.1 Die Versorgung kann beidohrig erfolgen, wenn
 - die auditive Kommunikationsbehinderung beidseitig effektiv versorgbar ist,
 - zu erwarten ist, dass beide Hörgeräte durch den Patienten gleichzeitig benutzt werden können,
 - die Fähigkeit zur sachgerechten Bedienung von zwei Hörgeräten beim Patienten vorhanden ist und
 - durch die beidohrige Versorgung gegenüber der einohrigen Versorgung das Sprachverstehen im Störgeräusch um mindestens 10 Prozentpunkte steigt oder das Richtungshören verbessert wird.

64.2 Bei einseitiger Versorgung annähernd seitengleichen Gehörs können zwei Ohrpassstücke verordnet werden, damit der Patient das Hörgerät wechselseitig tragen kann.

64.3 Bei einseitiger Versorgung deutlich seitendifferenten Gehörs ist im Einzelfall zu prüfen welches der beiden Ohren zu versorgen ist.

64.4 In der Regel wird die Versorgung einer Schwerhörigkeit mit einkanaligen, linear verstärkenden Hinter-dem-Ohr(HdO)- oder Im-Ohr(IO)-Geräten durchgeführt.
Liegt die Schwerhörigkeit mit eingeschränktem Dynamikbereich vor, so kann die Ausstattung des HdO- oder IO-Gerätes mit einer AGC („automatic gain control", automatische Volumenkompression) angezeigt sein.
Liegt frequenzabhängig ein unterschiedlicher Verstärkungsbedarf und/oder eine differierende Dynamikbreite vor, kann die Versorgung mit einem mehrkanaligen Hörgerät angezeigt sein.

Ist die Versorgung mit einem Hörgerät mit AGC und/oder einem mehr-kanaligen Hörgerät notwendig, ist dieses durch den verordnenden Arzt zu begründen.

65   Sonderversorgung

65.1   Taschengeräte sind angezeigt
– bei hochgradig Schwerhörigen aufgrund der sehr hohen Verstärkungs-leistungen der Taschengeräte
– bei Schwerhörigen, denen die Bedienung der kleinen HdO- oder IO-Geräte nicht oder nicht mehr gelingt (z. B. feinmotorische Störungen).

65.2   Hörbrillen
Knochenleitungs-Hörbrillen kommen nur bei besonderen Indikationen in Frage, z. B. bei chronischer Ohrsekretion oder Gehörgangsatresie. Anstelle von Luftleitungs-Hörbrillen sind möglichst HdO-Geräte mit Brillenadap-ter zu verordnen.

65.3   CROS-Geräte („contralateral routing of signals", Leitung des Schallsignals von einer Kopfseite zur anderen).
Die CROS-Versorgung erfordert in jedem Fall eine enge Zusammenarbeit zwischen HNO-Arzt und Hörgeräteakustiker. Ihre Verordnung bedarf einer besonderen medizinischen Begründung.

65.4   Die Verordnung anderer (drahtloser und drahtgebundener) schallverstär-kender Geräte (z. B. drahtlose Übertragungsanlagen, Handmikrofon, Kinn-bügelhörer) bedarf einer besonderen Begründung.

66   Auswahl des Hörgerätes und Anpassung

Hat der Hörgeräteakustiker aufgrund einer ärztlichen Verordnung ein Hörgerät angepasst, muss sich der verordnende HNO-Arzt durch sprachaudiometrische Untersuchung vergewissern, dass

● die vom Hörgeräteakustiker vorgeschlagene Hörhilfe den angestrebten Ver-stehensgewinn nach Nr. 63.2 erbringt und
● die selbst erhobenen Messwerte mit denen des Hörgeräteakustikers überein-stimmen.

Bei Ausländern, die die deutsche Sprache nicht ausreichend beherrschen, er-folgt die Untersuchung mittels vergleichender Tonschwellenaudiometrie und Sprachabstandsmessung oder speziellen Fremdsprachentests.

67   Besonderheiten der Hörgeräteversorgung im Kindesalter

67.1   Allgemeines
Bei Kindern kann die Hörstörung in Abhängigkeit vom Alter, Grad der Hörstörung und Stand der Sprachentwicklung häufig nur geräusch- und tonaudiometrisch bzw. mit Hilfe der Impedanzmessung oder der elektri-schen Reaktionsaudiometrie (ERA) gesichert werden. Sprachaudiometri-sche Untersuchungen sind nur bei entsprechendem passivem und aktivem Wortschatz mit speziellen Sprachverständnistests für Kinder durchführbar.

Auswahl oder Einsatz dieser Tests sind nur nach genauer Wortschatzprüfung möglich. Die Hörgeräteversorgung bei Säuglingen und Kleinstkindern soll möglichst in einer klinisch-pädaudiologischen Einrichtung durchgeführt werden.

67.2 Indikation und Verordnung

Unter besonderen Umständen ist eine Hörgeräte-Versorgung auch schon bei geringgradiger Schwerhörigkeit erforderlich, z. B. dann, wenn das Sprachverständnis bei Störgeräusch in der Umgebung deutlich eingeschränkt ist. Eine Hörgeräte-Versorgung ist auch dann vorzunehmen, wenn keine oder nur geringe Hörreste feststellbar sind. Selbst wenn jegliche Hörreste fehlen, soll die Versorgung als Therapieversuch erfolgen.

Wenn die Hörstörung einen mittleren Grad erreicht oder übersteigt, sind grundsätzlich Hörgeräte mit Audioeingang anzupassen.

68   Tinnitus-Maskierung

Eine Hörhilfe kann auch zur Tinnitus-Maskierung angezeigt sein, wenn gleichzeitig eine Schwerhörigkeit vorliegt, die die in Nummer 62.2 genannten Indikationskriterien erfüllt.

Ist in diesen Fällen mit der Hörhilfe allein eine Überdeckung des Hörgeräusches nicht zu erzielen, kann der Einsatz eines kombinierten Tinnitus-Masker/Hörgerätes (Tinnitus-Instrument) erwogen werden.

Liegt neben dem Tinnitus keine Hörstörung vor, die die definierten Indikationskriterien zur Hörhilfenversorgung erfüllt, kann der Einsatz eines Tinnitus-Maskers indiziert sein.

Bei der Verordnung von Tinnitus-Masker und kombinierten Tinnitus-Masker/Hörgerät (Tinnitus-Instrument) bedarf es einer ärztlicherseits bestätigten, erfolgreichen Ausprobe über vier Wochen.

69   Wiederverordnung

Die Wiederverordnung von Hörgeräten vor Ablauf von 5 Jahren bei Kindern und 6 Jahren bei Jugendlichen und Erwachsenen bedarf einer besonderen Begründung. Medizinische Gründe können z. B. fortschreitende Hörverschlechterung oder Ohrsekretion sein. Technische Gründe ergeben sich aus dem Gerätezustandsbericht des Hörgeräteakustikers.

Leitlinie zur Hörgeräteversorgung der Deutschen Gesellschaft für Hals-Nasen-Ohren-Heilkunde, Kopf- und Hals-Chirurgie[2]

Diese Leitlinien beschreiben, wie hörbehinderte Patienten mit einer technischen Hörhilfe zu versorgen sind. Eine technische Hörhilfe kann bestehen aus einem Hörgerät oder aus zwei Hörgeräten, die am Kopf oder im Gehörgang getragen

---

[2] Erstellt durch die Kommission „Audiometrie und Hörprothetik" der Arbeitsgemeinschaft Deutschsprachiger Audiologen und Neurootologen (ADANO).

werden, oder aus Implantaten. Ihre Verordnung setzt voraus, dass der verordnende Hals-Nasen-Ohren-Arzt die für die Durchführung audiometrischer Untersuchungen erforderlichen theoretischen Kenntnisse und praktischen Erfahrungen besitzt, die es ihm ermöglichen, die von Hilfspersonal an kalibrierten Ton- und Sprachaudiometern erstellten Befunde zu kontrollieren und zu bewerten und damit die Grundlage für eine signifikante Indikationsstellung zu schaffen. Die Anpassung von Hörgeräten erfolgt durch Hörgeräteakustiker, die die handwerklichen Voraussetzungen für diesen Beruf erfüllen. Die Versorgung von Säuglingen und Kleinkindern, mehrfachbehinderten Kindern sowie die Versorgung mit Implantaten erfolgt gewöhnlich in Kliniken oder bei Fachärzten, die sich auf diese Fragestellungen spezialisiert haben. Es ist jedoch auch in diesen Fällen eine enge Zusammenarbeit mit Hörgeräteakustikern anzustreben, insbesondere bei der Nachsorge. Die Versorgung Hörbehinderter mit technischen Hörhilfen erfordert stets eine gute Zusammenarbeit zwischen Hals-Nasen-Ohren-Ärzten und Hörgeräteakustikern im Sinne der bestehenden Vereinbarungen und unter gegenseitiger Anerkennung [2]. Sie ist Voraussetzung einer zweckmäßigen und ausreichenden Versorgung unter Beachtung des Wirtschaftlichkeitsgebotes. Als optimal ist eine Hörgeräteversorgung zu bezeichnen, die den bestehenden Hörschaden so gut wie möglich ausgleichen kann. Die Folgen der Schwerhörigkeit im Bereich der Wahrnehmungsfähigkeiten und der Persönlichkeit des Patienten bedürfen erforderlichenfalls im Rahmen der Nachsorge spezifischer Rehabilitationsmaßnahmen.

Indikationsstellung. Sie stellt die Notwendigkeit einer Hörgeräteversorgung aus medizinischer Sicht fest. Voraussetzungen hierfür sind:

- operative Hörverbesserung ist nicht möglich oder nicht erfolgversprechend. Dies gilt auch dann, wenn der Patient den Versuch einer möglichen operativen Hörverbesserung ablehnt,
- Hörverlust im Tonaudiogramm mindestens 30 dB in mindestens einer der Prüffrequenzen von 500 bis 3000 Hz und im Sprachaudiogramm Einsilberverstehen bei 65 dB Sprachschallpegel nicht mehr als 80 %; bei einseitiger Schwerhörigkeit muss der tonaudiometrische Hörverlust bei 2000 Hz oder bei mindestens 2 Prüffrequenzen im Bereich von 500 bis 3000 Hz mindestens 30 dB betragen,
- Bereitschaft des Patienten zur Verwendung einer Hörhilfe,
- bei Behinderten Gewähr einer ausreichenden und regelmäßigen Unterstützung bei der Bedienung der Hörgeräte,
- die anatomischen Voraussetzungen zum Tragen einer Hörhilfe müssen gegeben sein.

Die Indikationsstellung setzt voraus, dass die vom HNO-Arzt erstellten audiometrischen Befunde korrekt sind. Dies setzt audiometrische Erfahrung und regelmäßig kontrollierte und kalibrierte Audiometer voraus. Eine falsche Indikationsstellung aufgrund falscher Befunde kann zu Entschädigungsansprüchen durch die Kostenträger führen.

Verordnung einer Hörhilfe. Sie erfolgt mit Vordruck Muster 15 „Ohrenärztliche Verordnung einer Hörhilfe". Anzugeben sind dabei:

- Personaldaten des Patienten,
- anatomische Verhältnisse am Ohr, insbesondere bei Zustand nach Operation oder Missbildung,
- Ton- und Sprachaudiogramm mit Unbehaglichkeitsgrenzen für Töne, Rauschen und Sprache,
- Grad der Schwerhörigkeit, ermittelt nach dem sprachaudiometrischen Befund gemäß den Anhaltspunkten für die ärztliche Gutachtertätigkeit und
- Vorschläge zur Hörgeräte-Anpassung z. B. bzgl. Bauart.
- Normalerweise erfolgt die Hörgeräte-Versorgung mit Hinter-dem-Ohr(HdO)- oder Im-Ohr(IO)-Geräten. IO-Geräte bieten wegen der Schallabgabe im Gehörgang direkt auf das Trommelfell bessere akustische Bedingungen, der verzerrende Hörschlauch fällt weg. In bezug auf die Leistungsfähigkeit und die Bauart bestehen keine wesentlichen Unterschiede mehr mit Ausnahme der sog. Power-Geräte. Die Entscheidung für die eine oder andere Bauart wird auch durch die Ansprüche des Patienten bestimmt:
- Bei vorwiegender Schallleitungsschwerhörigkeit kommen Knochenleitungsgeräte in Frage, wenn die Ergebnisse mit konventionellen Luftleitungs-Geräten nicht ausreichend sind. Alternativ ist die Implantation eines knochenverankerten Hörgerätes („bone anchored hearing aid", BAHA) möglich, auch bei Innenohrschwerhörigkeit bis zu 60 dB im Hauptsprachbereich. BAHA ist vor allem dann indiziert, wenn durch Entzündungen oder durch die anatomischen Verhältnisse das Tragen des Hörgerätes im Gehörgang nicht oder nur zeitweise möglich ist.
- Ebenso werden in naher Zukunft wahrscheinlich ins Mittelohr implantierbare Hörgeräte bei Innenohrschwerhörigkeit und Schallleitungsschwerhörigkeit einsetzbar werden.
- Innenohrimplantate („cochlear implants", CI) sind bei Taubheit oder bei so hochgradiger Schwerhörigkeit indiziert, dass über konventionelle Hörgeräte ein ausreichendes Sprachverstehen nicht mehr zu erzielen ist. Auf die entsprechenden Richtlinien des MDK wird verwiesen.

Ein- oder beiderseitige Versorgung. Beiderseitige Versorgung ist bei beiderseitiger Schwerhörigkeit die Regelversorgung, ausgenommen bei sehr starker Seitendifferenz der Hörverluste (Indikation evtl. für CROS) sowie Implantate, bei denen in der Regel zunächst einseitige Versorgung erfolgt.

Anpassung einer Hörhilfe. Sie erfolgt in der Regel durch Hörgeräteakustiker, in medizinisch begründeten Fällen auch durch klinische audiologische Einrichtungen. Die Anpassung besteht aus

- der Vorauswahl der in Frage kommenden Hörgeräte, z. B. anhand der akustischen Kenndaten des Gehörs und der Hörhilfe mit sog. Kennlinienverfahren,
- der vergleichenden Anpassung, bei der die zur Auswahl stehenden Geräte unter Verwendung individueller Passstücke miteinander verglichen werden,

wobei das Sprachverstehen und die individuelle Bewertung der Klangeigenschaften der Geräte maßgeblich sind für die endgültige Festlegung auf eine bestimmte Hörhilfe, die in der Regel aus zwei Hörgeräten besteht (s. ADANO-Empfehlung zur vergleichenden Hörgeräteanpassung) und

- der individuellen Einstellung der ausgewählten Hörgeräte durch Prüfung des Sprachverstehens in Störschall und der Berücksichtigung der subjektiven Wahrnehmungen und ihrer Beurteilung durch den Patienten mit Hilfe der Lautheitsskalierung.

Anpassung von Hörgeräten bei Kindern. Sie erfordert spezielle Erfahrungen, personellen und apparativen Aufwand, der gewöhnlich nur von klinischen, z. B. pädaudiologischen Einrichtungen zu erbringen ist, ggf. unter Einbeziehung von Hörgeräteakustikern, die durch eine zusätzliche Ausbildung einschließlich mehrwöchiger praktischer Übungen an einer pädaudiologischen Einrichtung eine zusätzliche Qualifikation für diese Aufgabe erworben haben (entsprechende Richtlinien sind in Vorbereitung).

Tinnitus-Masker. Bei chronischem Tinnitus kann die Versorgung mit einem Tinnitus-Masker oder einem Tinnitus-Instrument (Kombination von Masker und Hörgerät) angezeigt sein. Voraussetzung für die Versorgung mit Tinnitus-Maskern oder -Instrumenten ist das Vorliegen einer Tinnitus-Analyse mit dem Nachweis der Verdeckbarkeit des Tinnitus durch Pegel, die nicht als unangenehm empfunden werden. Die Abgabe solcher Geräte soll erst nach mehrwöchiger Probezeit erfolgen, wenn der Patient eine Effektivität angibt, die sich evtl. auch in der Tinnitus-Analyse nachweisen lässt. Die Verwendung von Maskern ist Bestandteil der sog. Tinnitus-Retraining-Therapie (TRT).

Kontrolle der erfolgten Hörgeräte-Anpassung. Die Richtlinien verlangen eine Kontrolle der vom Hörgeräteakustiker durchgeführten Anpassung durch den verordnenden HNO-Arzt oder einen von ihm beauftragten HNO-Arzt (wenn die technische Einrichtung zur Durchführung der Überprüfung nicht vorhanden ist). Die Überprüfung besteht aus

- einer Befragung des Patienten über seine persönliche Beurteilung der Hörhilfe,
- einer Kontrolle von Gehörgang und Hörgeräten in Hinblick auf Druckstellen,
- einer Prüfung des Sprachverstehens in Störschall im Schallfeld über Lautsprecher mit beiden Hörgeräten. Auch bei einseitiger Versorgung soll die Prüfung des Sprachverstehens in Störschall erfolgen um den Nachweis zu erbringen, dass die Hörhilfe ausreichend ist. Dabei soll der Verständniswert für Einsilber bei 65 dB Sprachlautstärke demjenigen Wert nahe kommen, der im Sprachaudiogramm als bester Wert bei höheren Pegeln erreichbar war, oder dieser Verständniswert soll mit der Hörhilfe in Störschall um mindestens 20 % verbessert werden. Für die akustischen Eigenschaften des Störschalls gibt es bisher keine allgemeingültige Empfehlung; im Einzelfall können Geräusche aus dem Milieu angewandt werden, in dem der Schwer-

hörige seine Hörhilfe vorwiegend benutzen will. Dies gilt insbesondere für Hörgeräte mit mehreren vorprogrammierten Einstellungen für verschiedene Anwendungssituationen,

- der Prüfung des überschwelligen Hörens mittels Lautheitsskalierung (wünschenswert),
- bei Hörrestigkeit: Überprüfung der Kommunikationsfähigkeit des Patienten nicht nur mit dem Hörgerät sondern auch unter Einbeziehung nonverbaler Methoden (Absehfähigkeit, Kenntnisse in Hörtaktik),
- Erteilung der Endbescheinigung auf der Rückseite des Vordrucks Muster 15.

Für die Durchführung der Überprüfung der angepassten Hörhilfe müssen die Daten des Hörgeräteakustikers vorliegen, aus denen zu ersehen ist, welche Hörverbesserung mit der angepassten Hörhilfe erzielt wurde, ggf. auch eine Begründung für Abweichungen gegenüber den Vorschlägen des HNO-Arztes. Durch die Anpassergebnisse begründete Abweichungen in der Anpassung sollen durch den HNO-Arzt akzeptiert werden. Ein guter Informationsaustausch zwischen HNO-Arzt und Hörgeräteakustiker ist im Interesse der Patienten wünschenswert.

Die Nachsorge. Sie umfasst die gleitende Nachanpassung in der ersten Zeit nach der Versorgung und regelmäßige Kontrollen der Effektivität der technischen Hörhilfe durch HNO-Arzt und Hörgeräteakustiker. Regelmäßige Kontrollen der audiometrischen Befunde, des Sprachverstehens mit der Hörhilfe in Störschall und der durch Lautheitsskalierung beschriebenen Wahrnehmungen des Patienten können Anlass sein für Nachstellungen an den Hörgeräten oder – bei erheblicher Verschlechterung des Gehörs oder der Leistungen der Hörhilfe – für eine Neuverordnung. Insbesondere bei älteren Patienten oder bei Versorgung mit einer Hörhilfe nach langen Zeiträumen ohne Versorgung ist ein gezieltes Kommunikationstraining mit den Komponenten Hörtraining, Hörtaktik und ggf. lautsprachbegleitender Gebärden angezeigt, das z.B. vom Deutschen Schwerhörigenbund e.V. (DSB) und von Hörgeräteakustikern angeboten wird.

Literatur

1. Bundesanzeiger (1995) Jahrgang 47, Nr. 101 vom 14.02.1995, Bonn
2. Bundesinnung der Hörgeräteakustiker, Deutsche Gesellschaft für HNO-Heilkunde, Berufsverband deutscher HNO-Ärzte (1969) Richtlinien über die Zusammenarbeit von Fachärzten für HNO und Hörgeräteakustikern bei der Verordnung und Anpassung von Hörgeräten
3. Niemeyer W (1980) Verordnung und Anpassung von Hörapparaten. In: Berendes J, Link R, Zöllner F (Hrsg) Hals-Nasen-Ohrenheilkunde in Praxis und Klinik. Thieme, Stuttgart New York, S 47.1–47.61

Kapitel 4

Implantierbare Hörgeräte
Grundlagen und Forschung

4

B. P. Weber

Widmung

Meinen Eltern, Frau Annelore und Herrn Dr. Edmund Georg Weber, Bad Aibling, in Dankbarkeit gewidmet.

HNO Praxis heute 21
E. Biesinger, H. Iro (Hrsg.)
© Springer-Verlag Berlin Heidelberg 2002

4.1
Einleitung

Implantierbare Hörgeräte(systeme) wurden entwickelt, da konventionelle Hörgeräte bisher oftmals qualitativ nur unbefriedigende Ergebnisse erzielen konnten, als stigmatisierend empfunden wurden und Komplikationen besonders im äußeren Gehörgang nach sich zogen. Hauptgründe für diese Probleme werden im Folgenden dargestellt.

Die Benutzung eines kleinen elektroakustischen Wandlers (Lautsprechers) führt im begrenzten Raum des äußeren Gehörgangs zu Verzerrungen etc. Die oftmals notwendige starke Verstärkung bedingt ein qualitativ deutlich reduziertes akustisches Signal (Klirrfaktor, Reflexionen etc.). Hier sind konventionellen Hörgeräten physikalische Grenzen gesetzt.

Um eine angemessene Verstärkung zu erreichen, müssen sehr exakt ausgearbeitete, gut sitzende akustische Koppelelemente, also Otoplastiken, verwendet werden. Sie sind für eine entsprechend starke Verstärkungsmöglichkeit entscheidend. Sogenannte offene Versorgungen erlauben daher meist keine Behandlung ausgeprägterer Formen der Schwerhörigkeit (Abb. 4.1).

Die Notwendigkeit von Ohrpassstücken führt zu einer Reihe von medizinischen Problemen wie Allergien, Druckstellen und Obstruktionsgefühl, welche zum Teil das Tragen von konventionellen Hörgeräten verhindern.

Leider sind herkömmliche Hörgeräte im Gegensatz zur Brille auch heute noch für den Betroffenen oft problematisch und werden wegen ihrer scheinbar stigmatisierenden Wirkung oftmals abgelehnt. Ein eleganter Weg aus diesem Dilemma ist aus optischen und akustischen Gründen für manche Patienten die Hörbrille, da Brillen eher mit geistiger Aktivität und weniger mit Behinderung assoziiert werden (Abb. 4.2, 4.3).

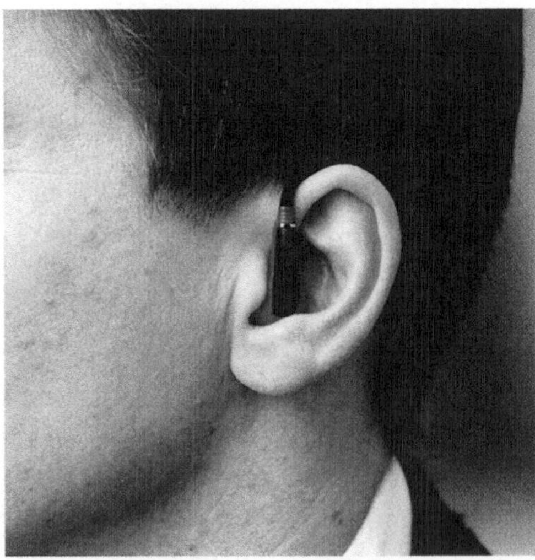

Abb. 4.1.
Hörgerät mit offener Versorgung und buntem Gehäuse (Typ Deamo, Fa. Bruckhoff, Hannover, Deutschland). Trotz des großen externen Anteils ist eine offene Versorgung möglich

Abb. 4.2.
La Belle Hörbrille der Fa. Bruckhoff

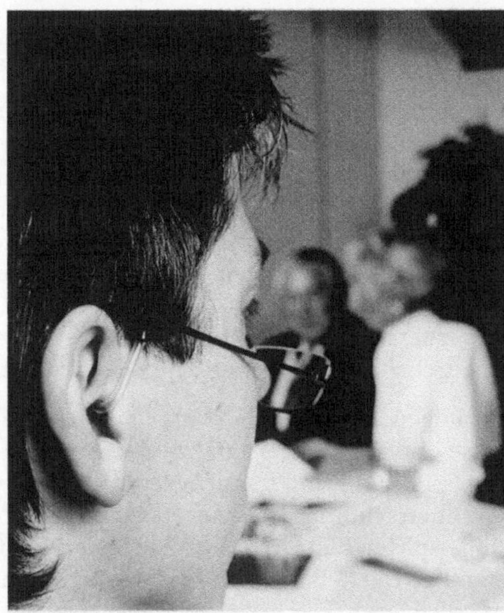

Abb. 4.3.
Detailaufnahme zur Situation am
Ohr bei einem anderen Träger der
La Belle Hörbrille mit Hörschlauch.
Derartige Hörbrillen können mit
offener oder „geschlossener" Technik
versehen werden

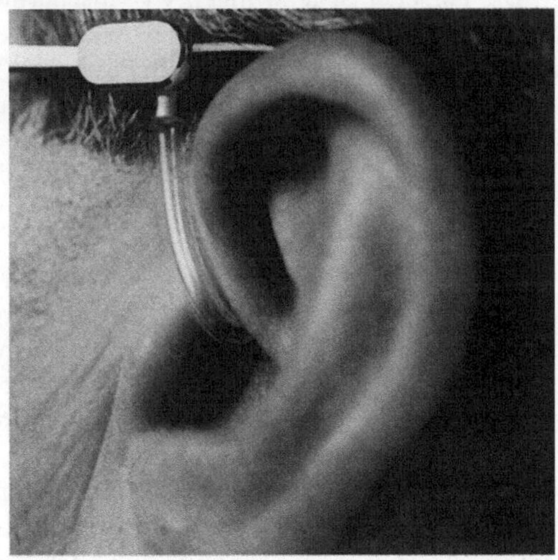

Die Alltagstauglichkeit konventioneller Hörgeräte ist manchmal nicht gegeben. Man kann mit diesen Geräten im wahrsten Sinne des Wortes nicht gut im
Regen stehen und für Köche, Bademeister und Schauspieler z.B. treten ernste
berufliche Probleme auf.

Die praktische Konsequenz aus den aufgeführten Gründen und der Tatsache,
dass es sich um zum Teil massiv geschädigte Innenohren handelt, ist, dass ein
sehr großer Teil der Schwerhörigen mit konventionellen Hörgeräten nicht gut
zurecht kommt und viele Geräte als „Schubladengeräte" enden (z.B. Kießling
et al. 1997 [21]).

Wesentliche Hauptziele implantierbarer Hörgeräte, die diese Situation für verschiedene Patientengruppen verbessern sollen, sind:

- signifikante Verbesserung der Übertragungsqualität elektronisch aufbereiteter akustischer Informationen (HiFi-Hören) durch verbesserte Ankopplung (z.B. direkt an die Gehörknöchelchen) und verbesserte Übertragungsmöglichkeiten hochpotenter Wandlersysteme,
- Vermeidung medizinischer Probleme, welche die Nutzung konventioneller Hörgeräte nicht angemessen erlauben (durch Vermeidung von Otoplastiken) und
- Verbesserung der Alltagstauglichkeit und Vermeidung von Stigmatisierung durch günstige kosmetische Eigenschaften oder Unsichtbarkeit.

Im folgenden Beitrag soll anhand ausgewählter eigener Untersuchungsergebnisse und selektierter publizierter Arbeiten auf praktisch relevante Ergebnisse der Forschung eingegangen werden. Ziel ist es dabei, einige wesentliche Grundlagenbetrachtungen darzustellen, die auch bei der Beratung von Patienten eine Rolle spielen können. Eine alle Aspekte umfassende und wissenschaftlich vollständige Darstellung ist nicht beabsichtigt und im vorgegebenen Rahmen nicht möglich.

Der Forscher ist gezwungen, wissenschaftliche Fragen zum Wohle künftiger Patienten mit der nötigen Klarheit bzw. kritischen Schärfe zu stellen, der betreuende Arzt hingegen muss sich mit dem Für und Wider des derzeit Möglichen befassen und oft gemeinsam mit dem Patienten zu sinnvollen Kompromissen kommen.

4.2
Historisches

Seit den ersten schmerzhaften Selbstexperimenten von Volta, der vor 200 Jahren Strom im eigenen Ohr applizierte, haben in der Nachfolge im 19. Jahrhundert zahlreiche Forscher wie John Henry Nicholson und George Wilsen „verstärkende Trommelfell- und Gehörgangsimplantate" entwickelt und teilweise auch vertrieben (weitere Literaturangaben bei Goode et al. 1995 [12,13]). Im 20. Jahrhundert war vermutlich Wilska in den 30er Jahren der erste, der über elektromagnetische Stimulation das Mittelohr anregte [50]. Später folgten viele weitere wie Rutschmann, Glorig et al. und besonders seit den 70er-Jahren Goode et al., Frederickson et al., später unter anderen Heide et al., Perkins u. Pluvinage, Maniglia et al. und Spindel et al. [34, 7 – 11, 15, 31, 30, 35].

Viele dieser Gruppen machten sich die Möglichkeit, elektromagnetische Induktion berührungsfrei einzusetzen, zu Nutze. Grundprinzip ist dabei der Einsatz spezieller seltener Erdmagneten (z.B. eines Samarium-Kobalt-Magneten); solche Magneten werden am Trommelfell oder an den Ossikeln befestigt, ohne eine wesentliche Schallleitung zu verursachen. Der Vorteil der Berührungsfreiheit zieht aber auch mit gewisse technische Schwierigkeiten, z.B. mit der hinreichenden Energieversorgung und Verstärkung, nach sich. Nur relativ kleine Abstände sind technisch realisierbar gewesen. Viel versprechende externe Ansätze wie die Magnetic Ear Lense (GNReSound, Münster) wurden deshalb bisher noch nicht erfolgreich weiterentwickelt und kommerzialisiert.

Ansätze mit im Mittelohr eingebrachten Magneten wurden wiederholt experimentell und klinisch untersucht. So haben z. B. Maniglia et al. [29, 30] sowie Kartush und Tos [20] verschiedenste experimentelle und klinische Erfahrungen gesammelt. Letztere nutzten einen elektromagnetischen TORP („total ossicular replacement prosthesis"). Die klinisch vermutlich am weitesten fortgeschrittene Entwicklung ist die vom Hough Ear Institute vorangetriebene des teilimplantierbaren Soundtec Implantats. Es wurde in den USA an über 50 Patienten erfolgreich getestet [16, 17].

Nicht berührungsfrei arbeiten dagegen die von Frederickson et al. [7, 8] entwickelten Implantate, die derzeit von der Fa. Otologics (Boulder/CO, USA) klinisch geprüft werden. Das erfolgreichste elektromagnetische Implantat ist bisher zweifellos die von Ball et al. vorangetriebene Symphonix Soundbridge (Symphonix Devices, San Jose/CA, USA, s. z. B. [6, 23]).

Die Konzepte der Arbeitsgruppen um Hudde und Hüttenbrink [18] haben sich mit verschiedenen Ansätzen, wie z. B. den elektrodynamischen Wandlern mit Ankopplungsformen direkt am Innenohr, beschäftigt.

Seit Ende der 70er-Jahre haben japanische Arbeitsgruppen um Suzuki und Yanigihara sowohl an teil- als auch vollimplantierbaren Mittelohrhörgeräten gearbeitet, die einen piezoelektrischen Wandler besitzen (z. B. [37, 38, 51]). Die Arbeitsgruppen konnten später mit industriellen Produkten der Fa. Rion zeigen, dass derartige Wandler klinisch erfolgreich eingesetzt werden können. Zielgruppe waren Patienten mit kombinierten Schwerhörigkeiten z. B. nach chronischen Mittelohrentzündungen. Das Implantat wird direkt an den Stapes oder die Stapesfußplatte angekoppelt. Die japanischen Arbeitsgruppen haben bereits in den achtziger Jahren tierexperimentell auch vollimplantierbare Systeme getestet [22], wegen technischer Probleme besonders auch mit der Energieversorgung wurde aber bisher keins dieser Konzepte zu einem klinisch einsetzbaren Produkt weiterentwickelt. Piezoelektrische Wandler mit ausgezeichneten Übertragungseigenschaften besonders in den hohen Frequenzen wurden von verschiedensten Forschern experimentell untersucht. So haben Welling et al. [49], Lenkausas am lateralen Bogengang und Dumon et al. [5] am runden Fenster angekoppelt. Leysieffer et al. haben seit den späten 80er-Jahren piezoelektrische Wandler experimentell getestet und bis zur klinischen Anwendung als gekapselte Systeme fortentwickelt [24–26]. Seit kürzerer Zeit haben Arbeitsgruppen in Kooperation mit der Fa. St. Croix, Minneapolis, USA, ebenfalls piezoelektrische Wandler evaluiert [14, 44–47].

In der Vergangenheit haben alle Arbeitsgruppen, die primär ein vollimplantierbares System entwickeln wollten, sich den energetisch wohl etwas günstigeren piezoelektrischen Systemen zugewandt. Einen guten Überblick über die historische Entwicklung findet man z. B. bei Goode et al. 1995 [12, 13]. Das Thema implantierbarer Hörhilfen wurde von vielen großen Otologen auch in Deutschland schon seit vielen Jahren immer wieder bearbeitet (z. B. Plester et al. 1978 [32]). In der deutschen Literatur finden sich in den drei Beiträgen von Zenner, Leysieffer et al. [52–54] zahlreiche Hinweise auf verschiedene historische Entwicklungen.

4.3
Grundsätzliche Überlegungen und Vorgehen
bei der Entwicklung von aktiven Implantaten in der Otologie

Grundsätzlich erscheint es angemessen, bei der Erforschung aktiver Implantate in der Otologie nach folgendem Konzept vorzugehen:

- Untersuchung der Implantate am otologischen Labormessplatz,
- Testung der Implantate im Felsenbein,
- Durchführung akuter tierexperimenteller Studien,
- Testung im akuten Humanversuch,
- Durchführung chronischer Tierversuche,
- Beginn klinischer Studien.

Die Untersuchungen am Labormessplatz sind notwendig, um Aufschlüsse beispielsweise über elektroakustisches bzw. elektromechanisches Verhalten oder Energieverbrauch im Idealfall zu erhalten. Diese Messungen sind die Grundlage für das weitere, systematische Vorgehen.

Im anatomischen Präparat sind Fragen, die z. B. das Raumangebot und die Implantationstechnik betreffen, angemessen untersuchbar.

Der akute Tierversuch erlaubt umfangreiche elektrophysiologische Messungen und ermöglicht es, Reaktionen des lebenden Systems auf das Implantat umfassend und mit großem Zeitfenster zu untersuchen.

Der akute Humanversuch ist erforderlich, um beispielsweise die Qualität der Hörempfindung und des Klangs von Musik zu beurteilen.

Chronische Tierversuche sind notwendig, um die Langzeitstabilität, die Sicherheit und das Verhalten der Implantate in einer sich verändernden biologischen Umgebung zu evaluieren.

Es hat sich gezeigt, dass – trotz aller naturgemäß gegebenen Einschränkungen, die „experimentelle Modelle" aller Art grundsätzlich haben – ein solches Vorgehen das Risiko für Patienten sehr reduziert, denn eine Vielzahl systembedingter oder technischer Schwierigkeiten kann so aufgedeckt und behoben werden. Es erscheint deshalb auch in Zeiten knapper ökonomischer Ressourcen ethisch nicht vertretbar, aus rein finanziellen Gründen auf systematische Untersuchungen zu verzichten. Die Analyse der vorliegenden Untersuchungsergebnisse zu einem Implantat lassen auf die Sorgfalt in der Entwicklung und somit auf die Langzeitstabilität und Sicherheit zurückschließen. Daher sind sie sicherlich nicht nur von wissenschaftlichem Interesse.

4.4
Klassifikation und Grundsatzfragen

Implantierbare Hörsysteme kann man grundsätzlich in teil- und vollimplantierbare Systeme unterteilen, welche Anteile dabei implantiert werden, ist in Tabelle 4.1 aufgeführt.

Tabelle 4.1. Implantierte Anteile teil- oder vollimplantierbarer Systeme

Implantiert	Teilimplantierte Systeme	Vollimplantierbare Systeme
Aktor	+	+
Sensor	-	+
Verarbeitungselektronik	– (+)	+
Batterie	-	+
Telemetrie	+ (–)	+
Magnet	+ –[a]	–

[a] Magneten zur Herstellung von interner und externer Spule sind bei verschiedenen Systemen wie bei Symphonix und Otologics üblich, bei anderen wie z. B. Soundtec nicht erforderlich.

4.4.1
Teilimplantierbare Systeme

Bei derartigen Systemen ist der Aktor, auch Wandler genannt, implantiert und in der Regel über transkutane Verbindungen (meist mit einen externen und internen Magneten abgesichert) oder durch das Trommelfell hindurch mit einem äußeren Anteil verbunden.

Extern befindet sich ein Mikrofon, eine konventionellen Hörgeräten entsprechende Signalverarbeitung, die Energieversorgung und eine Spule, die mit einer internen Spule korrespondierend angeordnet ist. In der Regel existiert eine Art Telemetriesystem, um den internen Anteil elektronisch prüfen zu können.

Das einzige derzeit zugelassene teilimplantierbare System im deutschsprachigen Raum bzw. in Europa ist das Symphonix Soundbridge.

4.4.2
Vollimplantierbare Systeme

Bei vollimplantierbaren Systemen sind Aktor (Lautsprecheräquivalent) und Sensor (Mikrofonäquivalent) sowie Verarbeitungselektronik und Batteriemodul implantiert. Die Batterie ist entweder regelmäßig von extrakorporal zu laden oder aber in bestimmten Zeitabständen operativ auszutauschen. Externe Komponenten sind hier lediglich die Telemetrie, die Steuerungseinheit und die Ladegeräte. Die derzeitige Batterietechnologie hat bisher noch keine zugelassenen Geräte mit nur interner Energiequelle ermöglicht.

Das einzige CE-zugelassene System im deutschsprachigen Raum ist das TICA LZ 3001 der Fa. Implex, Ismaning.

Die technische Komplexität vollimplantierbarer Systeme ist um ein vielfaches höher als die teilimplantierbarer Systeme. Daher erfordern vollimplantierbare Systeme einen technologisch ungleich höheren Aufwand.

Vollimplantierte Systeme sind natürlich grundsätzlich unsichtbar und daher weniger stigmatisierend. Außerdem könnten diese Systeme durch günstigere Mikrofonpositionierung vorteilhaft sein. Dem gegenüber steht der Nachteil des

Nachladebedarfs der Batterie. Dies geschieht entweder über Ladekopfhörer (z. B. beim TICA) oder durch operativen Batterieaustausch. Des Weiteren sind Upgrades der Hardware nur durch operative Eingriffe möglich, was im Zeitalter extrem schneller Weiterentwicklungen der elektronischen Bauteile bedacht werden muss. Vollimplantierbare Systeme sollten stets modular aufgebaut sein, damit defekte oder veraltete Einzelkomponenten gezielt ausgetauscht werden können, ohne dass das Gesamtsystem ersetzen werden muss. Der operative Aufwand ist bei vollimplantierbaren Systemen natürlich größer.

4.4.3
Wandlerkonzepte

In den bisherigen Forschungsansätzen wurden im Wesentlichen zwei elektromechanische Wandlerprinzipien eingesetzt:

- elektromagnetische und
- piezoelektrische.

Beim elektromagnetischen Wandlerprinzip bewegt sich ein Permanentmagnet in einem zeitlich veränderlichen Feld. Dieses sich verändernde Magnetfeld wird mit Hilfe einer um den Magneten stabil angeordneten Spule je nach Anforderung erzeugt und modifiziert.

Dem nah verwandt ist das bisher nicht berücksichtigte elektrodynamische Prinzip, bei dem sich nur die Spule bewegt und der Permanentmagnet ortsfest bleibt.

Die elektromagnetischen Wandler haben den möglichen Vorteil einer berührungsfreien Stimulation beispielsweise eines am Stapes fixierten Magneten (wie z. B. bei Soundtec, Oklahoma City/OK, USA; Abb. 4.4).

Beim piezoelektrischen Wandler wird eine mechanische Bewegung durch eine relative Längenänderung erzeugt. Zugrunde liegt das Fehlen eines Symmetriezentrums in einem gegebenen Kristallgitter. Bedingt durch diese Asymmetrie kommt es bei elektrischer Anregung zu einer Abmessungsänderung bzw. Gestalttransformation (s. auch Leysieffer et al. [28]). Dieses durch einen inversen piezoelektrischen Effekt generierte mechanische Signal kann, wie Leysieffer ausführt, von hoher Qualität sein und mit relativ wenig Energieverbrauch erzeugt werden [28].

Da piezolektrische Systeme einen geringen Energieverbrauch haben, sind sie eher für vollimplantierbare Systeme einsetzbar.

Für beide dargestellten Wandlertypen wurde bereits bewiesen, dass sie zu qualitativ sehr hochwertiger Übertragung fähig sind.

Natürlich ist es vorstellbar und möglich, auch andere Wandlersysteme einzusetzen, wie z. B. die von Hüttenbrink untersuchten elektrodynamischen [18].

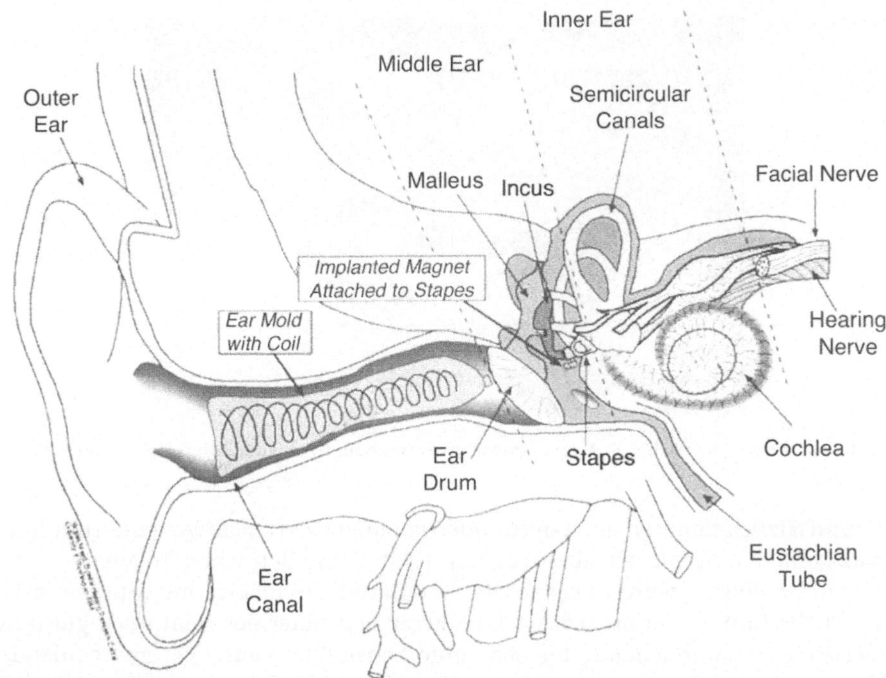

Abb. 4.4. Originalschema des Soundtec Konzepts (mit freundlicher Genehmigung der Fa. Soundtec)

4.4.4
Sensorsysteme (Mikrofone)

Experimentell und klinisch wurden bisher im Wesentlichen zwei Sensortypen benutzt.

- Gekapselte, subepitheliale Mikrofone:
  z. B. von Implex [24 – 28], ähnliche Systeme wurden von Otologics [3, 7, 8] und Symphonix entwickelt (G. R. Ball, persönliche Mitteilung 1998). Die Kapselung hat zum einen Einfluss auf die Biokompatibilität, zum Anderen muss auch eine Impedanzanpassung sowie eine „Verstärkung des gedämpften Signals" erfolgen. Eigene experimentelle Untersuchungen mit verschiedenen Typen derartiger „Mikrofone" zeigten ein überraschend gutes Übertragungsverhalten auch unter einer relativ dicken bedeckenden „Haut".
- Piezoelektrische Sensoren:
  z. B. von St. Croix (s. Abb. 4.5, 4.12)., das Grundprinzip ist hier ein „rezeptiver Biegeschwinger", bei dem ein Piezoelement mechanisch an die Kette angekoppelt wird. Die Bewegung der Ossikel kann vom Piezosensor im Sinne eines piezoelektrischen Effektes aufgenommen und als elektrisches Signal weitergeleitet werden [44 – 47, 14].

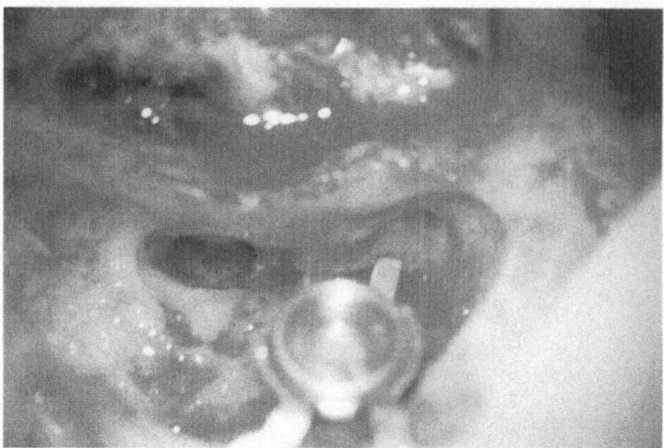

Abb. 4.5. Piezoelektrischer St. Croix Sensor im Felsenbein in einem akuten Humanversuch

Grundsätzlich könnten auch opto- oder magnetoelektrische Systeme zum Einsatz kommen; sie wurden aber insgesamt seltener in Betracht gezogen.

Am häufigsten wurden gekapselte herkömmliche Elektretmikrofone untersucht. Sie funktionieren auch nach längerer Zeit unter der Haut noch gut und weisen eine „hinreichende bis sehr gute Sensibilität" auf. Die entscheidende Frage in diesem Zusammenhang ist, wie und wo sie implantiert werden können bzw. sollten: hinter oder über dem Ohr, oder etwa subepithelial im äußeren Gehörgang, wie dies von Implex [24–28] angegeben wurde. Diese Position nahe am Trommelfell ist akustisch sicher sehr sinnvoll, bringt aber klinisch potenzielle Probleme wie Rückkopplungsmöglichkeiten und Cholesteatomentstehung mit sich.

Theoretisch ideal ist ein „Abgreifen" des Eingangsignals am Umbo oder am Hammer bzw. Amboss, wie dies bei piezo-, magneto- und optoelektrischen Systemen vorgeschlagen wurde. In einem solchen Falle können alle nützlichen und verstärkenden Aspekte des äußeren Ohres genutzt werden. Zu klären ist hierbei jedoch, wie die Ankopplung an die schwingenden Ossikel optimiert werden kann. Dabei sind Faktoren wie Luftdruckschwankungen, Verwachsungen und die Notwendigkeit der Kettendurchtrennung zu berücksichtigen.

Grundsätzlich muss für die implantierbaren Systeme belegt werden, dass sie den nichtinvasiv einzubringenden, konventionellen Hörgeräten qualitativ und/oder klinisch/praktisch überlegen sind. Andernfalls ist das mit dem operativen Eingriff verbundene – wenn auch mehr oder weniger kleine– Risiko wohl kaum zu rechtfertigen.

Es kann jedoch festgehalten werden, dass die praktischen Erfahrungen mit implantierbaren Hörsystemen in den letzten zehn Jahren zeigen, dass die bisherigen audiometrischen Erfassungsmethoden die „akustische Realität" der Patienten nur sehr begrenzt widerspiegeln. Die Ausarbeitung neuer Evaluierungsmethoden zur Prüfung der Effizienz implantierbarer Systeme ist eine vordringliche Aufgabe der audiologischen Forschung, die auch Trägern konventioneller Hörgeräte zugute kommen wird. Beispielsweise ist die von der Fa. Implex in Zusammenarbeit mit der Universität Tübingen entwickelte Malleusvibrationsaudiometrie [39] eine sehr interessante Entwicklung, die vielleicht auch in Zukunft im Falle von Mittelohraffektionen genutzt werden kann.

4.5
Teilimplantierbare Systeme

Teilimplantierbare Systeme sind konventionellen Hörgeräten deshalb überlegen, weil ihr Aktor direkt an die Ossikelkette oder die Fußplatte (evtl. auch ans Innenohr) angekoppelt wird. Ein weiterer Vorteil dieser Systeme ist ihre problemlose Aufrüstbarkeit von außen durch neue Audioprozessoren, neue Mikrofontechnologie und neue Energiequellen sowie die Tatsache, dass die externe Energiequelle praktisch „unbegrenzt" Strom zur Verfügung stellt. Aufwendige Audioprozessoren können ohne Schwierigkeiten betrieben und jederzeit durch neuere Modelle ersetzt werden, dies wird in diesem Band anhand des Symphonix Soundbridge Systems erläutert wird (Kap. 6). Alle derzeitig verfügbaren Systeme haben außerdem den großen Vorteil, dass sie in aller Regel ohne weiteres wieder entfernbar sind.

Nachteile sind u. a. die nicht ideale Mikrofonposition außerhalb des Gehörganges, die mögliche Sichtbarkeit externer Komponenten und die eingeschränkte Nutzbarkeit in speziellen Situationen (Regen, Schwimmbad etc.). Wie bei Kochleaimplantaten hat die Verwendung von Magneten zur Fixierung der externen Komponenten eine eingeschränkte Bildqualität bei MRT-Untersuchungen zur Folge [42].

Der operative Aufwand für teilimplantierbare Systeme ist geringer als bei vollimplantierbaren. Für das erfolgreiche Einbringen von teilimplantierbaren Systemen ist aber dennoch eine sorgfältige radiologische Diagnostik mit einer Computertomographie (CT) unbedingt sinnvoll, um nicht durch einen weit vorspringenden Sinus sigmoideus, einen hochstehenden Bulbus oder andere anatomische Gegebenheiten eingeschränkt zu sein. Ab 1993 konnten wir konstatieren, dass es gut möglich ist, das notwendige Raumangebot mittels einer CT zu evaluieren (analog zum Vorgehen beim Kochleaimplantat [4]). Konventionelle Röntgenaufnahmen erscheinen nicht ideal, bei geringem Informationsgehalt ist die auftretende Strahlenbelastung der durch eine moderne CT entstehende vergleichbar. In Zukunft wird uns die auf CT basierende, virtuelle Mittelohrendoskopie noch weitere wichtige Informationen, besonders über die Verhältnisse am Promontorium und bezüglich der Ossikelkette liefern (Abb. 4.6 [48, 33]).

Lediglich bei Soundtec Implantaten kann evtl. auf derartige Untersuchungen verzichtet werden, da das Einbringen des Aktors über eine Tympanoskopie in örtlicher Betäubung erfolgt. Voraussetzung ist aber, dass die Verhältnisse im äußeren Gehörgang präoperativ abgeklärt werden.

Die wissenschaftliche Evaluation teilimplantierbarer Systeme hat in großem Umfang an Felsenbeinpräparaten stattgefunden. So konnten Ball et al. in den Laboratorien von Goode und andernorts viele wertvolle Informationen laserdopplervibrometrisch gewinnen. Das Verständnis des Schwingungsverhaltens

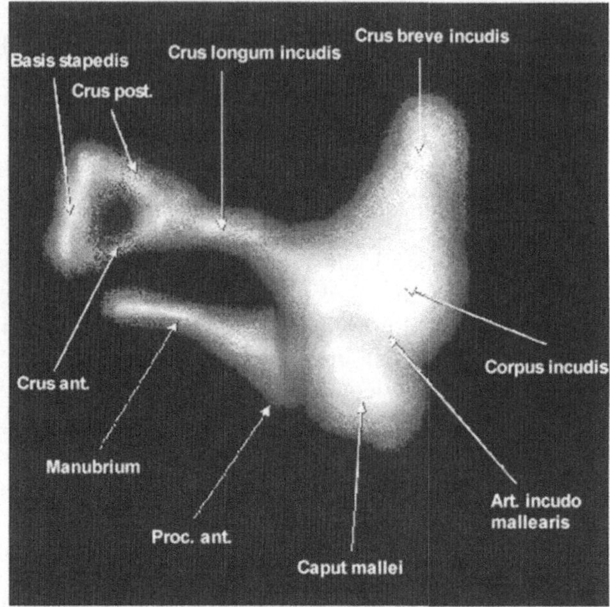

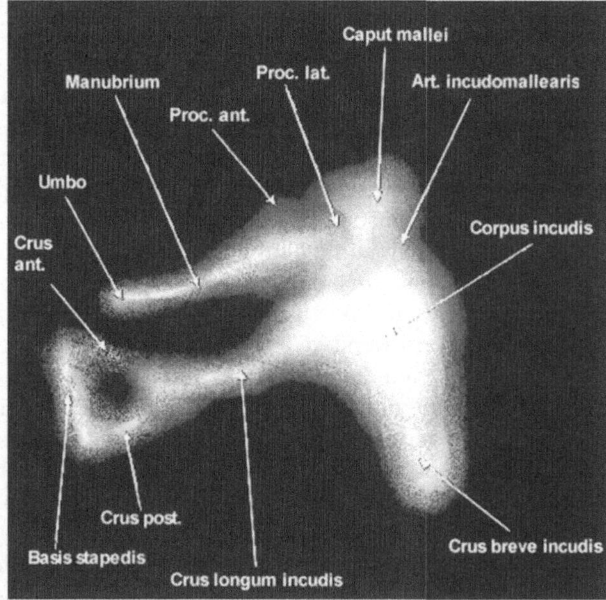

Abb. 4.6. Virtuelle Endoskopie der Mittelohres mit separierten Ossikeln. Man sieht hier noch deutliche auflösungsbedingte Unschärfen, mit verbesserter Technik wird eine für implantierbare Hörgeräte notwendige Auflösung bald zuverlässig erreichbar sein. Diese Rekonstruktionen basieren auf einem normalen Spiral-CT Datensatz

der Ossikel wird besonders durch Forschungen an implantierbaren Wandlern zügig vorangetrieben. Dies wird für die Mittelohrchirurgie insgesamt von großem Nutzen sein.

4.5.1
Aktorsysteme

Betrachtet man elektromagnetische Wandlersysteme (z. B. [1, 7, 15 – 17, 12, 13]), so müssen grundsätzlich 2 Situationen unterschieden werden:

- der Aktor hängt freischwingend an der Ossikelkette
  wie beispielsweise bei Symphonix (Abb. 4.7) oder Soundtec,
- der Aktor ist fest im Mastoid verankert wie bei Otologics (Abb. 4.8)

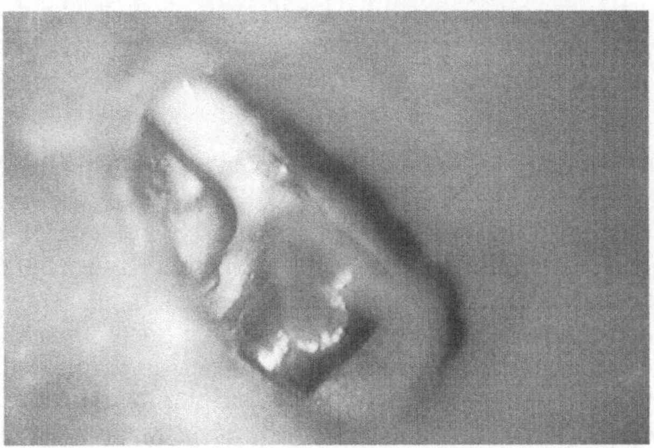

Abb. 4.7. Symphonix FMT im Felsenbeinversuch nach Aufbringen von Glasionomerzement

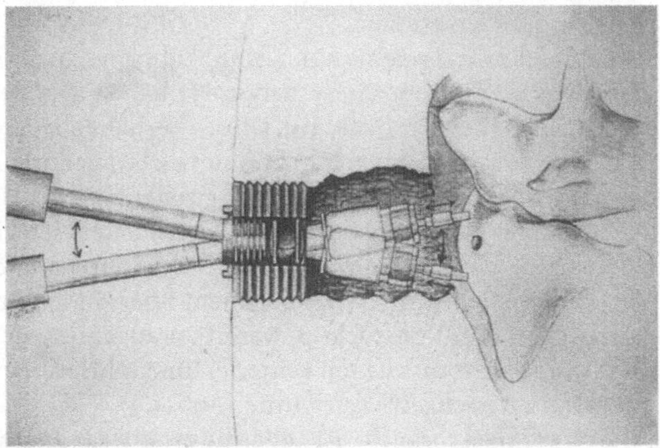

Abb. 4.8. Schema des Otologics MET mit Ankopplung an den Amboss über eine Koppelstange. Feste Verankerung des Wandlers im Mastoid

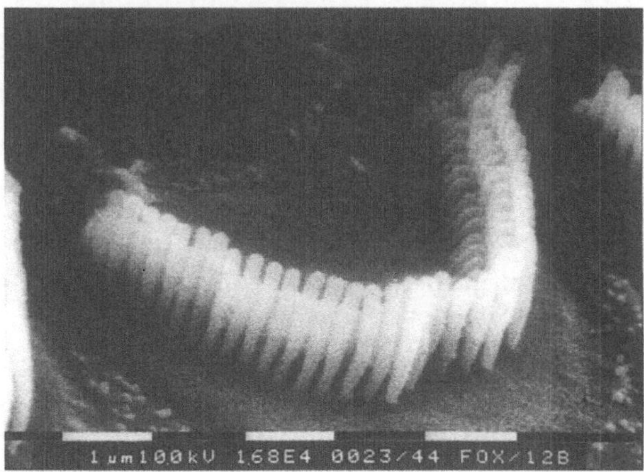

Abb. 4.9. Rasterelektronenmikroskopische Darstellung der Sterozilien äußerer Haarzellen nach chronischer Stimulation mit einem Prototypen der Fa. Implex. Es zeigen sich keinerlei pathologische Veränderungen

Im ersten Fall ist die Größe und damit das Auslenkungsmuster des Aktors durch Faktoren wie das Gewicht etwas limitiert [11]. Die Stimulationsmöglichkeiten in den tiefen Frequenzen beispielsweise unter 800 Hz ist dadurch etwas eingeschränkt. Andererseits verursachen diese Systeme praktisch keinerlei relevante Schallleitung, was von großem praktischen Vorteil ist. In aller Regel ist dies klinisch nicht so bedeutsam, da die meisten Patienten hochtonbetonte Innenohrschäden aufweisen, es muss aber in die Betrachtung mit einfließen.

Das System von Otologics verursacht zwar in der derzeitigen Version auch nur eine sehr geringe Schallleitung, ist aber durch seine feste Verankerung eher geeignet, eine größere Verstärkung im Tieftonbereich zu erreichen. Ein zweiter wichtiger Aspekt ist in diesem Fall die Ankopplung. Je stabiler sie ist, desto präziser bzw. hochwertiger ist die Übertragung der in ein mechanisches Signal gewandelten akustischen Informationen.

Die piezoelektrischen Aktorsysteme können am Labormessplatz eine geradezu ideale Verstärkungsmöglichkeit bis zu 10000 Hz haben, wie der gekapselte Wandler der Fa. Implex beweist [24–28, 40]. Dieses Verhalten ist aber abhängig von der Bauweise, wie in 1998 durchgeführte Untersuchungen mit ungekapselten, abisolierten frühen Prototypen von St. Croix gezeigt haben.

Ein weiterer wichtiger Aspekt ist das Verhalten unter schwierigen biologischen Bedingungen wie beispielweise nach Mittelohrentzündungen. Die Wandler der Fa. Implex blieben im Tierexperiment über 6 Monate auch unter widrigsten Bedingungen funktionstüchtig, waren zu angemessener Innenohrstimulation in der Lage und verursachten keinerlei Innenohrläsionen wie rasterelektronenmikroskopisch nachgewiesen wurde (Abb. 4.9).

Der erwartete Energieverbrauch ist allerdings etwas angestiegen, was darauf hinweist, dass biologische Veränderungen die Verstärkungsmöglichkeiten durchaus etwas reduzieren bzw. einen erhöhten Energieverbrauch zur

Folge haben können. Praktische Konsequenz aus diesen experimentellen Beobachtungen ist, dass die Systeme für jeden Patienten so große Verstärkungsreserven bieten sollten, dass neben dem natürlichen Alterungsprozess auch
biologische Faktoren wie Verwachsungen hinreichend ausgeglichen werden
können. Dafür sind Verstärkungsreserven von mindestens 10 – 15 dB wünschenswert.

Auch bei den piezoelektrischen Wandlersystemen gibt es Einschränkungen
im Tieftonbereich, da in diesem Bereich die erforderliche Auslenkung um viele
Nanometer größer ist als im Hochtonbereich.

4.5.2
Ankopplungsarten

Die Ankopplung entscheidet in ganz besonderer Weise über die qualitativen
Möglichkeiten aller Systeme. Eine suboptimale Ankopplung kann zum Verlust
des gesamten Vorteils des implantierbaren Hörsystems führen.

Die Ankopplung sollte deshalb idealiter folgende Kriterien erfüllen:

1) Sicherheit,
2) qualitative Hochwertigkeit,
3) Langzeitstabilität,
4) Reversibilität,
5) keine Induzierung einer Schalleitungsschwerhörigkeit bei teilimplantierbaren Systemen.

Ad 1: Ankopplungen an die Ossikelkette, besonders an Amboss oder Hammer
können meist ohne Gefahr für das Innenohr durchgeführt werden. Eine direkte
Eröffnung des Innenohres birgt Risiken wie bei der Stapeschirurgie.

Ad 2: Die Qualität der Ankopplung hängt ganz entscheidend von der Stabilität
der Verbindung zwischen Aktor und Ossikelkette ab. Experimentell konnten wir
sowohl mit piezoelektrischen [41 – 43] als auch mit elektromagnetischen Wandlersystemen zeigen, dass stabile Verbindungen beispielsweise mit mechanischem
Crimpen und Festzementieren mit Glasionomerzement zu ganz ausgezeichneten Übertragungsfunktionen führt. Eine stabile Ankopplung kann zwar durch
ausschließliches konventionelles Festcrimpen erreicht werden. Ist aber der
Druck auf ein Ossikel etwas zu groß, ist die reaktive Rarefizierung des Knochens
zwangsläufige Folge, wie dies seit langem aus der Stapeschirurgie bekannt
ist [40].

Ad 3: Die Langzeitstabilität des Symphonix Soundbridge, des Otologics MET
(middle ear transducer) und des TICA erwies sich im Experiment und in Tierversuchen als erstaunlich gut. Eigene Untersuchungen zum TICA zeigten keine
Knochennekrosen am langen Ambossfortsatz nach 6 Monaten [40]. Dies war in-
sofern bemerkenswert, als vermutet werden musste, dass eine feste Verankerung
im Mastoid und eine gleichzeitige feste Verbindung am Amboss zu einer Schädigung am Amboss führen könnte, da einerseits über das Trommelfell ständig
Impulse eingebracht wurden, andererseits über den Wandler direkt auf den Am-

boss Bewegungsenergie eingebracht wird, die notwendigen Schwingungsamplituden sind allerdings gering. In diesem Zusammenhang müssen in Zukunft klinische Langzeiterfahrungen gesammelt werden. Sicher ist, dass die Art der Ankopplung von entscheidender Bedeutung ist. Dies ist auch operativ von Interesse, da die Form des Amboss ganz erheblich variiert und somit unterschiedliche Aspekte bei der Ankopplung bedacht werden müssen. So ist beispielsweise an einem konisch zulaufenden Amboss ein Crimpen anders durchzuführen als an einem bananenförmigen.

Ad 4: Es ist wünschenswert, dass jederzeit die Möglichkeit besteht, ein älteres gegen eine neueres System austauschen zu können oder bei einem Gerätedefekt ein Ersatzgerät ohne größere Komplikationen einbringen zu können. Beim Ankoppeln beispielsweise mit Glasionomerzement konnten wir experimentell diesen ohne Innenohrschaden mechanisch wieder entfernen, was sich beim Menschen möglicherweise weniger einfach durchführen lässt. Dies hängt entscheidend von der Menge des eingebrachten Zements ab. Experimentell ließ sich der Low-viscosity-Glasionomerzement besonders gut gezielt auftragen [41–43]. Grundsätzlich könnte argumentiert werden, dass eine vorübergehende Durchtrennung des Amboss-Steigbügel-Gelenks vertretbar ist, wie dies Fisch et al. dies auch in der Mittelohrchirurgie diskutiert haben [6]. Dieses Vorgehen erlaubt ein Lösen fast jeder Ankopplungsart am Amboss und Hammer. Schwieriger werden die Verhältnisse bei Ankopplung am Stapes. Zum Teil werden dadurch auch die „Sicherheitssysteme" des Mittelohres „ausgeschaltet". Wie die Erfahrungen der japanischen Arbeitsgruppen zeigten, ist ein solches Vorgehen aber klinisch offenbar möglich [51, 38].

Ad 5: Man kann grundsätzlich der Meinung sein, dass eine große zusätzliche Schallleitungskomponente durch implantierbare Hörsysteme nicht akzeptabel ist, da es im Falle eines technischen Problems zu einer praktischen Taubheit kommt. Im Falle einer festen Fixierung des Aktorsystems (z. B. bei Implex oder St. Croix) muss aber davon ausgegangen werden, dass eine qualitativ hochwertige Ankopplung so stabil ist, dass sie eine gewisse Schallleitungskomponente verursacht. Bei Systemen wie dem Symphonix Soundbrigde ist dies nicht der Fall. Unsere klinischen Erfahrungen mit diesem System zeigen, dass auch nach 3 Jahren noch keine wesentlichen Schallleitungskomponenten aufgetreten sind. Andererseits könnte bei implantierbaren Hörsystemen eine Schallleitungskomponente prinzipiell gerechtfertigt sein, wenn der Patient vorher keine angemessene Nutzbarkeit seiner Ohren hatte, wenn beispielsweise Ohrpassstücke nicht vertragen werden konnten, so dass eine nützliche konventionelle Verstärkung nicht erreichbar war. Experimentell hat eine wirklich feste Ankopplung von Implex Prototypen zu einer Schallleitung von durchschnittlich 43 dB geführt. Eine sehr geringe Veränderung zeigte sich beim Festzementieren von Symphonixwandlern, wie an 5 Patienten dargelegt wird (Abb. 4.10). Der funktionelle Gewinn ist aber beträchtlich (Abb. 4.11).

Eine optimierte Fixierung eines an zwei Punkten befestigten Aktorsystems, welches beispielsweise fest im Mastoid verankert ist, wird vermutlich letztendlich nicht ohne Beeinträchtigung der Kettenbeweglichkeit realisierbar sein.

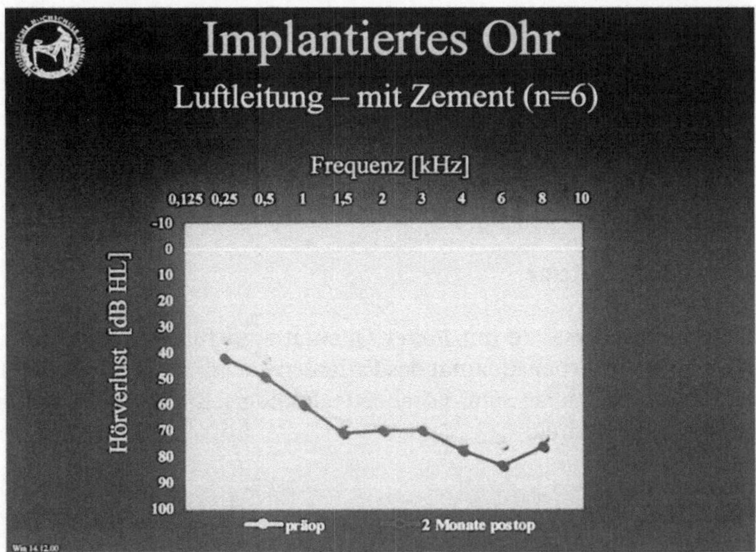

Abb. 4.10. Veränderung der Schallübertragung nach Festzementieren eines FMT mit Glasionomerzement. Klinische Resultate bei 5 Patienten. Minimale Beeinträchtigung der Schallleitung

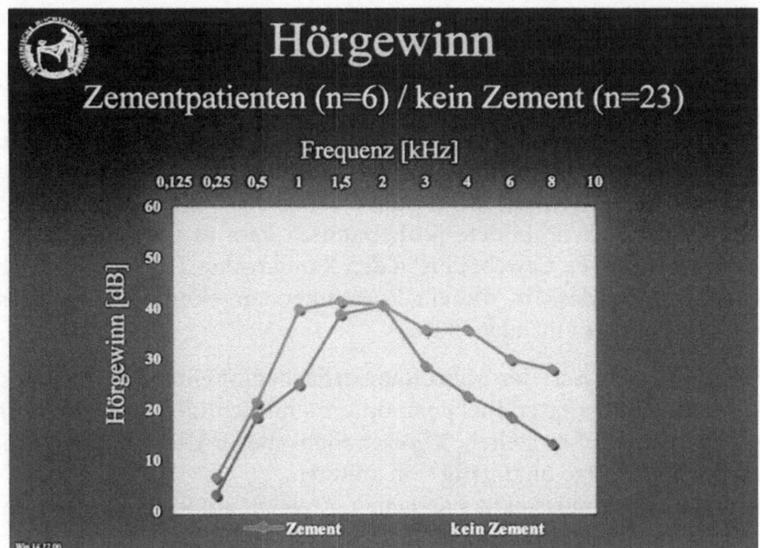

Abb. 4.11. Klinische Resultate mit 5 Symphonix Patienten, bei denen eine zusätzliche Fixierung mit Glasionomerzement stattgefunden hat. Deutliche Verbesserung der Verstärkung im Vergleich zu einem Kollektiv ohne Zement (*obere Linie*)

Eine gewisse Sonderstellung nehmen die tierexperimentellen Befunde von Fredrickson et al. [7, 8] ein: Die Autoren waren in der Lage, gut zu stimulieren und trotz fixierten Aktors mit wenig Schallleitung auszukommen. Ähnliche Befunde konnten auch in ersten klinischen Studien mit dem MET von Otologics bestätigt werden.

4.6
Vollimplantierbare Systeme

Vollimplantierbare Systeme mit hoher Qualität sind für Patient und Arzt ein Idealziel, da dies die Lebensqualität des Patienten enorm steigern könnte. Dieses Ziel wird auch erreichbar sein, ist aber technologisch und medizinisch eine extreme Herausforderung.

4.6.1
Sensorsysteme

Neben gekapselten Elektretmikrofonen wurden bisher experimentell und klinisch im Wesentlichen nur piezoelektrische Sensorsysteme verwendet. Externe Sensorsysteme bzw. Mikrofone erzeugen verschiedenste Probleme, angefangen bei Windgeräuschen bis hin zum Verlust der äußerst nützlichen Verstärkungsfunktion des äußeren Gehörgangs. Daher erscheint ein Mikrofonäquivalent am Hammer oder nahe am Trommelfell ideal.

Subepitheliale Mikrofone. Untersuchungen mit Implex Mikrofonen im äußeren Gehörgang von Hunden zeigten, dass sie durchaus gute Aufnahme von Signalen ermöglichten. Es war jedoch auch festzustellen, dass im Falle von Entzündungen erhebliche Probleme auftreten können. Die schmalen Gehörgänge der Tiere standen nicht in idealem Verhältnis zum Durchmesser der Mikrofontitanmembran, die die Oberfläche bildete [40]. Dadurch kam es zu einem nicht wünschenswerten reaktiven Gewebeplus in den Randarealen. Die verschiedenen Erfahrungen zeigten, dass in diesem Zusammenhang klinisch zumindest auf folgende drei Aspekte einzugehen ist.

- Das Mikrofon (besser: der Mikrofonoberflächendurchmesser) muss– sofern unter dem Gehörgangsepithel positioniert – im richtigen Verhältnis zum Gehörgangsdurchmesser stehen. Klinisch kann dies bedeuten, dass besonders schmale Gehörgänge ungünstig sein könnten.
- Die Implantation muss ganz passgenau erfolgen, um Probleme an den Rändern zu vermeiden.
- Es dürfen keine Defekte in der hinteren Gehörgangswand entstehen, da sie das Risiko für chronische Entzündungen und Cholesteatomentstehung erheblich erhöhen.

Piezoelektrische Sensoren. Bei den piezoelektrischen Sensorsystemen der Fa. St. Croix, die als Mikrofonäquivalent die natürlichen Schwingungen der Ossikel abgreifen, zeigte sich 1998 schnell, dass eine gute Ankopplung naturgemäß genauso wichtig ist wie beim Aktor. Auch hier wird das Prinzip eines ungekapselten, aber gut abisolierten Piezoelementes genutzt. Grundsätzlich ist eine Ankopplung am Hammer oder auch am Amboss sehr gut möglich. Wichtig ist aber der genaue Ankoppelmodus, der auch auf „Grobbewegungen" des Trommelfelles, z. B. bei Luftdruckschwankungen eingehen muss.

Die durchaus positiven Akutversuche an Mensch und Tier zeigen, dass der Erhalt der Ossikelkette für eventuelle spätere Nutzung, z. B. für vollimplantierbare Kochleaimplantate stets bedacht werden muss [41–43].

4.6.2
Herausforderungen vollimplantierbarer Systeme

Aus dem weiten Spektrum der Anforderungen an vollimplantierbare Hörsysteme sollen exemplarisch zwei wichtige Aspekte herausgegriffen werden, die für die Patientenberatung derzeit noch eine besondere Rolle spielen können.

Rückkopplungsphänomene

Rückkopplung bedeutet, dass ein Teil eines Ausgangssignals an den Eingang eines Systems zurückgeführt wird. Geschieht dies ungewollt, kann sich ein „Ausgangssignal" unkontrolliert verstärken bzw. aufschaukeln.

Rückkopplungsphänomene sind für Träger konventioneller Hörgeräte ein häufiges Problem, gehen meist mit einem hohen Pfeifen einher und können oftmals durch eine verbesserte (dichtere) Otoplastik behoben werden. Im Fall des konventionellen Hörgerätes ist der „Rückkopplungspfad" wie folgt: Das Ausgangssignal wird teilweise am Trommelfell reflektiert und gelangt dann am Ohrpassstück vorbei an das außen befindliche Mikrofon.

Für vollimplantierbare Systeme stellen sie eine der größten Herausforderungen dar. Sogar bei teilimplantierbaren Systemen, wie dem Symphonix Soundbridge kann man in bestimmten Situationen Rückkopplungsprobleme beobachten. Rückkopplungen sind bei enger nachbarschaftlicher Beziehung von Aktor und Sensor zu erwarten.

Sie können prinzipiell über verschiedene Rückkopplungswege generiert werden, die wesentlichsten „Rückkopplungspfade oder -wege" sind:

- direkt über die intakte Ossikelkette. Wenn die Gehörknöchelchenkette nicht unterbrochen ist, kann eine auf die Kette gegebene mechanische Energie direkt retrograd in den Gehörgang gelangen, von einem dort befindlichen Mikrofon aufgenommen werden und so ein Rückkopplungspfeifen verursachen:
- über den Knochen des Mastoid, in dem Aktor und Sensor verankert sind (entscheidend ist die Art der Befestigung von Aktor und Sensor),

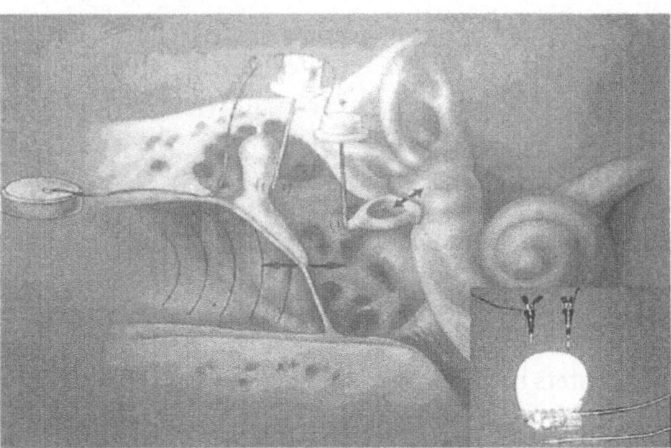

Abb. 4.12. Konzept von St. Croix mit Entnahme des Amboss. Prototypen von Aktor, Sensor und einem Hauptelektronikmodul (*rechts unten*)

- über im Laufe der Zeit entstehende biologische Verbindungen (z. B. Verwachsungen oder osteoneogenetisch entstandene Strukturen),
- theoretisch auch elektrisch, (z. B. über ungenügend abgeschirmte oder im Laufe der Zeit defekt gewordene Kabel).

Aus unseren frühen Tierversuchen haben wir gelernt, dass bei stabiler Fixierung am Amboss und Positionierung eines Mikrofons subepithelial im Gehörgang, ein Rückkopplungspfeifen bei größerer Verstärkung – ab ca. 35 dB – auftreten kann. In der Folge wurde versucht, dies durch verschiedenste Maßnahmen wie die Einbettung des Mikrofons in Silikon zu reduzieren, was aber initial nicht leicht gelang. Fazit aus den verschiedenen Bemühungen war, dass eine ganze Reihen von Faktoren Verbesserungen dieser Situation erbringen können, es letztendlich aber eine Kettenunterbrechung war, die das Problem auf jeden Fall erheblich reduzierte.

Die Konzeption des Envoy Systems, die auf Don Schäfer zurückgeht, sah aus genau diesem Grunde von Anfang an die Kettendissektion mit Entnahme des Amboss vor. Dies verursacht zwar eine maximale Schallleitung, eliminiert aber den direkten Rückkopplungspfad über die Ossikelkette (Abb. 4.12).

Experimentell zeigt sich nun aber, dass frühe Prototypen ab 38 dB Verstärkung ebenfalls über Knochenleitung ein Rückkopplungspfeifen induzieren können, was jedoch durch optimierte Verankerung der Aktor- und Sensoreinheiten reduziert werden kann. Dieses Beispiel zeigt, dass die Anforderungen an der Operateur bei vollimplantierbaren Systemen erheblich steigen. Langzeiteffekte, wie beispielsweise das Umwachsenwerden von Titanschrauben im Bereich einer osteosynthetischen Fixierung, müssen bedacht werden.

Energieversorgung

Vollimplantierbare Systeme sollen sich besonders auch durch ihren Komfort auszeichnen. Daher sollten sie im Idealfall nur selten oder in größeren Abständen nachzuladen sein.

Man könnte an eine implantierte sehr potente Batterie denken, die beispielsweise alle 3–5 Jahre in einem operativen Eingriff in örtlicher Betäubung ausgetauscht werden muss. Ein anderes Konzept ist die Implantation einer in bestimmten Abständen über ein kopfhörerartiges Ladegerät von außen wiederaufladbaren Batterie. Auch ein solches System muss spätestens nach 10 oder mehr Jahren – vielleicht schon früher – ersetzt werden, da nicht beliebig viele Ladezyklen ohne Verlust an Betriebszeit möglich sind.

Operative Revisionen sind möglich, beinhalten aber ein kleines Infektionsrisiko, dass bei Implantaten möglichst minimiert werden sollte. Daher sind regelmäßige operative Wiedereröffnungen in kürzeren Abständen ungünstig.

Betrachtet man den Energieverbrauch der unterschiedlichen Wandlersysteme, so scheinen piezoelektrische Wandler einen Vorteil aufzuweisen. Alle bisher vorgelegten vollimplantierten Systeme von Rion, Implex und St. Croix besaßen solche Wandlersysteme. Piezoelektrische Systeme haben einen geringeren Verbrauch, da nur regional relativ kleine Ströme fließen müssen und im Vergleich zum elektromagnetischen Wandler weniger Verlust durch Produktion von Wärmeenergie entsteht. Manche piezoelektrischen Systeme haben aber einen relativ hochohmigen Widerstand und benötigen daher auch eine gewisse Spannung. Der Verbrauch insgesamt ist aber niedriger als bei elektromagnetischen Systemen, denn es muss beispielsweise kein Magnetfeld aufgebaut werden (vgl. Baumann 1998[2]). Andererseits ist der „floating mass transducer" (FMT) von Symphonix ein schönes Beispiel dafür, wie auch elektromagnetische Systeme mit relativ wenig Energie auskommen können. Dies hat aber auch klare Verstärkungsgrenzen zur Folge.

Neben dem Wandler spielen auch andere Faktoren, wie die Verarbeitungselektronik, eine Rolle. Komplexe Verarbeitungselektronik benötigt sicherlich etwas mehr Energie als einfachere Systeme. Die für vollimplantierbare Systeme in Frage kommenden Patienten benötigen aber eine gute Signalverarbeitung. Es wäre nicht angemessen, die guten Übertragungseigenschaften der Wandlersysteme durch suboptimale Verarbeitungselektronik in ihrem Effekt zu reduzieren.

Die praktische Konsequenz ist daher, dass im Augenblick ein regelmäßiges Wiederaufladen mittels Ladestation, wie das bei Implex der Fall ist, ein konservatives aber sicheres Verfahren ist. Es ist mit dem Patienten ausführlich zu besprechen, ob dies mit seinen Lebensumständen vereinbar ist. Tägliche Aufladezeiten von 15 bis 20 min beispielsweise abends oder von 30 min alle 2 Tage sind im Augenblick nicht unrealistisch. In Kürze werden sich die Zeiträume aber erheblich verlängern lassen.

4.7
Zusammenfassung

Experimentelle Untersuchungen an Prototypen implantierbarer Hörgeräte konnten zeigen, dass derartige Geräte in der Lage sind, elektronisch aufbereitete akustische Signale qualitativ sehr hochwertig zu übertragen. Auf der Basis dieser

Befunde konnten erste Produkte wie das Symphonix Soundbridge System und das TICA LZ 2001 zugelassen werden. Die Systeme sind durchaus viel versprechend und sollten für konventionell schlecht versorgbare Gruppen, beispielweise Patienten mit massiven Gehörgangsproblemen, in Betracht gezogen werden, zumal diese Patienten bei höhergradiger Innenohrschwerhörigkeit meist keine echte Alternative haben, da dann knochenverankerte Systeme an ihre Grenzen stoßen.

An die Beratung stellen die vollimplantierbaren Systeme weitaus höhere Anforderungen, da sie technisch und operativ weitaus komplexer sind und evtl. eine Kettenunterbrechung erforderlich machen.

Die implantierbaren Hörgeräte sind dabei, sich klinisch zu etablieren. Sie können, wie z.B. der Implex Wandler, bereits jetzt bis zu 10 000 Hz in guter Qualität übertragen.

Die auszugsweise vorgestellten Forschungsergebnisse bzw. Grundüberlegungen können auch heute schon für den beratenden HNO-Arzt einen praktischen Nutzen haben.

4.8
Ausblick

Im Bereich der teilimplantierbaren Hörgeräte bzw. Hörsysteme werden besonders die Aspekte Ankopplung und Reimplantierbarkeit durch weitere experimentelle Untersuchungen und klinische Evaluation zügig vorangetrieben. Dies wird in Kombination mit modernster Verarbeitungselektronik den Indikationsbereich für implantierbare Systeme (praktisch-klinisch betrachtet) ausdehnen und die Möglichkeiten für das operative Vorgehen erweitern.

Bei den vollimplantierbaren Systemen werden verbesserte Sensorsysteme und Fortschritte in der Unterdrückung von Rückkopplungsproblemen, in der Batterietechnologie und der Verarbeitungselektronik signifikante Fortschritte bringen. Synergieeffekte werden sich aus den Bemühungen um vollimplantierbare Kochleaimplantate ergeben. Gerade in diesen Bereichen wird umfangreiche experimentelle Forschung die Türen zu weiteren Erfolgen weit öffnen. Die implantierbaren Hörsysteme werden in der funktionellen Rehabilitation Schwerhöriger ihren Platz zwischen den konventionellen Hörgeräten, knochenverankerten Hörgeräten und Kochleaimplantaten einnehmen. Wesentliches Ziel aller experimentellen Forschung ist es, potenzielle Risiken und unerwünschte Effekte rechtzeitig zu erkennen, damit eine neue Technologie nicht durch vermeidbare Misserfolge in Misskredit gerät.

Danksagung

Die umfangreichen experimentellen Untersuchungen zu Prototypen der Firmen Implex von 1993 bis 1997 und St. Croix Medical wurden alle von Herrn Dr. B. Strauchmann mitgestaltet.

Wichtige weitere Mitarbeiter waren Herr Dr. M. Jacobi, Herr Dr. B. Philipps, Herr R. Koriat und Frau Dr. M. Koster sowie Herr Ing. G. Temme und Frau Dr. S. Glage. Ohne die Unterstützung besonders durch Herrn Dr. H. Leysieffer und Herrn Ing. J. Baumann sowie zahlreicher weiterer Mitarbeiter der Firma Implex wären unsere Untersuchungen nicht möglich gewesen.

Von St. Croix Medical haben uns besonders Herr Ing. Clair Madsen und Herr Ing. Kai Kroll unterstützt.

Zahlreiche Felsenbeinuntersuchungen und praktische Übungen haben wir auch mit Symphonix Implantaten durchführen können, wobei uns zuletzt besonders Herr Ing. M. Winter unterstützte.

Untersuchungen zu Otologics Implantaten wurden besonders von Herr Dr. E. Graßhof betreut und von Herrn A. Hemmrich unterstützt.

Weitere wichtige Partner waren Herr Prof. Dr. K. Otto und Herr Prof. Dr. H.J. Hedrich am zentralen Tierlaboratorium der Medizinischen Hochschule Hannover (MHH) und Herr Prof. Dr. Dr. h.c. mult. Drommer von der Abteilung für Pathologie der Tiermedizinischen Hochschule Hannover. Den Dres. W. Dillo und B. Dietrich sowie Herrn Prof. Dr. H. Becker von der Abteilung für Neuroradiologie der MHH sei für zahlreiche Untersuchungen ebenfalls herzlich gedankt.

Herrn Dr. B. Strauchmann sei für die Durchsicht des Manuskriptes herzlich gedankt.

Herr Prof. Dr. Thomas Lenarz hat nicht nur seine umfangreiche klinische und experimentelle Erfahrung besonders mit frühen Prototypen von Implex beigetragen, sondern auch durch seine Förderung die experimentellen Untersuchungen der von mir geleiteten Arbeitsgruppen ermöglicht. Darüber hinaus konnte ich an seiner Klinik seit 1997 sehr nützliche praktische Erfahrung mit der Implantation von Hörgeräten sammeln.

Literatur

1. Ball GR Implantable electromagnetic hearing transducer. United States Patent 5.554.09
2. Baumann JW, Leysieffer H (1998) Grundlagen der Energieversorgung vollständig implantierbarer Hörgeräte für Innenohrschwerhörige. HNO 46: 121–128
3. Deddens AE, Wilson EP, Lesser THJ, Frederickson JM (1990) Totally Implantable Hearing Aids: The Effects of Skin Thickness on Microphone Function. Am J Otolaryngol 11: 1–4.
4. Dillo W, Weber BP, Becker H (1998) Computertomographische Untersuchungstechnik und Anatomie des Felsenbeins. Klin Neurorad 8: 159–164
5. Dumon T, Zennero O, Aran JM, Bebear JP (1995) Piezoelectric Middle Ear Implant Preserving the Ossicular Chain. Otolaryngol Clin N Am 28: 173–188
6. Fisch U, Cremers CWR, Lenarz T, Weber BP, Babighian G, Uziel A, Proops D, O'Conner AF, Charachon R, Helms J, Fraysse B (im Druck) Clinical experience with the Vibrant Soundbridge. Am J Otol

7. Frederickson J, Tomlinson D, Davis E (1973) Evaluation of an electromagnetic implantable hearing aid. Can J Otolaryngol 2: 53–62

8. Frederickson JM, Coticchia JM, Khosla S (1995) Ongoing investigations into an implantable electromagnetic hearing aid for moderate to severe sensorineural hearing loss. Otolaryngol Clin N Am 28: 107–120

9. Glorig A, Mousehegian G, Bringewald P (1972) Magnetically coupled stimulation of the ossicular chain: Measures in kangaroo rat and man. J Acoust Soc Am 52: 694–696

10. Goode R, Glattke T (1973) Audition via electromagnetic induction. Arch Otolaryngol Head Neck Surg 98: 23–26

11. Goode R, Nishihara S (1994) Experimental study of the acoustic properties of incus replacement prostheses in a human temporal bone model. Am J Otol 15: 485–494

12. Goode RL, Rosenbaum ML, Maniglia AJ (1995) The history and development of the implantable hearing aid. Otolaryngol Clin N Am 28: 1–16

13. Goode RL (1995) Current Status and Future of Implantable Electromagnetic Hearing Aids. Otolaryngol Clin N Am 28: 141–146

14. Grant I, Kroll K (2000) Direct sound detection from the ossicular chain. In: Ronkowski J, Merchant S (eds) The function and mechanics of normal, diseased and reconstructed middle ears. Kugler, Amsterdam, pp 341–352

15. Heide J, Tatge G, Sander T (1998) Development of a semi- implantable hearing aid. Adv Audiol 4: 42–43

16. Hough J, Dormer K, Meilke M, Baker S, Himelick T (1988) Middle ear implantable hearing device: ongoing animal and human evaluation. Ann Otol Rhinol Laryngol 97: 650–658

17. Hough JV, Dyer RK, Dormer KJ, Matthews P, Gan RZ, Woodl MW (2000) Midle ear electromagnetic implantable hearing device. Initial clinical results. In: Ronkowski J, Merchant S (eds) The function and mechanics of normal, diseased and reconstructed middle ears. Kugler, Amsterdam, pp 353–366

18. Hüttenbrink KB (1997) Implantierbare Hörgeräte für hochgradige Schwerhörigkeit. Grundsätzliche Überlegungen zu ihrem Einsatz und ein Versuch der technischen Realisierung (Dresdner/Bochumer Modell). HNO 45: 742–744

19. Jacobi M (1997) Elektrische Reaktionsaudiometrie (ERA) beim Hund unter Berücksichtigung eines piezoelektrischen Mittelohrimplantates. Dissertation, Medizinische Hochschule Hannover

20. Kartush JM, Tos M (1995) Electromagnetic Ossicular Augmentation Device. Otolaryngol Clin N Am 28: 155–172.

21. Kießling J, Kollmeier B, Diller G (1997) Versorgung und Rehabilitation mit Hörgeräten. Thieme, Stuttgart New York

22. Kodera K, Suzuki K, Ohno T (1998) Evaluation of the implantable microphone in the cat. Adv Audiol 4: 117

23. Lenarz T, Weber BP, Mack KF, Battmer RD, Gnadeberg D (1998) Vibrant Soundbridge System: Ein neuartiges Hörimplantat für Innenohrschwerhörige. Laryngo Rhino Otol 77: 247–255

24. Leysieffer H, Hortmann G, Baumann JW (1994) Electromechanical transducer for implantable hearing aids. US patent 5.277.694

25. Leysieffer H, Baumann JW, Müller G, Zenner HP (1997) Ein implantierbarer piezoelektrischer Hörgerätewandler für Innenohrschwerhörige. Teil I Entwicklung eines Prototypen. HNO 45: 792–800

26. Leysieffer H, Baumann JW, Müller G, Zenner HP (1997) Ein implantierbarer piezoelektrischer Hörgerätewandler für Innenohrschwerhörige. Teil II: Klinisches Implantat. HNO 45: 801–815

27. Leysieffer H, Müller G, Zenner HP (1997) Ein implantierbares Mikrofon für elektronische Hörimplantate. HNO 45: 816–827

28. Leysieffer H (1997) Prinzipielle Anforderungen an einen elektromagnetischen Wandler für implantierbare Hörgeräte bei Innenohrschwerhörigkeit. Teil I: Technische und audiologische Aspekte. HNO 45: 775–786

29. Maniglia A, Ko W, Rosenbaum M (1988) A contactless electromagnetic implantable middle ear device of the ossicular stimulating type. Ann Otol Rhinol Laryngol 136: 1–16

30. Maniglia AJ, Wen HK, Rosenbaum ML, Falk T, Zhu WL, Frenz WN, Werning J, Masin J, Stein A, Sabri A (1995) Contactless Semi-implantable Electromagnetic Middle Ear Device for the Treatment of Sensorineural Hearing Loss: Short-Term and Long-Term Animal Experiments. Otolaryngol Clin N Am 28: 121–140

31. Perkins R, Pluvinage V (1993) The Earlens system: a new method of sound transduction to the human ear – current status. (Proceedings of the International Symposium on Electronic Implants in Otology and Conventional Hearing Aids in Orlando, abstract 34)

32. Plester D, Matutinovic R, Matutinovic Z (1978) Hörgeräteanwendung für die induktive Übertragung akustischer Signale. Deutsches Patentamt 2044870

33. Rodt T, Schmidt AM, Weber BP, Lenarz T, Becker H (submitted) Virtual Endoscopy of the Middle Ear: Experimental and Clinical Results of a standardized approach using Multi-Slice Computed Tomography. Am J Neurorad

34. Rutschmann J (1959) Magnetic audition. IRE Transactions on Medical Electronics 6: 22

35. Spindel JH, Lambert PR, Ruth RA (1995) The Round Window Electromagnetic Implantable Hearing Aid Approach. Otolaryngol Clin N Am 28: 189–206

36. Suzuki JI, Shono H, Koga K, Akiyama T (1987) Early studies and the history of development of the middle ear implant in Japan. Adv Audiol 4: 4–14

37. Suzuki JI, Kodera K, Nagai K, Yabe T(1994) Long-term clinical results of the partially implantable piezoelectric middle ear implant. ENT 73: 104–107

38. Suzuki JI, Kodera K, Nagai K, Yabe T (1995) Partially implantable piezoelectric middle ear hearing device: Long-term results. Otolaryngol Clin N Am 28: 99–106

39. Waldmann B, Maassen M, Zenner HP (2000) Audiometry using Non-Invasive Vibratory Stimulation of the Ossicular Chain. Abstract book. (3rd International Symposium on Electronic Implants in Otology & Conventional Hearing Aids in Birmingham, abstract book, pp 65–66)

40. Weber BP (1997) Das vollimplantierbare Hörgerät. Habilitationschrift, Medizinische Hochschule Hannover

41. Weber BP, Philipps B, Strauchmann B, Lenarz T (1998) Advances in the Use of Glass-Ionomeric Cement. Part 1: Experimental Results and Portrayal of a Technique. ORL J Otorhinolaryngol Relt Spec 60: 111–115

42. Weber BP, Goldring J, Santogrossi T, Koestler H, Tzivikos G, Battmer R, Lenarz T (1998) Magnetic Resonance Imaging Compatibility Testing of the Clarion 1.2 Cochlear Implant. Am J Otol 19: 584–590

43. Weber BP, Philipps B, Strauchmann B, Lenarz T (1998) Advances in the Use of Glass-Ionomeric Cement. Part 2: Functional Results of Fine Application of Low- Viscosity Glass-Ionomeric Cement: Animal Experimental Results. ORL J Otorhinolaryngol Relt Spec 60: 116–119

44. Weber BP, Strauchmann B, Jacobi M, Phillips B, Baumann J, Leysieffer H, Lenarz T (1999) Animal experimental evaluation of parts of a fully implantable hearing aid. (Association for Research in Otorhinolaryngology. Abstract book 22, p 112)

45. Weber BP, Strauchmann B, Temme G, Lenarz T (1999) Implantable hearing aids – experimental evidence of efficiency and risk control. (Association for Research in Otorhinolaryngology. Abstract book 22, p 7)

46. Weber BP, Mack KF, Strauchmann B, Kroll K, Frohne C, Temme G, Lenarz T (1999) Untersuchungen zu einem implantierbaren Hörgerät mit piezoelektrischem Aktor- und Sensorsystem. (Deutsche Gesellschaft für Hals-Nasen-Ohren-Heilkunde, 70. Jahresversammlung in Aachen, 12–15.5.)

47. Weber BP, Strauchmann G, Temme E, Graßhof S, Glage C, Frohne K, Kroll J Baumann, T Lenarz (1999) Zur Entwicklung implantierbarer Hörgeräte. Oto Rhino Laryngologia 9: 44–45

48. Weber BP, Rodt T, Schmidt A, Neuburger J, Becker H, Lenarz T (2000) Experimentelle und klinische Untersuchungen zur virtuellen Endoskopie des Mittelohres. Otorhinolaryngol Nova 10: 57

49. Welling BD, Barnes DE (1995) Acoustic Stimulation of the Semicircular Canals. Otolaryngol Clin N Am 28: 207–220

50. Wilska A (1935) Eine Methode zur Bestimmung der Hörschwellenamplituden des Trommelfells bei verschiedenen Frequenzen. Scand Arch Physiol 72: 161–165

51. Yanagihara N, Gyo K, Hinohira Y (1995) Partially Implantable Hearing Aid Using Piezoelectric Ceramic Ossicular Vibrator: Results of the Implant Operation and Assessment of the Hearing Afforded by the Device. Otolaryngol Clin N Am 28: 85–98

52. Zenner HP, Leysieffer H (1997) Aktive elektronische Hörimplantate für Mittel-und Innenohrschwerhörige- eine neue Ära der Ohrchirurgie Teil I: Grundprinzipien und Nomenklaturvorschlag. HNO 45: 749–757

53. Zenner HP, Leysieffer H (1997) Aktive elektronische Hörimplantate für Mittel- und Innenohrschwerhörige- eine neue Ära der Ohrchirurgie. Teil II: Gegenwärtiger Entwicklungsstand. HNO 45: 758–768
54. Zenner HP, Leysieffer H (1997) Aktive elektronische Hörimplantate für Mittel- und Innenohrschwerhörige- eine neue Ära der Ohrchirurgie. Teil III: Perspektiven für Schwerhörige HNO 45: 769–774
55. Zenner HP (1997) Prinzipielle Anforderungen an einen elektromechanischen Wandler für implantierbare Hörgeräte bei Innenohrschwerhörigkeit. Teil II: Klinische Aspekte. HNO 45: 787–791
56. Zenner HP, Maasen MM, Plinkert PK, Zimmermann R, Baumann JW, Reischel G, Leysieffer H (1998) Erste Implantationen eines vollständig implantierbaren elektronischen Hörsystems bei Patienten mit Innenohrschwerhörigkeit. HNO 46: 844–852

Kapitel 5

Vollimplantation: TICA-Hörsystem bei Hochtonschwerhörigkeit

5

H. P. Zenner

5.1
Einführung

TICA („totally integrated cochlear amplifier") ist ein europaweit zugelassenes (CE-Zulassung), totalimplantierbares vibratorisches Verstärkerimplantat („amplifier implant", AI [49–51]), das seit 1998 zur operativen Therapie der hörgeräterefraktären Hochtoninnenohrschwerhörigkeit verwendet wird (Abb. 5.1, [53, 54]). Bei diesen Patienten ist typischerweise die vibratorische Verstärker-

HNO Praxis heute 21
E. Biesinger, H. Iro (Hrsg.)
© Springer-Verlag Berlin Heidelberg 2002

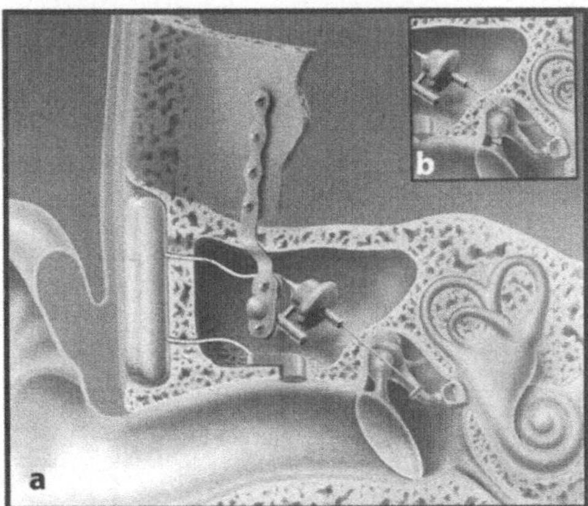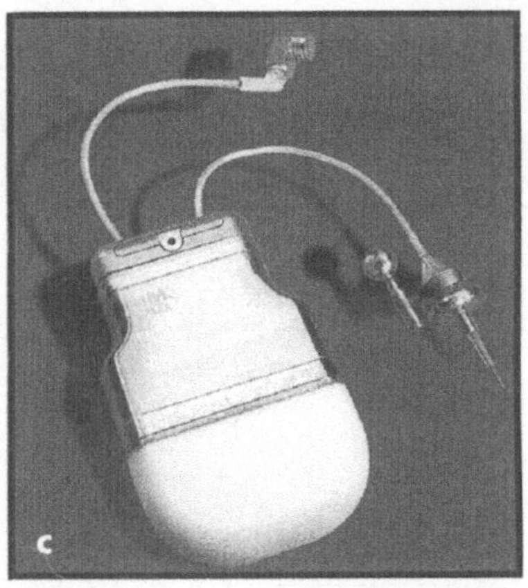

Abb. 5.1 a – c. TICA LZ 3001 nach Leysieffer und Zenner [24]. **a** Totalimplantation mit Ankopplung an langen Ambossschenkel durch eine posteriore Tympanotomie, **b** Ankopplung an den Ambosskörper mit reversibler Hammerhalsdurchtrennung, **c** Photo des Implantats mit Aktor (*rechts*), Sensor (*oben*) und Prozessormodul

funktion eines Teils der äußeren Haarzellen ausgefallen, während die inneren Haarzellen noch funktionieren. TICA nimmt den Schall im äußeren Gehörgang in der Nähe des Trommelfelles transkutan durch die intakte Haut auf, verstärkt das Signal und verwandelt es in Mikrovibrationen, die an den Amboss angekoppelt werden [22].

Dadurch wird eine verstärkte Wanderwelle ausgelöst, die die inneren Haarzellen stimulieren kann. Das Implantat erlaubt damit hörverbessernde Operationen bei Innenohrschwerhörigen ohne äußerliches Stigma und lässt aufgrund der Implantation des Membransensors in die hintere knöcherne Gehörgangswand bei einem Teil der Patienten eine z. T. erstaunliche Sprachkommunikation auch bei Störgeräuschen sowie eine auditorische Raumorientierung zu. Das 1988 entwickelte System umfasst einen ins Mastoid implantierbaren, piezoelektrischen Aktor von 8 mm Durchmesser (Gewicht 0,4 g) [19, 20] sowie einen in die hintere knöcherne Gehörgangswand transmastoidal subkutan implantierbaren Schallsensor (Membrandurchmesser 4,5 mm, Gewicht 0,4 g, [21]), eine implantierbare Batterie sowie einen implantierbaren, digital programmierbaren Dreikanal-Audioprozessor [27]. Die Schallaufnahme erfolgt trommelfellnah durch den implantierten Membransensor [19 – 21]. Das Signal wird über den piezoelektrischen Wandler (Aktor) an den Amboss angekoppelt (Abb. 5.2). Sein Frequenzgang reicht von 50 – 10 000 Hz. Bis 500 Hz können Innenohrhörverluste bis 30 dB, ab 2000 Hz auch steilabfallende, hochgradige Hörverluste kompensiert werden.

Die internationalen Forschungsanstrengungen zur Entwicklung implantierbarer Vibrationsverstärker haben bereits 1935 mit Wilska [45] begonnen und in den letzten 30 Jahren einen enormen Aufschwung erlebt [2 – 14, 19, 34, 28 – 33, 35 – 42, 46, 47] und zu den heute klinisch zur Verfügung stehenden Implantaten geführt. Diese sind bisher etwa 600 Patienten implantiert worden. Das älteste

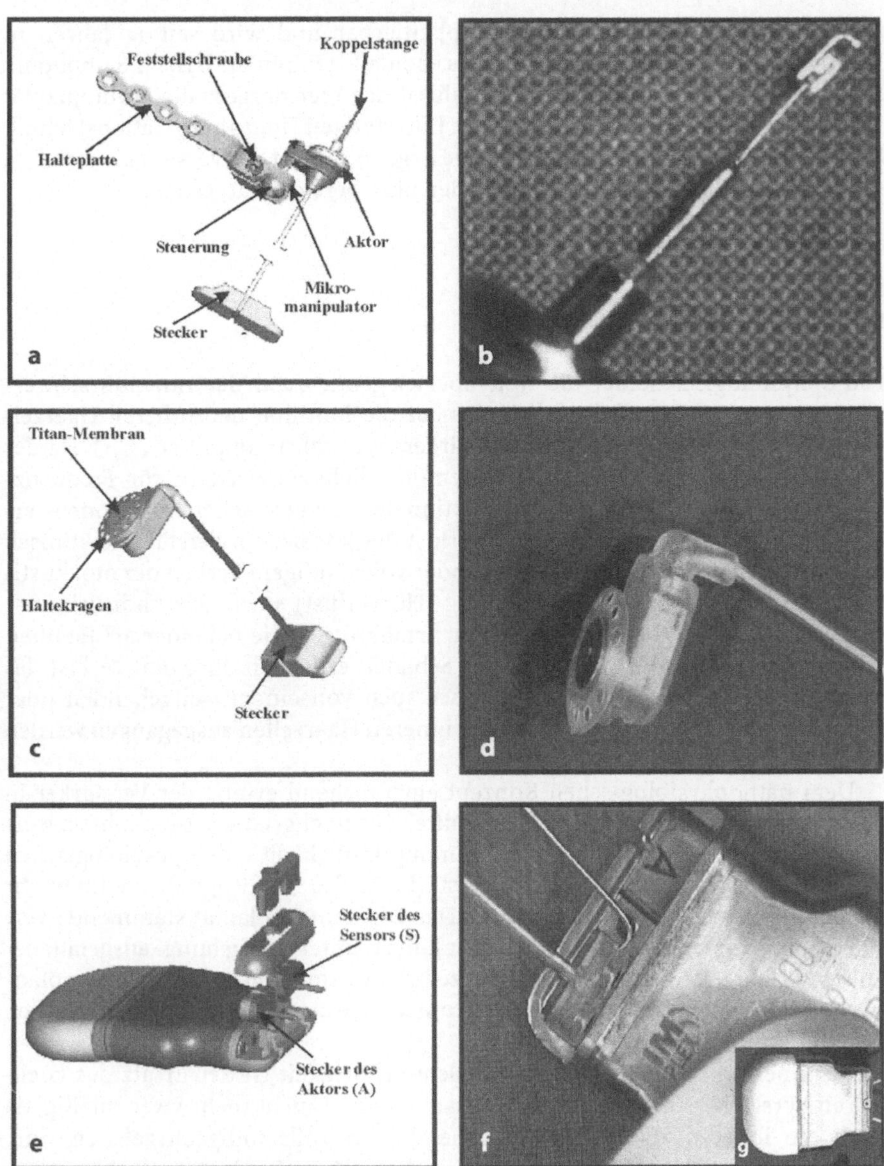

Abb. 5.2 a – g. Die 3 Module des TICA LZ 3001. **a, b** Piezoelektrischer Aktor, **c, d** Sensor, **e, f** Prozessormodul mit Steckplätzen für die Stecker von Aktor und Sensor, **g** nach Einstecken der Stecker wird das Prozessormodul geschlossen

[46, 47] heißt RION MEI, ist teilimplantierbar und wird seit 14 Jahren in Japan verwendet. Seit 4 Jahren wird das ebenfalls teilimplantierbare Symphonix Soundbridge implantiert [18], seit 3 Jahren das hier dargestellte Vollimplantat TICA LZ 3001. Entwicklung, technische Einzelheiten [19, 20], Operationstechnik [53–55], Indikationen [57] und klinische Ergebnisse mit der Version LZ 3001 [57] sind publiziert und werden im Folgenden als Übersicht dargestellt.

5.2
Pathophysiologische Grundlagen

Pathophysiologisch leidet die weit überwiegende Zahl der Innenohrschwerhörigen an einer Insuffizienz [48] des auf die Motilität der äußeren Haarzellen zurückgehenden kochleären Verstärkers („cochlear amplifier", CA). Da der kochleäre Verstärker erstens für Hörempfindlichkeit, zweitens für Frequenzselektivität und drittens für die Produktion der otoakustischen Emissionen verantwortlich ist [48], macht sich ein Verlust des kochleären Verstärkers klinisch in positivem Recruitment, teilweisem oder vollständigem Verlust der otoakustischen Emissionen, Schwellenanhebung (Hörverlust) sowie Sprachdiskriminationsverlust bemerkbar. Bei kochleärer Ertaubung sowie bei einer an Taubheit grenzenden Schwerhörigkeit geht der Schaden erheblich über den Verlust des kochleären Verstärkers hinaus: Es muss auch von einem weitgehenden oder vollständigen Verlust der Funktion der inneren Haarzellen ausgegangen werden [48].

Dem pathophysiologischen Konzept entsprechend ersetzt der Verstärker in einem implantierbaren Hörgerät bei mittel- bis hochgradiger Innenohrschwerhörigkeit partiell – nämlich für die Hörempfindlichkeit – den physiologischen kochleären Verstärker: statt einer Verstärkung des Schallsignals im Innenohr erfolgt die Verstärkung im Implantat. Das aus dem Implantat stammende verstärkte mikromechanische Signal stimuliert unter Umgehung ausgefallener äußerer Haarzellen die inneren Haarzellen des Innenohrs. Derartige implantierbare Hörgeräte sollten daher mikromechanisches Ersatzimplantat für den Innenohrverstärker (AI) sein.

Bei einer an Taubheit grenzenden Schwerhörigkeit ist der Ersatz des kochleären Verstärkers und damit der Einsatz eines AI nicht mehr zweckmäßig, da auch die inneren Haarzellen weitgehend oder vollständig ausgefallen sind. Daraus ergibt sich die Indikation für ein kochleäres Implantat (CI), das unter Umgehung der gesamten Funktion des Innenohres den Hörnerv elektrisch stimuliert. So gesehen handelt es sich also um eine elektrische Innenohrersatzprothese. Zusammenfassend und vereinfacht ausgedrückt: Bei der überwiegenden Zahl der Innenohrschwerhörigen muss der kochleäre Verstärker, bei Innenohrtaubheit oder an Taubheit grenzender Schwerhörigkeit das gesamte Innenohr „ersetzt" werden.

Tabelle 5.1. Gründe für eine nicht ausreichende Versorgbarkeit mit konventionellen Hörgeräten (Beispiele)

Medizinische und psychosoziale Gründe	Akustische Gründe	Berufliche Gründe
Intoleranz gegen Gehörgangsokklusion	Feedback	Musiker
Entzündungen durch Ohrpassstücke	Verzerrungen	Berufssportler, Sportlehrer
Handerkrankungen	Unzureichendes Sprachverständnis bei Hintergrundlärm	(Sprach-)Lehrer, Dolmetscher
Diffamierung und Diskriminierung in Folge der Stigmatisierung	Hochtonsteilabfall	Notwendigkeit des Tragens von Hörstöpseln (Telefonist) oder Stethoskop, Telefonieren nicht möglich, große Hitze, starke Schweißproduktion, Staubentwicklung, Fettentwicklung (Großküche), Dampfentwicklung

5.3
Indikationen

Indikation für das TICA-Hörsystem ist die Versorgung von Innenohrschwerhörigen mit Hochtonschwerhörigkeit bis 90 dB. Dies gilt insbesondere dann, wenn ein Patient nicht mit konventionellen Hörgeräten versorgt werden kann (Tabelle 5.1).

Die Indikationen lassen sich nach folgenden 3 Voraussetzungen gliedern:

Nichtversorgbarkeit mit konventionellen Hörgeräten

Die Versorgung von Schwerhörigen durch konventionelle Hörgeräte kann bei einem Teil der Kranken zu grundsätzlichen Problemen führen. Für diese Patienten steht ohne Implantate keine ausreichende Therapie ihrer Schwerhörigkeit zur Verfügung. Zur Feststellung einer Versorgbarkeit oder Nichtversorgbarkeit ist der Trageversuch erforderlich. Eine Anpassung allein in der Audiometriekabine ist nicht ausreichend, und eine Feststellung der Versorgbarkeit allein auf der Grundlage audiometrischer Daten ist fehlerhaft und entspricht nicht den Regeln ärztlicher Kunst.

Konventionelle Hörgeräte arbeiten mit Lautsprechern, deren Schall in den in der Regel vom Ohrpassstück verschlossenen Gehörgang geleitet wird. Es sind die damit verbundenen prinzipiellen, nicht überschreitbaren, physikalischen Grenzen der winzigen Dimensionen (etwa des Lautsprechers) und der z. T. nachhaltig veränderten Akustik des Gehörgangs, die bei einem Teil der Patienten zu einer erheblichen Veränderung des vom Hörgerät abgegebenen Sprachsignals beitragen können, obwohl es lauter ist. Das veränderte Sprachsignal kann für einen Kranken z. T. unverständlich sein. Obwohl also das Hörgerät ausgezeichnet überträgt und verstärkt, können akustische Verzerrungen als Folge des notwendigen Verschlusses des Gehörgangs einen Rehabilitationserfolg wieder zunichte machen. Anders als ein Normalhörender tut sich naturgemäß der Hörbehinderte besonders schwer, verzerrte Sprache zu verstehen. Darüber hinaus können Hörgeräte bei einzelnen Patienten in der Hörprüfkabine zwar wirksam sein, in spezifischen Alltags- und Berufssituationen reichen sie jedoch nicht aus oder sind sogar gänzlich unwirksam. In diesen Fällen (s. unten) kann es sein, dass ein Hörgerät weder zweckmäßig noch ausreichend ist. Aus folgenden Gründen und anderen nicht lösbaren Problemen kann die Versorgung von Schwerhörigen selbst mit modernsten, konventionellen Hörgeräten bei einem Teil der Patienten grundsätzlich scheitern:

- *Medizinisch* können Ohrpassstücke von Hörgeräten zu intolerablen Okklusionen und Gehörgangsentzündungen führen, Erkrankungen der Handmotorik erlauben kein zuverlässiges Einsetzen der Hörgeräte.
- *Audiologisch* können ununterdrückbares Rückkopplungspfeifen, intolerable Verzerrungen im vom Hörgerät verschlossenen Gehörgang, Überschreiten der Unbehaglichkeitsschwelle oder unzureichendes Sprachverständnis insbesondere in beruflichen Situationen durch Verzerrungen aufgrund des verschlossenen Gehörgangs zu einer nicht ausreichenden Rehabilitation führen.

Stigmatisation. Bei diesem Begriff handelt es sich nicht um kosmetische Aspekte, sondern darum, dass der Patient (insbesondere im Berufsleben und bei der Arbeitsplatzsuche) aufgrund der Tatsache, dass er sichtbar krank ist, diskriminiert wird und erheblich benachteiligt ist. Im Privatleben kann die Stigmatisation zu ausgeprägtem sozialen Rückzug führen.

Berufliche Gründe. Neben den oben beschriebenen medizinischen, audiologischen und sozialen Gründen, die alle zu einer Arbeitsunfähigkeit führen können, haben auch berufliche Gründe einen hohen Stellenwert. Besonderheiten bestimmter Tätigkeiten und Berufsgruppen sind zu berücksichtigen, z. B. Ärzte und Pflegepersonal (Stethoskop), Mitarbeiter in Call-Centern („ear plugs"), Arbeit in feuchter Umgebung (Hörgerät fällt heraus), Arbeitsplätze mit Hitze- und Dampfproduktion (Zerstörung der Hörgeräte), schweißtreibende Tätigkeiten (Hörgeräte fallen heraus) oder Tätigkeiten, bei denen Telefonieren unerlässlich ist. Auch Sprachberufe (Lehrer, Dolmetscher) oder kunden- und verhandlungsorientierte Positionen erlauben in einem Teil der Fälle keine ausreichende berufliche Rehabilitation selbst mit digitalen Hörgeräten (mit allen Folgen für Patient und Solidargemeinschaft).

Treffen einer oder mehrere der genannten Gründe für die Nichtversorgbarkeit mit konventionellen Hörgeräten zu, stand diesen Patienten bisher kein ausreichendes und kein zweckmäßiges Therapieverfahren zur Verfügung.

Diese Situation hat sich grundsätzlich gewandelt: Einem Teil der Betroffenen kann heute mit Hilfe von Verstärkerimplantaten (AI) geholfen werden, welche zweckmäßig und ausreichend und damit notwendig sein können.

Abb. 5.3.
Tonaudiometrisches Indikations-
feld für TICA LZ 3001

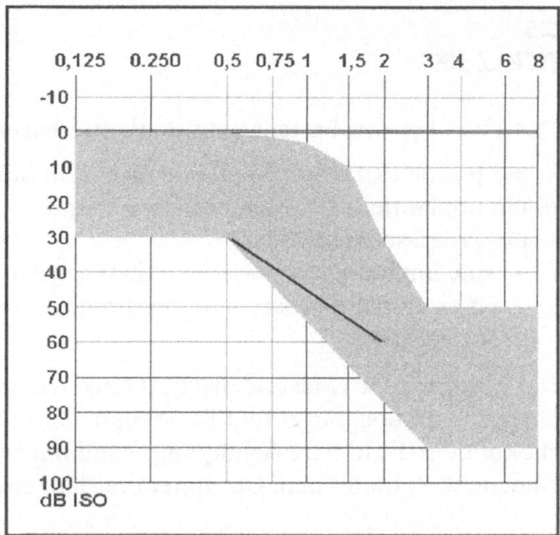

Audiologische Voraussetzungen

Der Hörverlust für die gegenwärtig zur Verfügung stehende Version LZ 3001 sollte in die in Abb. 5.3 dargestellte Fläche fallen.

Indiziert ist das System bei einer Hochtonschwerhörigkeit mit Steilabfall bis zu 90 dB. Im Tieftonbereich darf der Hörverlust bei 0,5 kHz 30 dB nicht überschreiten. (Wir haben uns anhand unserer Audiogrammformulare Overhead-folien mit dem Photokopierer hergestellt, auf denen die Fläche in Abb. 5.3 eingezeichnet ist. Diese Folie legen wir über das Audiogramm eines Patienten, sodass die Indikationsstellung vereinfacht wird.) Die Verstehensquote für einsilbige Wörter soll auf dem besseren Ohr bei 65 dB Sprachschallpegel nicht größer als 80 % sein.

Anatomische Voraussetzungen

In der Röntgenaufnahme nach Schüller soll ein Pneumatisationsgrad III oder IV vorliegen, damit das Implantat ausreichend Raum findet. Ein derartig ausgeprägter Pneumatisationsgrad findet sich bei der Mehrzahl der Innenohrpatienten.

5.4
Kontraindikationen

Das TICA ist nicht für die Versorgung ausgeprägter Tieftonschwerhörigkeiten indiziert. Im Tieftonbereich kann es Hörverlust nur eingeschränkt kompensieren. Bei 500 Hz darf ein maximaler Hörverlust von 30 dB nicht überschritten werden. Es ist auch nicht indiziert, um Patienten zu behandeln, die in die tonaudiometrische Versorgungslücke zwischen konventionellen Hörgeräten und Kochleaimplantaten fallen. TICA LZ kann auch Kindern nicht implantiert werden.

5.5
TICA LZ 3001

Das TICA [49–51] besteht aus 3 implantierbaren Modulen (Abb. 5.2):

- ein piezoelektrischer Niederenergiebedarfsaktor mit Breitbandübertragung,
- ein implantierbarer Membransensor und
- ein Prozessormodul, das
    - eine implantierbare wiederaufladbare Batterie und
    - einen implantierbaren, digital programmierbaren Dreikanalaudioprozessor enthält.

Der Aktor wird ins Mastoid platziert und an den Amboss angeschlossen (die Ankopplung an Steigbügel und Perilymphe ist in Vorbereitung). Der Sensor wird subkutan in die hintere Gehörgangswand implantiert. Der Prozessor wird in ein Knochenbett hinter dem Ohr unter die Haut eingepflanzt.

Aktor. Um ein vollständig implantierbares Verstärkerimplantat zu konzipieren, haben andere Arbeitsgruppen ihre Hoffnungen an in Zukunft möglicherweise verfügbare Batterien geknüpft, die leistungsfähig genug sind, das übliche Aktorprinzip, einen elektromagnetischen Wandler, zu betreiben. Auch konventionelle Hörgeräte funktionieren nach dem elektromagnetischen Prinzip. Die Situation batteriebetriebener Fahrzeuge etwa lässt jedoch erkennen, dass ein Quantensprung in der Leistungsfähigkeit von elektrischen Energiespeichern gegenwärtig nicht zu erkennen ist. Deshalb wurde zur Entwicklung des totalimplantierbaren Hörsystems TICA ein grundlegend anderer Weg gewählt: Ziel war es, einen Aktor zu entwickeln, dessen Energiebedarf um Größenordnungen unter dem Strombedarf elektromagnetischer Systeme liegt und dadurch mit der gegenwärtigen Batterietechnologie ein Vollimplantat zu erreichen. Hierfür schien ein piezoelektrisches Element geeignet; das von Suzuki et al. [35–41] sowie Yanagihara et al. [46, 47] vorgestellte piezoelektrische Element war jedoch wegen nicht ausreichender Leistungsfähigkeit ungeeignet.

Das Problem wurde dadurch gelöst, dass man eine piezokeramische Scheibe mit einer Titanscheibe verband (heteromorphes Piezoelement). Die daraus resultierende Compoundscheibe kann in ihrer Mitte erstaunlich große Schwingungen bei minimalem Energieaufwand erzielen. Bringt man in der Mitte der schwingenden Scheibe ein Koppelelement an und verbindet es mit Gehörknöchelchen oder Perilymphe, so kann auf diese Weise ein vibratorisches Signal in das auditorische System eingebracht werden.

Der heteromorphe, piezoelektrische Aktor [19, 20] besitzt eine Titanoberfläche und ist hoch abgestimmt mit einer Resonanzfrequenz oberhalb 10 kHz. Unterhalb der Resonanz ist die Frequenzantwort bis zu tiefen Frequenzen bemerkenswert flach, lineare Verzerrungen betragen weniger als ± 1 dB. Nichtlineare Verzerrungen sind mit einer THD < 0,1 % ebenfalls ungewöhnlich klein. Diese ungewöhnlich niedrigen harmonischen Verzerrungen sind ein fundamentaler Fortschritt, da diese bei elektromagnetischen Wandlern, vor allem bei hohen Verstärkungsleistungen (z. B. in konventionellen Hörgeräten) nicht er-

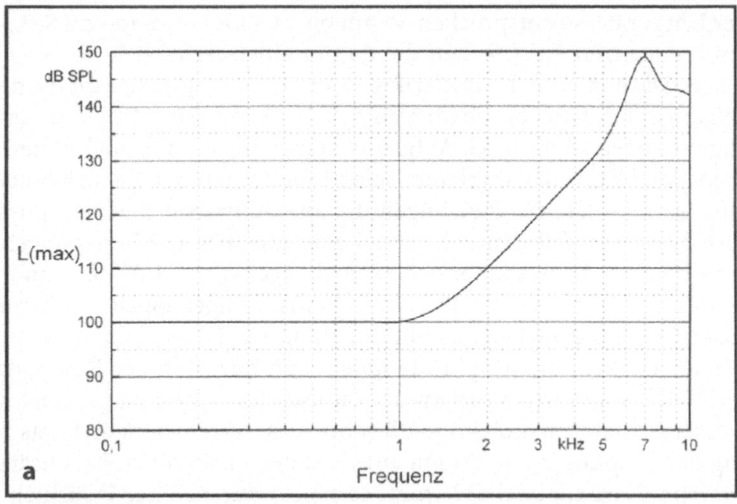

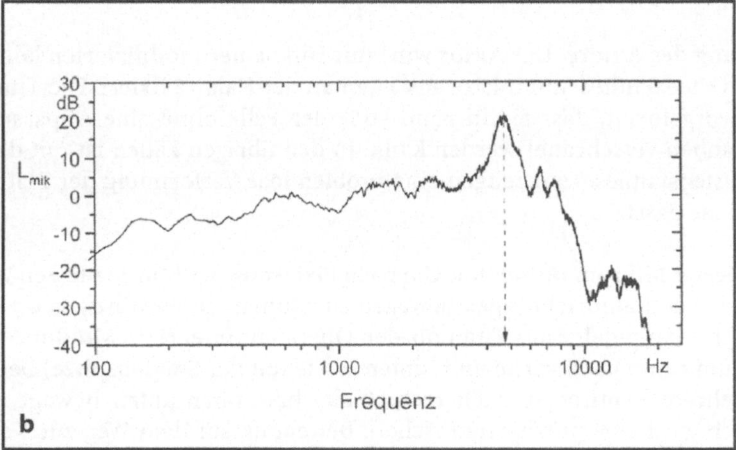

Abb. 5.4. a Frequenzverlauf Aktor, b Mikrofon

reicht werden, sondern zu hörbaren, nichtlinearen Verzerrungen führen können. Bei einer Vibrationsamplitude von 60 nm ist die Einschwingzeit mit 50 µs,
die Ausschwingzeit mit etwa 50 ms extrem kurz. Diese dynamischen Eigenschaften erlauben dem Aktor klare Übertragungen von Audiosignalen auch bei
schnellen Änderungen in der Zeitdomäne, z. B. bei plosiven Sprachsignalen. Der
Energieverbrauch beträgt rund 1 µW und ist damit so gering, dass ein Total-
implantat mit der gegenwärtig zur Verfügung stehenden Batterietechnologie
möglich wurde.

Die Amplitude beträgt unterhalb der Resonanzfrequenz außerordentlich
gleichmäßig 60 nm, um bei 10,2 kHz auf 1,5 µm (28 dB Gewinn) anzusteigen
(Abb. 5.4). Vergleicht man diese Amplituden mit dem Schalldruckpegel konven-

tioneller Hörgeräte, so entsprechen 60 nm bis ca. 1 kHz etwa 100 dB SPL [15]. Bei höheren Frequenzen entsprechen die 60 nm einem erheblich höheren Schalldruckpegel. Die erstaunliche Erklärung ist der physiologische Amplitudenabfall der Steigbügelfußplatte oberhalb von 1 kHz, wenn das Mittelohr durch ein Schallsignal angetrieben wird. Aufgrund seiner 10- bis 100-mal höheren Ausgangsimpedanz kann das Implantat seine Vibrationen der Gehörknöchelchenkette und damit auch der Steigbügelfußplatte aufprägen und den physiologischen Amplitudenabfall deutlich reduzieren. Aus diesen Überlegungen lassen sich für 5 kHz ein äquivalenter Schalldruckpegel von 128 dB SPL und im Resonanzbereich um 10 kHz 160 dB SPL berechnen. Angekoppelt an die mechanische Last von Gehörknöchelchen und Innenohr wird die Resonanzfrequenz auf 7,25 kHz verschoben, die Amplitude unter- und oberhalb der Resonanz bleibt jedoch mit 60 nm im wesentlichen unbeeinflusst. Die Resonanz selbst führt zu einem zusätzlichen Gewinn von 18 dB (ohne Last waren es 28 dB), was zu einer Steigung der Amplitude von 60 nm auf 1 µm bei 7 kHz führt. Bei zusätzlichem Bindegewebe (Narbengewebe) kommt es erneut nur zu einer Verschiebung der Resonanzfrequenz, nicht jedoch zu einem Amplitudenabfall [19–21].

Fixierung des Aktors. Der Aktor wird mit Hilfe einer modifizierten konventionellen Osteosyntheseminiplatte aus Titan an der Kalotte fixiert. Die Titanplatte ist so vorgeformt, dass sie in rund 50 % der Fälle ohne eine Anpassung mit 4 Schrauben verschraubt werden kann. In den übrigen Fällen ist mit den üblichen Osteosynthesewerkzeugen eine problemlose Verformung der Platte möglich bis sie passt.

Integrierter Mikromanipulator. Um nach Fixierung der Miniplatte den Wandler noch in allen Raumrichtungen bewegen zu können, ist ein winziger, 0,7 g leichter Mikromanipulator aus Titan für den Operateur integriert. Mit ihm kann der Aktor um 5 mm nach vorne und hinten sowie (an der Sondenspitze) bei Bedarf um mehrere Zentimeter nach rechts/links bzw. oben/unten bewegt werden. Dadurch wird eine präzise und sichere Bewegung auf dem Weg zur Kette und während der Ankopplung an die Kette gewährleistet.

Kopplung an Amboss, Stapes oder Perilymphe. Üblicherweise wird der Aktor an den langen Ambossfortsatz angekoppelt. Dafür sind mehrere Kopplungselemente entwickelt worden [16, 17]. Klinisch wird in der Regel eine dünne, verformbare Titansonde angewendet, die an ihrem distalen Ende ein Kugelgelenk und einen elastischen Titanclip besitzt. Damit wird der Wandler am langen Ambossschenkel befestigt. Für den Fall des fehlenden Ambosses ist ein glockenförmiges Element aus Titan zur Ankopplung an den Steigbügelkopf (Titan) in Vorbereitung. Fehlen auch die Steigbügelschenkel, kann die verformbare Titansonde als künstlicher langer Ambossschenkel bis in die ovale Nische vorgeschoben werden. Nach Perforation der Fußplatte (bei Risiko einer „floating footplate" ggf. mit einem Laser) wird eine konventionelle Piston-Prothese wie bei einer Stapesplastik befestigt und in das Vestibulum eingeführt. Ankopplung an den Stapeskopf und an die Perilymphe stehen klinisch z. Z. noch nicht zur Verfügung

[17]. Zur Ankopplung an den Ambosskörper besteht die Möglichkeit, eine kleine Vertiefung mit einem Laser (CO_2, Erbium-YAG, KTP) anzubringen [4, 16] und anschließend die Titansonde des Wandlers dort einzuführen. Zusätzlich oder evt. auch ohne Vertiefung kann chirurgischer Knochenzement (z. B. Biocem, Fa. bess medizintechnik, Berlin) appliziert werden. Bei Ankopplung an den Ambosskörper ist eine reversible Hammerhalsdurchtrennung erforderlich [56].

Weitere Fortschritte bei der Herstellung einer zuverlässigen und dem physiologischen Bewegungsablauf der Kette entsprechenden Ankopplung sind in Zukunft zu erwarten, insbesondere dann, wenn die physiologische Bewegung der Kette besser verstanden wird, als dies heute der Fall ist.

Sensor. Der hermetisch abgeschlossene, implantierbare Sensor (0,4 g) funktioniert wie ein Stethoskop. Unter der Gehörgangshaut liegt die (Stethoskop-)-Membran, in der Sensorkapsel aus Reintitan befindet sich ein Mikrofon sowie Vorverarbeitungselektronik. Es besitzt sehr flache, linear nahezu unverzerrte Übertragungseigenschaften. Bis 8 kHz zeigt sich eine flache, resonanzfreie Übertragung mit linearen Verzerrungen von maximal ± 2,5 dB. Die erste Resonanzfrequenz liegt am oberen Ende des Übertragungsbereiches, wodurch sich zwei Vorteile ergeben: Bei hohen Frequenzen verbessert sich die Übertragungsamplitude, was für die Versorgung von Hochtonschwerhörigkeiten günstig ist. Darüber hinaus das System unterhalb der Resonanzfrequenz durch die Steifheit der Titanmembran des Sensors dominiert, was bedeutet, dass die Massebelastung durch die Gehörgangshaut zwar die Resonanzfrequenz etwas verschiebt, die Amplitude der Transferfunktion und damit die Empfindlichkeit des Sensors jedoch unverändert bleibt. Dementsprechend führen 0,5 – 1 mm dicke Haut und Faszie zu einer Verschiebung der Resonanzfrequenz von 1 kHz, während die Empfindlichkeit gleich bleibt.

Bei einer Leistung von 1,5 mV/PA ist der Sensor ausreichend sensitiv und hat eine spektrale Bandbreite von bis zu 10 kHz. Er hat eine L-Form (mit einer Länge von 8,5 mm, einer Höhe von 5,6 mm und einer Breite von 4,5 mm), wodurch das Hauptvolumen des im Mastoid liegenden Sensors in Richtung Mastoidspitze umgelenkt wird, so dass der Platz zwischen hinterer Gehörgangswand und Sinus sigmoideus ausreicht [25, 26]. Zum Einsetzen in die hintere Gehörgangswand besitzt der Sensor einen perforierten Silikonkragen (ähnlich einer Stimmprothese). Nach Einsetzen in die hintere Gehörgangswand kann das Mikrofon um seine Zentralachse gedreht werden, um es an die individuelle Anatomie des Mastoids anzupassen. Aufgrund seiner geringen Masse von nur 0,4 g ist der Sensor sehr unempfindlich gegenüber mechanischen Umgebungseinflüssen. Die Implantation der Sensormembran in den äußeren Gehörgang erlaubt es dem Patienten, die richtungsbestimmenden Frequenzen des Außenohres zu nutzen, die zum Richtungshören und zur Unterdrückung von Hintergrundgeräuschen beitragen [1]. Die vollständige Titanverkapselung schützt vor elektrostatischen sowie statischen magnetischen Feldern (NMR-Tomographie). Elektronische Elemente in der Titankapsel schützen vor elektromagnetischen Feldern, beispielsweise bei Benutzung von Mobiltelefonen. Darüber hinaus ist das TICA röntgenkompatibel (Abb. 5.5).

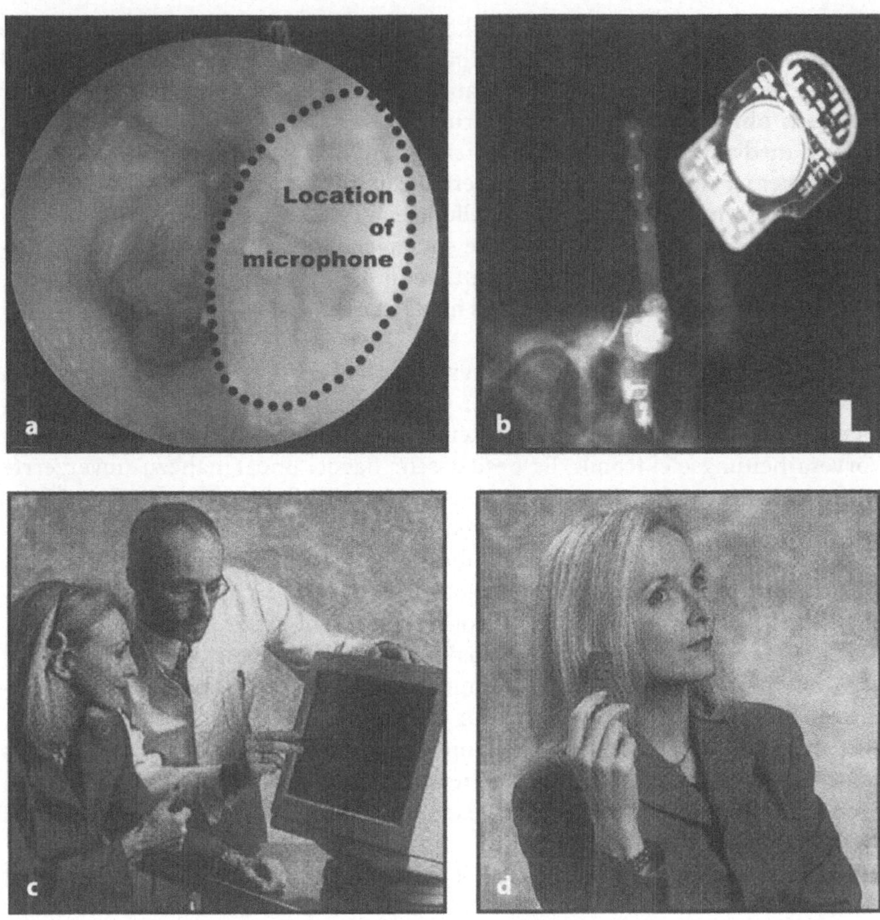

Abb. 5.5 a–d. Postoperative Situationen. **a** Blick in den Gehörgang mit intakter Gehörgangshaut, **b** Röntgenbild, **c** Telemetrische Anpassung durch Hörgeräteakustiker, **d** Telemetrische
Fernbedienung für den Patient

Prozessor und Batterie. Das Prozessormodul enthält einen Mikroprozessor mit
Datenspeicher und eine integrierte, wiederaufladbare Batterie [24]. Ein Energie-
steuerungssystem führt beim Nachladen der Akkuzelle geregelt Energie zu,
entnimmt diese Energie beim Hören und führt sie kontrolliert den einzelnen
elektronischen Verarbeitungskomponenten zu. Aufgrund ihrer beschränkten
Lebensdauer muss die Batterie nach 3 bis 5 Jahren ausgetauscht werden. Aus diesem Grund wird das Prozessormodul lediglich unter die Haut implantiert.
Gleichzeitig wird mit der Batterie auch die Elektronik ausgetauscht und auf
diese Weise auf den aktuellen Stand gebracht. Beim Austausch des Prozessormoduls können Sensor und Aktor im Ohr verbleiben, da sie mit dem Prozessormodul durch lösbare Steckverbindungen verbunden sind. Langfristig lässt
der technische Fortschritt erwarten, dass die Lebenszeit der Batterien von 5 auf
10 Jahre steigen wird.

Der Audioprozessor des Prozessormoduls ist ein flexibles, digital programmierbares Dreikanal-AGC-System mit Peak-clipping-Funktion. Die Bandbreite beträgt etwa 10 kHz. Der audiologische Signalpfad ist analog und besteht aus einem Vorverstärker, der audiologischen Signalverarbeitung und einem Endverstärker, der den piezoelektrischen Wandler ansteuert. Die Audiosignalverarbeitung wird von dem Prozessor digital gesteuert. Nach einer frequenzunabhängigen Vorverstärkung des Mikrofonsignals folgt eine dreikanalige analoge Signalverarbeitung mit vielfältigen audiologischen Einstellmöglichkeiten. Das vorverstärkte Mikrofonsignal wird über Filterfunktionen 3. Ordnung (18 dB/Okt.) in 3 Kanäle aufgespaltet: Tiefpass-, Bandpass- und Hochpasskanal. Die Übernahmefrequenzen der drei Kanäle sind in weiten Grenzen programmierbar. Je Kanal folgt eine Verstärkungsstufe mit automatischer Verstärkungsregelung (AGC). Der schallpegelabhängige Einsatzpunkt der Regelung ist programmierbar. Den AGC sind programmierbare Dämpfungsglieder nachgeschaltet („volume control", VC, je Kanal). Die Ausgangssignale dieser drei Pegelsteller werden in einem Ausgangsverstärker zusammengefasst, dessen Breitbandverstärkung ebenfalls programmierbar ist (BB-GAIN). Danach folgt ein fernbedienbares Lautstärkestellglied („volume") und eine programmierbare Amplitudenbegrenzerschaltung (PC) und zuletzt ein Endverstärker zur Ansteuerung des piezoelektrischen Wandlers.

Die Trennfrequenzen der drei Kanäle, die Regeleinsatzschwelle der 3 AGC, die drei Kanalverstärkungen, die Breitbandverstärkung sowie die PC-Schwelle stellen den Datensatz eines Hörprogramms dar; insgesamt stehen 4 programmierbare Speicherbereiche für diese Datensätze zur Verfügung, so dass der Patient zwischen diesen 4 individuell angepassten Hörprogrammen mit seiner Fernbedienung je nach Hörsituation wählen kann.

Biokompatibilität und Biostabilität. Alle Implantatkomponenten bestehen aus zertifizierten biokompatiblen Materialien (Titan, Keramik, Silikon) und sind hermetisch abgedichtet. Sensor und Aktor sind für eine lebenslange Wirksamkeit entwickelt.

5.6
Operationsmethode

Schnittführung. Ein retroaurikulär beginnender C-förmiger Hautlappen wird so angelegt, dass das Elektronikmodul später nicht unter eine Hautnaht zu liegen kommt. Anschließend wird ein Periostlappen gebildet (Abb. 5.6).

Mastoidektomie. Die Mastoidektomie erfolgt in typischer Weise. Bei einem kleinen Felsenbein muss der Citelliwinkel dargestellt werden. In jedem Fall erfolgt die Präparation des Tractus zygomaticus in der Jochbeinwurzel mit Darstellung des Gehörgangsdaches, damit der Amboss gut eingesehen werden kann. Bei schlechter Pneumatisation des Tractus zygomaticus kann ggf. eine halbröhrenförmige Erweiterung des Winkels zwischen der knöchernen Begrenzung der

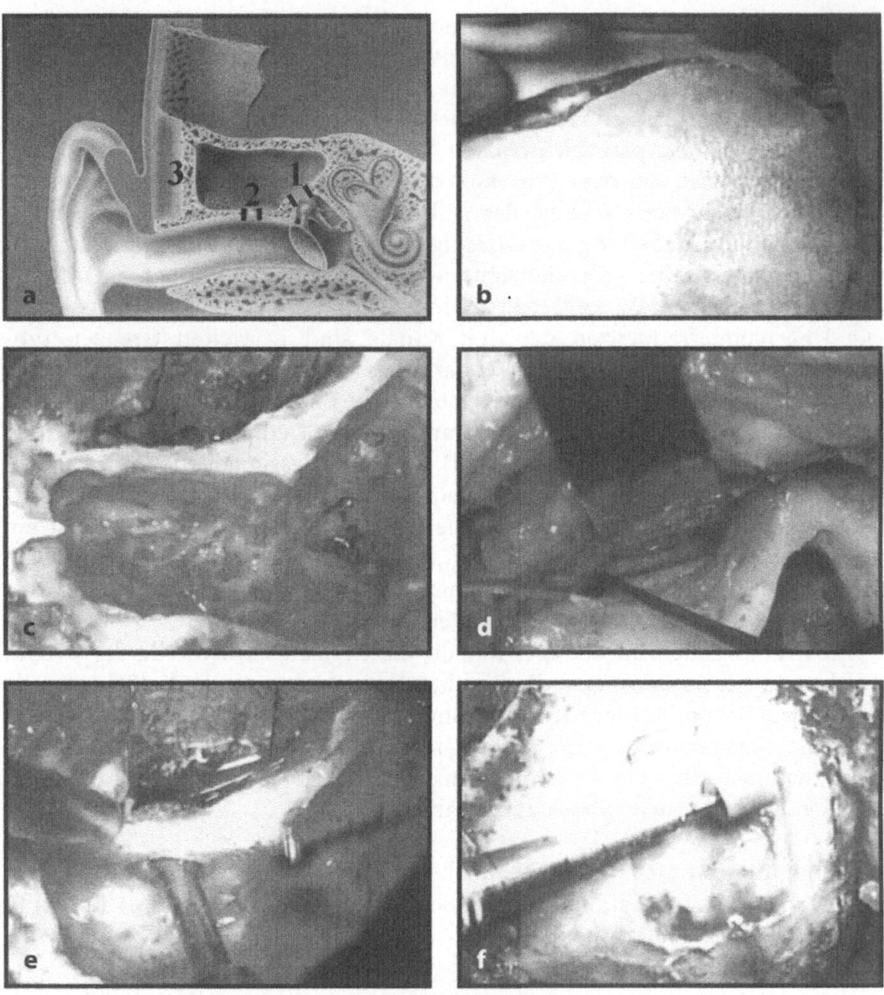

Abb. 5.6 a – f. Operationsschritte I: Bohrarbeiten. **a** Schema mit posteriorer Tympanotomie (*1*), Trepanation für Sensor (*2*) und Implantatbett für Prozessormodul (*3*), **b** Schnittführung, **c** Mastoidektomie, **d** Auslösen des intakten Gehörgangshautschlauches, **e** Trepanation der hinteren Gehörgangswand für den Sensor, **f** Anlage des Knochenbettes für das Hauptmodul

mittleren Schädelgrube und dem Gehörgangsdach durchgeführt werden. Es folgt die Präparation der Gehörgangshinterwand auf eine Dicke von ca. 2 mm. Danach kann eine posteriore Tympanotomie im Chorda-Facialis-Winkel angelegt werden, wodurch ein Zugang zum langen Ambossfortsatz geschaffen wird (Abb. 5.6).

Implantation des Sensors in die knöcherne hintere Gehörgangswand. Um eine Facialisparese zuverlässig ausschließen zu können, muss der Implantationsort oberhalb der gedachten Linie liegen, die durch Fortsetzung des kurzen Amboss-

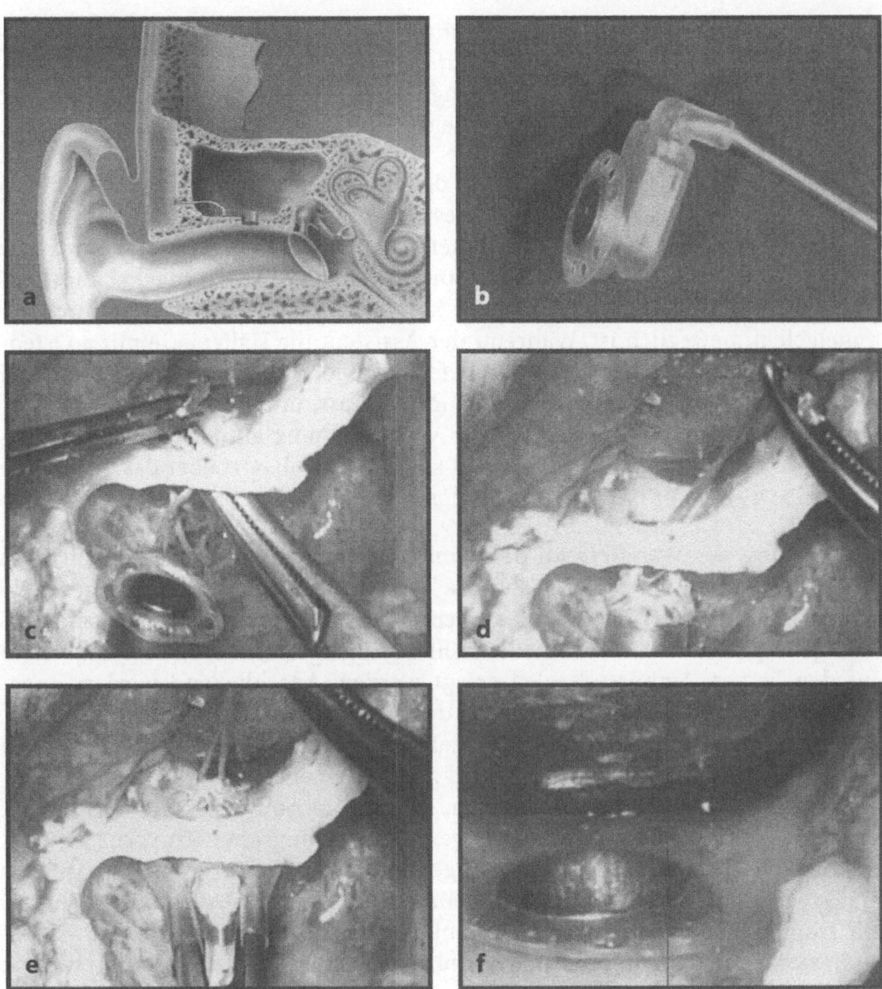

Abb. 5.7 a – f. Operationsschritte II: Implantation des Sensors. **a** Schema, **b** Sensor mit perforiertem Haltekragen, **c** Faden durch Haltekragen, **d** Zusammenfalten des Haltekragen mit Hilfe des Fadens, **e** Einführung des Sensors in die Trepanation, **f** Entfaltung des Haltekragens nach Entfernung des Fadens, die Mikrofonmembran sitzt plan in der Gehörgangswand. Hinter dem Spatel (*oben*) ist die intakte Gehörgangshaut, die anschließend auf die Sensormembran gelegt wird

fortsatzes entsteht. Der häutige Gehörgang wird ausgelöst. Anschließend erfolgt eine transmastoidale Situationsbohrung mit ·dem kleinsten Rosenbohrer. Sie wird enaural kontrolliert. Falls der Gehörgang an dieser Stelle nicht plan ist, wird die hintere Gehörgangswand nach kaudal ausgeschliffen, bis um die Probebohrung herum zirkulär genügend Platz für Mikrofon und Silikonkragen ist. Dann wird eine knöcherne Trepanation von exakt 5,3 mm Durchmesser mit dem 5,3 Diamantbohrer angelegt, ggf. wird die Knochenoberfläche um die angelegte Trepanation noch einmal geglättet. Dann wird der Sensor mit zusammengefaltetem

Silikonkragen eingeführt, anschließend erfolgt die Entfaltung des Silikonkragens. Danach wird die Gehörgangshaut zurückverlagert, sodass sie die Mikrofonmembran abdeckt. Es folgt die Anlage eines tympanomeatalen Lappens mit Darstellung des langen Ambossschenkels (Abb. 5.7).

Fixierung des Wandlermoduls mittels der Halteplatte. Es folgt die Fixation des Wandlermoduls. Das Wandlermodul besteht aus einem Wandler mit Koppelachse, einem Positioniersystem und einer Halteplatte. Üblicherweise wird der Wandler über Koppelstange und Clip an den langen Ambossschenkel angekoppelt: Hierzu befindet sich am Ende der Koppelachse ein Titanclip, der durch ein Kugelgelenk beweglich ist. Während der Assistent die Halteplatte mit 4 Osteosyntheseschrauben auf der Kalotte befestigt, beobachtet der Operateur dabei stets den Clip und seine Beziehung zum Amboss, um eine Beschädigung der Ossikelkette auszuschließen. Nach der Verschraubung an der Kalotte sitzt das Wandlermodul fest. Der Wandler selbst kann jedoch ab jetzt über das integrierte Positioniersystem präzise bewegt werden.

Ankopplung des Wandlers an den Amboss. Danach wird der Clip mit dem Positioniersystem durch die posteriore Tympanotomie bis an den langen Ambossschenkel geführt. Falls erforderlich, kann die Koppelstange passend zurechtgebogen werden. Mit Hilfe des kleinen Kugelgelenkes kann der Clip leicht auf den langen Ambossschenkel gelegt werden. Anschließend wird er angeclippt, wobei eine rechtwinklige Nadel den Amboss festhält.

Seltener (z.B. bei abnormem Fazialisverlauf) wird der Wandler an den Ambosskörper angekoppelt. Dazu wird z.B. mit einem Erbium-YAG- oder CO_2-Laser eine konische Vertiefung von ca. 0,5 mm im Ambosskörper angebracht. Mit dem Positioniersystem wird der Wandler nun langsam nach vorne geführt, bis die konische Spitze der Koppelstange in die konische Vertiefung im Amboss hineinpasst und der Amboss gerade eben mitbewegt wird. Abschließend wird ein Tropfen Biocem aufgebracht. Bei Ankopplung an den Ambosskörper ist keine posteriore Tympanotomie, aber eine reversible Hammerhalsdurchtrennung erforderlich (Abb. 5.8 [56]).

Implantation des Prozessormoduls. Das Prozessormodul wird in gleicher Weise implantiert wie die Empfangsspule eines Kochleaimplantats. Dazu wird die Tabula externa in dem erforderlichen Bereich ausgefräst (meist unmittelbar

Abb. 5.8 a – h. Operationsschritte III: Implantation von Aktor und Prozessormodul. **a** Schema, **b** integrierter Mikromanipulator mit Kugelgelenk (s. Kugel) und Linearachse (zwischen Kugel und Aktor). In der Kugel steckt ein Operationsinstrument (*links oben*), mit dessen Hilfe der Mikromanipulator intraoperativ bewegt wird. Mit der im Bild sichtbaren Schraube wird der Mikromanipulator vor Ende der OP fixiert, **c, d** Clipelement zur Ankopplung an den langen Ambossfortsatz. Das Element wird in einer geeigneten Länge zwischen 6,5 und 8,5 mm ausgesucht und mit seiner Hülse fest auf die Koppelstange aufgeschoben, **e, f** durch die posteriore Tympanotomie Fixation des Clips am langen Ambossschenkel, **g** Befestigung des Prozessormoduls im Knochenbett, **h** Einführung der Stecker von Sensor und Aktor, danach Verschluss der Steckerkammer am Prozessormodul

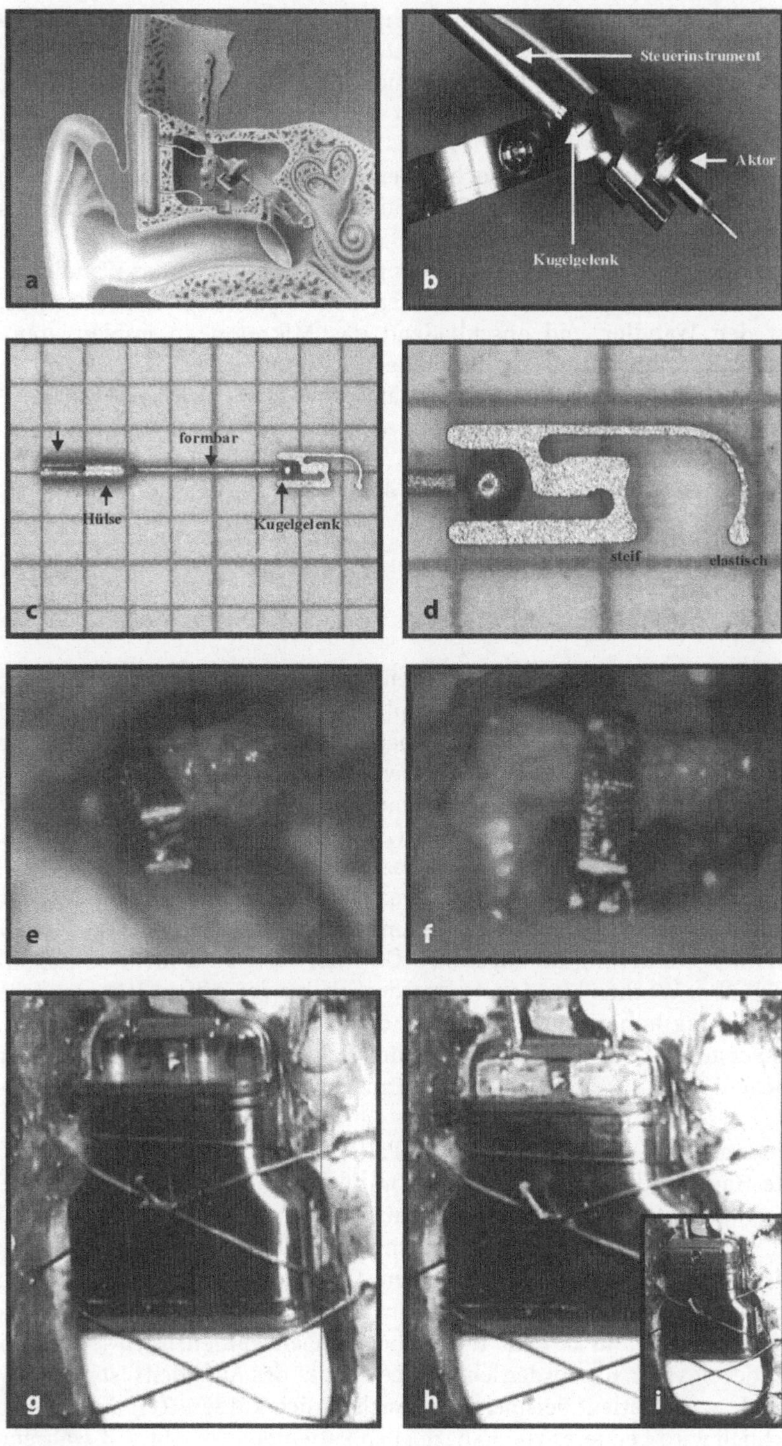
a
b
Steuerinstrument
Aktor
Kugelgelenk
formbar
Hülse
Kugelgelenk
c
steif
elastisch
d
e
f
g
h
i

nach der Mastoidektomie), so dass das Prozessormodul fest auf der Kalotte sitzt und nur noch teilweise über die Kalottenoberfläche hinausragt. Für die Leitungen werden zwei offene Knochenkanäle zum Mastoid gefräst, die Steckverbindungen werden eingesteckt, danach wird das Hauptmodul mit Fäden am Knochen befestigt.

Der Wandler darf keinen Knochen berühren. Nach Abschluss der Operation muss das gesamte Mastoid sorgfältig vom Bohrstaub freigespült werden, damit keine Knochenbrücken entstehen.

Meistens wird zuerst das Mikrofon implantiert und dann das Wandlermodul an der Kalotte verschraubt. In Einzelfällen kann es jedoch zweckmäßig sein, zunächst den Wandler und anschließend das Mikrofon zu implantieren, die Reihenfolge ergibt sich aus der individuellen Anatomie des Mastoids.

In Einzelfällen kann die meatale Haut nicht zurückverlagert werden. Für diesen Fall ist die Mikrofonmembran so konstruiert, dass ein Stück Faszie, Perichondrium oder Knorpel als freies Transplantat aufgelegt werden kann. Alle 3 Transplantate können problemlos aus dem Ohrbereich gewonnen werden.

5.7
Postoperative Nachsorge

Audiologische Anpassung. Acht Wochen nach der Operation beginnt die gleitende audiologische Anpassung des Implantats an den individuellen Hörverlust des Patienten. Die audiologische Anpassung des digital programmierbaren Dreikanal-Audioprozessors an den individuellen Hörverlust wird vom Hörgeräteakustiker telemetrisch mit Hilfe einer induktiven Datenstrecke durch die intakte Haut hindurch vorgenommen (Abb. 5.5). Die Daten werden durch die intakte Haut auf eine Antenne in der Prozessoreinheit übertragen. Das Interface wird mit dem Computer des Hörgeräteakustikers verbunden. Die Anpassung wird im Sinne einer gleitenden Anpassung beispielsweise mittels der kategorialen Lautheitsskalierung durchgeführt. Üblicherweise sind mehrere Sitzungen, zum Teil über Wochen bis Monate erforderlich, bis der Patient insbesondere die Wahrnehmung hoher Töne toleriert und sich dadurch eine Verbesserung des Sprachverständnisses einstellt. Die telemetrische Programmierung erlaubt auch eine beliebige Neuprogrammierung im Fall eines fortschreitenden Hörverlustes.

Bedienung durch den Patienten. Der Patient kann sein Implantat durch die intakte Haut hindurch mittels Induktion durch eine Fernsteuerung bedienen (Abb. 5.5). Ihm stehen 4 Programme, Lautstärkekontrolle und ein Ein-/Ausschalter zur Verfügung [24]. Die Batterie ist eine Akkumulatorzelle und wird ebenfalls mittels Induktion transkutan aufgeladen. Das Ladeteil sieht aus wie ein tragbares Kassettenabspielgerät, ist mit einem Kopfbügel (vergleichbar einem Kopfhörer) verbunden und kann in der Tasche getragen werden. Nach 50 h Hören ist eine Ladezeit von 2 h erforderlich. Der Zeitpunkt des Aufladens ist nicht festgelegt, so dass der Patient beispielsweise auch täglich kürzere Zeit aufladen kann. Tatsächlich wird Letzteres von nahezu allen Patienten gemacht, z. B. während sie abends fernsehen, denn während des Ladevorgangs kann der Patient mit seinem Implantat hören. Das tragbare Ladegerät muss 1mal pro Woche mit Strom aufgeladen werden. Eingebaute Sicherheitskontrollen zeigen beim individuellen Ladeprozess eine Überladung oder eine komplette Entladung der implantierten Akkumulatorzelle an.

5.8
Klinische Erfahrungen

Seit 1998 wird TICA in der Version LZ 3001 bei Erwachsenen implantiert [53, 54]. Es besitzt die europäische Zulassung (CE-Zertifizierung) als Medizinprodukt für die Routinechirurgie mittel- bis hochgradiger Hochtoninnenohrschwerhörigkeit und die IDE-Zulassung der FDA in den USA. Es ist als Verbrauchsmaterial zu bewerten.

Um die Wirksamkeit und Sicherheit zu untersuchen, wurden kürzlich 20 Patienten in eine prospektive Fallkontrollstudie eingeschlossen. Von diesen konnten 19 als Per-protocol-Patienten (PP-Patienten) nachbeobachtet und nachuntersucht werden [55–58].

5.8.1
Audiometrische Beurteilung der Wirksamkeit

Einsilberverstehen. Bei den PP-Patienten ($n = 19$) ergaben Messungen des Sprachverstehens bei 18 Patienten (95%) Pegelverschiebungen des Bereichs bestmöglichen Einsilberverstehens (dBopt), wobei bei 11 (58%) dieser Bereich bei 65 dB, bei 3 weiteren bei 75 dB (zusammen $n = 14, 74$%) erreicht wurde. Eine Sprachverständlichkeitszunahme als Verstärkungseffekt des Implantats ließ sich bei 17 der 19 Patienten (89%) feststellen, wobei von den 16 Patienten mit einem präoperativen Diskriminationsverlust (mit einem Medianwert von 20 ± 10%) 14 Patienten (88%) bei Studienabschluss einen geringeren Einsilber-Diskriminationsverlust zeigten. Elf der Patienten (69%) mit präoperativem Diskriminationsverlust erreichten postoperativ ein Einsilberverstehen von 100% (Abb. 5.9 b).

Göttinger Satztest. Im Göttinger Satztest erreichten 10 Patienten (56%) ein 100%iges Wortverstehen in Ruhe bei einem Signalpegel von 65 dB und $n = 4$ (22%, zusammen $n = 14/78$%) ein 100%iges Wortverstehen bei einem Sprachschallpegel von 75 dB.

Störgeräuschuntersuchungen. Störgeräuschuntersuchungen bei Nutz- und Störschall von vorne lassen erkennen, dass 13 Patienten (72%) die Verstehensschwelle bei Signal-Rausch-Verhältnissen zwischen − 2 dB und + 1 dB erreichen, was auf eine rehabilitationsadäquate Sprachverständlichkeit bei Hintergrundlärm schließen lässt.

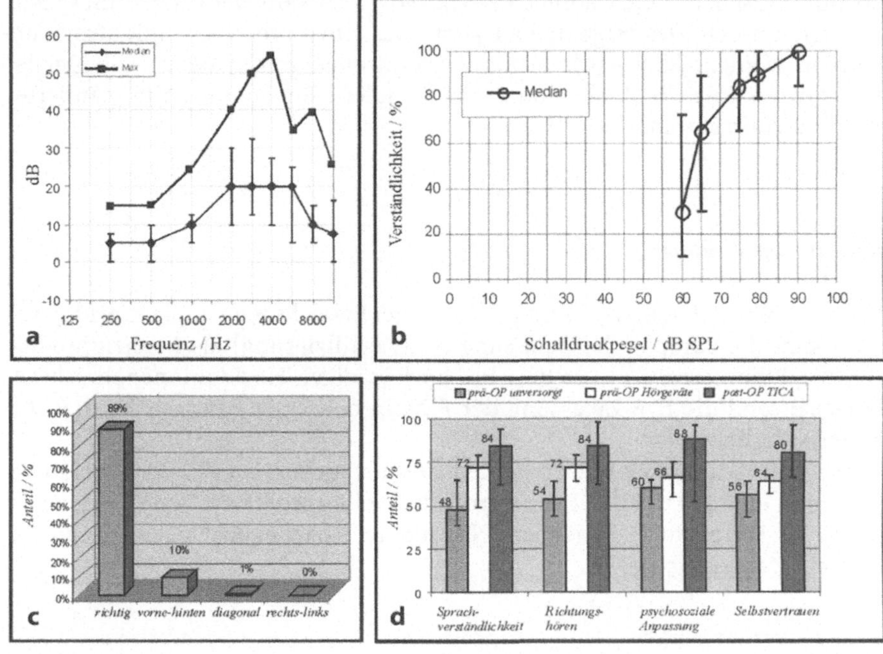

Abb. 5.9 a–d. Ergebnisse prospektive klinische Studie mit unselektiertem Patientengut. Die Ergebnisse umfassen Responder und Non-Responder, die die anfangs genannten aktuellen audiologischen Indikationskriterien nicht erfüllen. **a** Functional gain, ■ Maximum, ◆ mit kategorialer Lautheitsanpassung (Würzburger Hörfeld), **b** Freiburger Einsilbertest, **c** Richtungshören von Lautsprechern (weißes Rauschen): die linke Säule zeigt die Häufigkeit richtiger Antworten, die rechten Säulen zeigen die Verwechslungen, **d** Göteborger Profil: präoperativ ohne Hörgeräte (*links*), präoperativ mit Hörgeräten (*Mitte*), postoperativ mit TICA (*rechts*)

Verstärkungsgewinne. Bei Tonschwellenmessungen bei binauralem Hören im freien Schallfeld fielen maximale Verstärkungsgewinne („functional gain") von 40 dB bei 2 kHz, von 50 dB bei 3 kHz und von 55 dB bei 4 kHz auf, wobei die bei den Patienten programmierten Medianwerte von 2000 bis 6000 Hz durchgehend 20 dB betragen mit einer oberen Interquartilgrenze von 30 dB bei 3 kHz. Die Medianwerte, die mit ausgeschaltetem Implantat überwiegend nicht im Langzeitsprachspektrum liegen, decken sich mit eingeschaltetem Implantat bis 4 kHz vollständig mit dem Langzeitsprachspektrum besseren Verstehens (Abb. 5.9 a).

Artikulationsindex. Um die der binauralem Hörschwellenverschiebung im Freifeld genauer zu bewerten, wurde der Artikulationsindex graphisch bestimmt. Es ergab sich eine Verdopplung des Artikulationsindex.

Kategoriallautheitsskalierung. Zur systematischen, gleitenden Anpassung des TICA-Implantates wurde die Kategoriallautheitsskalierung (Würzburger Hörfeld) verwendet, wobei es gelang, in der Untergruppe von 17 Patienten mit prä-

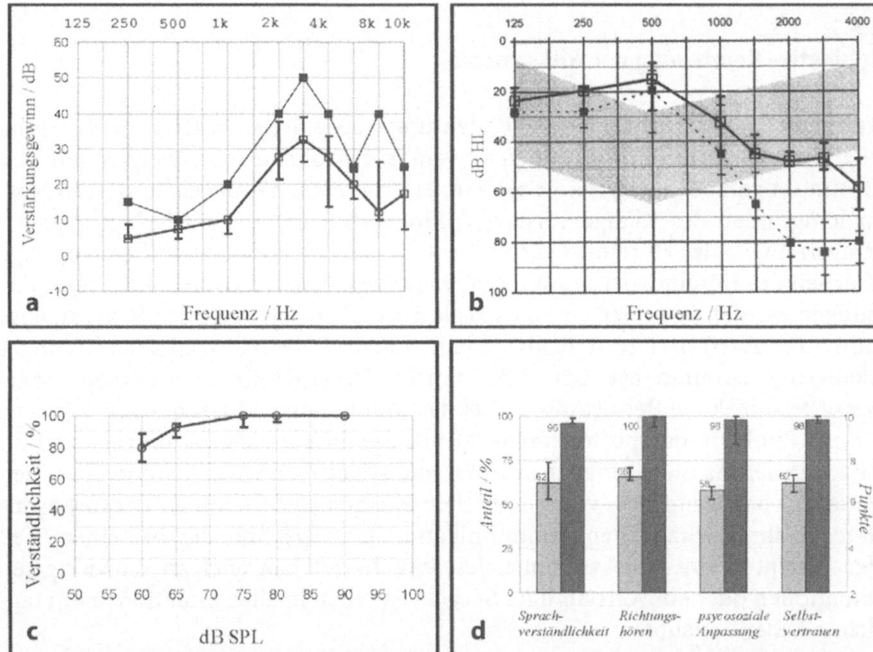

Abb. 5.10 a – d. Ergebnisse der Patienten, die die aktuellen Indikationskriterien erfüllen. **a** Functional gain: oben Maximum, unten nach kategorialer Lautheitsanpassung (Würzburger Hörfeld), **b** mediane Schwellenverschiebung in das Langzeitsprachspektrum (graue Fläche): ohne TICA (*unten*), mit TICA (*oben*), **c** Freiburger Einsilbertest, **d** Göteborger Profil prä- (*links*) und postoperativ (*rechts*)

operativ vorliegender Vergleichsmessung bei 12 bis 14 Patienten (71 – 82 %) eine Verschiebung der Kennlinien in Abhängigkeit von der Frequenz in den wichtigen Frequenzbereichen zwischen 1000 und 4000 Hz zu erzielen. Der Gewinn ist am deutlichsten bei der Frequenz von 3150 Hz, bei der in 12 Fällen (71 %) eine Normalisierung, in einem Fall eine Pegelverbesserung sowie in einem weiteren Fall eine Verbesserung von Steigung und Pegel und damit bei 14 der 17 Patienten (82 %) eine Verbesserung erreicht werden konnte (Abb. 5.10).

Richtungshören. Von Interesse war auch die Bestimmung des Richtungshörens in einem reflektionsarmen Raum. Dabei gelang die Raumorientierung zu 89,5 % fehlerlos (Normalhörende: 99,8 %). Die Fehler entfielen fast alle auf die Verwechslung von vorne und hinten, welche bei näherer Untersuchung weit überwiegend auf der (unversorgt in der Regel besser hörenden) kontralateralen Seite festzustellen waren, während es beim operierten Ohr nur zu 3 % zu Verwechslungsfällen kam.

5.8.2
Subjektive Beurteilung der Wirksamkeit

Tübinger Frageninventar. Große Bedeutung wurde der subjektiven Beurteilung zugemessen. Das Tübinger Frageninventar ergab eine postoperativ auf das Optimum von 0 % (+ 17,5 %, – 0 %) verbesserte mediane Abweichung vom Normalempfinden des Klangeindrucks (präoperativ: 30%). Die Klarheit (Verzerrungsfreiheit) des Höreindrucks verbesserte sich postoperativ auf eine 95 %ige Klarheit des Höreindrucks (präoperativ: 40 %). Die subjektiven Lautheitempfindungen wurden postoperativ zu 62 % als normal angegeben, zu 29 % als zu leise (um 30 ± 20 %) und zu 16 % als zu laut (um 20 % (+ 20, – 0). In der Tübinger Skalierung zusammengefasst sieht man im Durchschnitt eine erheblich verbesserte subjektive Bewertung, wobei das präoperative Mittel nur mit 2 (+ 1,25, – 0,25) Punkten, das postoperative Mittel des Hörvermögens hingegen mit 7 (+ 2, – 1) der maximal möglichen 10 Punkte angegeben wird. Auf den einzelnen Patienten bezogen geben 17 der 19 Patienten einen Hörgewinn an, der insbesondere zu ihrer alltäglichen Kommunikation beitrage und der bei einem Teil der Patienten ein subjektiv normales Sprachverstehen auch in schwierigsten Situationen oder ein vollständiges Sprachverstehen in allen Situationen des täglichen Lebens erlaubt.

Göteborger Profil. Im standardisierten Göteborger Profil wurde von allen Patienten sowohl in den Bereichen „Verstehen" und „Lokalisation" als auch in den Bereichen „Soziales" und „Befindlichkeit" gleichmäßige Werte von 80 – 88 % der maximalen Punktzahl erreicht (Abb. 5.9 d).

Dabei fällt auf, dass – anders als bei Hörgeräteträgern – der Abbau der Behinderung in Bezug auf Beziehungen zu Mitmenschen und die subjektive Befindlichkeit von den mit einem TICA versorgten Patienten genauso hoch bewertet wird wie der Gewinn an Sprachverständlichkeit und Richtungshören.

Es wurde also nicht nur das Hörvermögen verbessert, es wurde auch ein bestehender sozialer Rückzug abgebaut und damit die Lebensqualität nachhaltig erhöht.

5.8.3
Untergruppenanalyse

Bei der sprachaudiometrischen Einsilberverständlichkeit im Freifeld zeigten 3 selektierte Untergruppen ein noch besseres medianes Ergebnis als die unselektierte Hauptgruppe. Dies zeigt sich insbesondere bei der Untergruppe 1 mit einer im Median mehr als 90 %igen Einsilberverständlichkeit bei 65 dB sowie einer 100 %igen Einsilberverständlichkeit bei den übrigen Sprachschallpegeln. Die anfangs genannten Indikationskriterien beziehen sich auf diese Gruppe. Bei der Verschiebung des dBopt in niedrigere Pegel erreichen alle Patienten der Untergruppe 1 eine Verschiebung in den Sprachschallpegel von 65 dB. Bemerkenswert ist die Verbesserung bei vorher bestehendem Diskriminationsverlust: In allen 3 Untergruppen konnte der Diskriminationsverlust beim gesamten Kollektiv (n = 13/100 %) völlig beseitigt und eine Einsilberverständlichkeit von 100 % erreicht werden. Das Einsilber-Gesamtwortverstehen der Untergruppen 1, 2 und 3 ergibt – bei einem Ausgangswert von 42 % (+ 27, – 12) beim inaktiven Implantat – eine Verbesserung auf 93,5 % (+ 3, – 5) für die Untergruppe 1, auf 92 % (+ 3, – 7) für die Untergruppe 2 und auf 87 % (+ 6, – 15) für die Untergruppe 3. Auch die Satzverständlichkeit betrug in allen Gruppen bei praktisch allen Patienten 100 %. Unter Störschallbedingungen von vorne hatten alle 13 Patienten (100 %) eine Verstehensschwelle bei Signal-Rausch-Verhältnissen zwischen – 2 dB und 0 dB, was auf eine adäquate Rehabilitation für die Sprachverständlichkeit nicht nur in Ruhe, sondern auch bei Hintergrundlärm schließen lässt.

5.8.4
Bedeutung der Vollimplantation für den Patienten

Die Vollimplantation hilft Patienten, Tätigkeiten des täglichen Lebens (Duschen, Sport, nächtliches Schreien des Babys) mit dem Hören zu verbinden, wie es für einen Gesunden selbstverständlich ist. Auch während sportlicher Aktivitäten einschließlich Schwimmen und Tauchen (bis zu einer Tiefe von 5 m) kann gehört werden. Die Totalimplantation hat große Bedeutung für die Wiederherstellung der Arbeitsfähigkeit bei bestehender Arbeitsunfähigkeit. Der Patient kann mit modernen Ohrkanalhörern hören. Die Benutzung von Stethoskopen ist ebenso möglich wie eine Tätigkeit in einem Call-Center, als Phonotypistin oder an einem Bildschirmarbeitsplatz, als Berufssportler (einschließlich Schwimmer oder Sportlehrer), als Berufsmusiker oder Dolmetscher. Und auch körperlich anstrengende Tätigkeiten mit starker Schweißproduktion sowie Situationen mit Hitze-, Fett- oder Dampfexposition sind ohne weiteres möglich. Darüber hinaus kann in der Regel ein normales Telefon benutzt werden, was einem Teil der Hörgeräteträger nicht möglich ist. Außerdem wird das nicht zu unterschätzende Risiko einer beruflichen Diskriminierung (Benachteiligung bei Bewerbungen) und Diffamierung durch Stigmatisierung reduziert.

5.8.5
Non-Responder

Die Betrachtung der Ergebnisse der unselektierten Patienten zeigt neben der Wirksamkeit des Totalimplantats auch, dass es auch Non-Responder gibt. Alle Non-Responder hatten einen Tieftonhörverlust. Die Untergruppenanalyse der klinischen Studie ermöglichte es, tonaudiometrische Diagnosekriterien für eine präoperative Indikationsstellung herauszuarbeiten, damit zukünftig möglichst ausschließlich zu erwartende Responder versorgt werden können [55, 57]. Diese Kriterien sind am Anfang der vorliegenden Übersicht dargestellt.

5.8.6
Schlussfolgerungen für die Patientenauswahl

Aus der Gruppe der Responder ließen sich die folgenden Indikationskriterien für das vollimplantierbares Hörsystem TICA LZ 3001 ableiten:

- Audiologische Kriterien
  - mittel- bis hochgradige hörgeräterefraktäre Hochtoninnenohrschwerhörigkeit und
  - Hochtonhörverlust bis 90 dB mit Steilabfall (Differenz) und nicht mehr als 30 dB Hörverlust im Tieftonbereich bei 0,5 kHz.
- Eine Therapie durch konventionelle Hörgeräte ist trotz Trageversuchen nicht ausreichend (hörgeräterefraktär). Dafür typische Gründe finden sich zu Anfang des Kapitels dargestellt. Sie lassen sich einteilen in medizinische, psychosoziale, berufliche und akustische.

5.9
Sicherheit

5.9.1
Unerwünschte Ereignisse

Durch das Implantat ausgelöst traten nur leichte unerwünschte Ereignisse auf wie korrigierbare Narbenbildung im Gehörgang, versorgbare Nachblutung eines Hautgefäßes, Auftreten eines postoperativen Seroms, vorübergehende Knochenleitungsdepression, eine versorgbare Kettenunterbrechung am Amboss-Steigbügel-Gelenk sowie in vier Fällen eine partielle, durch Faszie versorgbare Hautnekrose über der Mikrofonmembran. Hinzu kamen zwei im Abklingen begriffene, geringfügige Geschmacksstörungen. Implantatbedingte mäßige, schwere oder lebensbedrohliche Komplikationen oder Todesfälle traten nicht auf. Es gab keine Therapieabbrüche aufgrund von Sicherheits- oder Toleranzproblemen. Gemessen an der Nutzwirkung des Implantates sind die unerwünschten Ereignisse vertretbar und mit dem erforderlichen Maß an Schutz der Gesundheit und der Sicherheit des Patienten vereinbar.

5.9.2
Unempfindlichkeit gegenüber Umwelteinflüssen
einschließlich NMR und Röntgenstrahlen

Wandler und Sensor wiegen jeweils nicht mehr als 0,4 g, was ihnen eine außerordentlich niedrige dynamische Masse und damit eine große Unempfindlichkeit gegenüber äußeren mechanischen Einflüssen wie Vibrationen oder Schlägen auf den Kopf verleiht. Da Titan eine magnetische Suszeptibilität von 1 hat, üben starke magnetische Felder keine mechanischen Kräfte aus, so dass eine NMR-Tomographie durchgeführt werden kann. Gleiches gilt für Röntgendiagnostik (Abb. 5b) und Computertomographie. Da durch die Implantation eine gleichmäßige Temperatur von etwa 37°C garantiert wird, ist eine thermische Schädigung ausgeschlossen. Eine elektrische Depolarisation ist ebenfalls nicht möglich, da sich der Betrieb mit 1 bis 2 V weit unterhalb der Depolarisationsfeldstärke bewegt. Da TICA keine magnetischen Komponenten enthält, sind elektromagnetische Einflüsse weitestgehend ausgeschlossen. Elektrostatische Schäden, die während des Operationsvorganges denkbar sind, werden durch das kapazitive Verhalten der Piezokeramik ausgeschlossen. Bei äußeren Luftdruckänderungen kommt es bei Wandler, Titanscheibe und Sensormembran zu maximalen Bewegungen im Mikrometerbereich (bis zu einer Tauchtiefe von 5 m und bis zu 4000 m über dem Meeresspiegel). Bei Luftdruckänderungen des täglichen Lebens sind die Veränderungen so gering, dass eine für den Patienten wahrnehmbare Änderung der Leistungsfähigkeit sowohl von Sensor wie auch Aktor nicht auftritt.

Literatur

1. Blauert J (1983) Spatial hearing: The psychophysics of human sound localization. MIT, Cambridge/MA
2. Dumon T, Zennaro O, Aran JM, Bebear JP (1995) Piezoelectric middle ear implant preserving the ossicular chain. Otolaryngol Clin North Am 28: 173–187
3. Fredrickson JM, Tomlinson DR, Davis ER, Odkirst LM (1973) Evaluation of an electromagnetic implantable hearing aid. Can J Otolaryngol 2: 53–62
4. Fredrickson JM, Coticchia JM, Khosla S (1995) Ongoing investigations into an implantable electromagnetic hearing aid for moderate severe sensoneural hearing loss. Otolaryngol Clin North Am 28: 107–120
5. Gloric A, Moushegian G, Bringwald PR, Rupert AL, Gerken GM (1972) Magnetically coupled stimulation of the ossicular chain: measures in kangaroo rat and man. J Acoust Soc Am 52: 694–696
6. Goode RL (1970) An implantable hearing aid: state of the art. Trans Am Acad Ophthal Otolar 74: 128–139
7. Goode RL (1978) Implantable hearing aids. Otolaryngol Clin North Am 11: 155–161
8. Goode RL (1988) Electromagnetic implantable hearing aids. Adv Audiol 4: 22–31
9. Heide J, Tatge G, Sander T, Gooch T, Prescott T (1988) Development of a semi-implantable hearing device. Adv Audiol 4: 32–43
10. Hough J, Himelick T, Johnson B (1986) Implantable bone conduction hearing device: audiant bone conductor – update on our experiences. Ann Otol Rhinol Laryngol 95: 498–504
11. Hough J, Vernon J, Dormer K, Johnson B, Himelick T (1986) Experiences with implantable hearing device and a presentation of a new device. Ann Otol Rhinol Laryngol 1: 60–65
12. Hough J, Vernon J, Meikle M, Himelick T, Richard G, Dormer K (1987) A middle ear implantable hearing device for controlled amplification of sound in the human. Laryngoscope 97: 141–151
13. Hough J, Dormer KJ, Meikle M, Baker RS, Himelick T (1988) Middle ear implantable hearing device: ongoing animal and human evaluation. Ann Otol Rhinol Laryngol 97: 650–658
14. Hudde H, Gervert B, Hüttenbrink KB (1982) Zukünftige Möglichkeiten aktiver Mittelohrimplantate. Audiol Akust 5: 144–165
15. Kodera K, Suzuki JI, Ohno T (1988) Evaluation of the implantable microphone in the cat. Adv Audiol 4: 117–123

16. Lehner R, Maassen MM, Plester D, Zenner HP (1997) Ossikelankopplung eines implantierbaren Hörgerätewandlers mittels eines Er:YAG-Laser. HNO 45: 867–871
17. Lehner R, Maassen MM, Leysieffer H, Plester D, Zenner HP (1998) Kaltfliessende Elemente zur Ankopplung eines implantierbaren Hörgerätewandlers an Gehörknöchelchen oder Perilymphe. HNO 46: 27–37
18. Lenarz T, Weber BP, Mack KF, Battmer RD, Gnadeberg D (1998) Vibrant Soundbrigde System: Ein neuartiges Hörimplantat für Innenohrschwerhörige. Teil 1: Funktionsweise und erste klinische Erfahrungen. Laryngorhinootologie 77: 301–302
19. Leysieffer H, Baumann JW, Müller G, Zenner HP (1997) Ein implantierbarer piezoelektrischer Hörgerätewandler für Innenohrschwerhörige. Teil I: Entwicklung eines Prototypen. HNO 45: 792–800
20. Leysieffer H, Baumann JW, Müller G, Zenner HP (1997) Ein implantierbarer piezoelektrischer Hörgerätewandler für Innenohrschwerhörige. Teil II: Klinisches Implantat. HNO 45: 801–815
21. Leysieffer H, Müller G, Zenner HP (1997) Ein implantierbares Mikrophon für elektronische Hörimplantate. HNO 45: 816–827
22. Leysieffer H, Zenner HP (1997) Ein implantierbares Hörgerät für Innenohrschwerhörige. Laryngorhinootologie 76: 694–699
23. Leysieffer H (1997) Prinzipielle Anforderungen an einen elektromechanischen Wandler für implantierbare Hörgeräte bei Innenohrschwerhörigkeit. HNO 45: 775–786
24. Leysieffer H, Baumann JW, Mayer R, Müller D, Müller G, Schön T, Volz A, Zenner HP (1998) Ein vollständig implantierbares Hörsystem für Innenohrschwerhörige: TICA LZ 3001. HNO 46: 853–863
25. Maassen MM, Lehner RL, Müller G, Reischl G, Lüdtke R, Leysieffer H, Zenner HP (1997) Anpassung der Geometrie implantierbarer Hörgerätekomponenten an das menschliche Felsenbein. Teil I: Elektromechanischer Wandler. HNO 45: 840–846
26. Maassen MM, Lehner RL, Müller G, Reischl G, Lüdtke R, Leysieffer H, Zenner HP (1997) Anpassung der Geometrie implantierbarer Hörtgerätekomponenten an das menschliche Felsenbein. Teil II: Mikrofon. HNO 45: 847–854
27. Maassen MM, Plinkert PK, Diedrichs D, Lüdtke R, Zenner HP (1998) Funktionelle Langzeitresultate nach offener Cholesteatomchirurgie und Ossikuloplastik mit allogenen Ossikeln im Erwachsenenalter. Laryngorhinootologie 77: 74–81
28. Maniglia AJ, Ko WH, Zhang RX, Dolgin SR, Rosenbaum ML, Montague FW (1988) Electromagnetic implantable middle ear hearing device of the ossicular-stimulating type: principles, designs, and experiments. Ann Otol Rhinol Laryngol 136:3–16
29. Maniglia AJ, Ko WH, Rosenbaum M, Zhu WL, Werning J, Belser R, Drago P (1994) A contactless electromagnetic implantable middle ear device for sensorineural hearing loss. ENT J 73: 78–90
30. Maniglia AJ et al. (1999) The middle ear bioelectronic microphone for a totally implantable cochlear hearing device for profound and total hearing loss. Am J Otol 20: 602–611
31. McGee TM, Kartush JM, Heide JC, Bojrab DI, Clemis JD, Kulick KC (1991) Electromagnetic semi-implantable hearing device. Laryngoscope 101: 355–360
32. Rutschmann J, Page HJ, Fowler ER jr (1958) Auditory stimulation: alternating magnetic fields acting on a permanent magnet fixed to the eardrum. (American Physiological Society Meeting, Philadelphia)
33. Rutschmann J (1959) Magnetic audition-auditory stimulation by means of alternating magnetic fields acting on a permanent magnet fixed to the eardrum. IRE Trans Med Electronics 6: 22–23
34. Spindel JH, Lambert PR, Ruth RA (1995) The round window electromagnetic implantable hearing aid approach. Otolaryngol Clin North Am 28: 189–205
35. Suzuki J, Shono H, Koga K, Akiyama T (1987) Early studies and the history of development of the middle ear implant in Japan. Adv Audiol 4: 4–14
36. Suzuki J, Kodera K, Akai S et al. (1992) Still further clinical observation of MEI implanted patients. In:Yanagihara N, Suzuki J (eds) Transplants and implants in otology II. Kugler, Amsterdam, pp 387–390
37. Suzuki J, Kodera K, Nagai K, Yabe T (1994) Long-term clinical results of the partially implantable piezoelectric middle ear implant. ENT J 73: 104–107
38. Suzuki JI, Kodera K, Nagai K, Yabe T (1995) Partially implantable piezoelectric middle ear hearing device: Long-term results. Otolaryngol Clin North Am 28: 99–106

39. Suzuki J, Kodera K, Suzuki M (1988) Further experiences in perfecting a middle ear implant hearing instrument. In: Babigghian G,Veldman JE (eds) Transplants and implants in otology. Kugler, Amsterdam, pp 333–337

40. Suzuki J, Kodera K, Ashikawa H, Suzuki M (1988) Implantation of partially implantable middle ear implant and the indication. Adv Audiol 4: 160–169

41. Suzuki J,Yanagihara N,Toriyama M,Nagamasa S (1988) Principle construction and indication of the middle ear implant. Adv Audiol 4: 15–21

42. Tjellström A, Lindstrom J, Hallen U, Albrektsson T, Branemark PI (1983) Osseo-integrated titanium implants in the temporal bone: a clinical study of bone-anchored hearing aids. Am J Otol 2: 304–310

43. Weber B (1997) Das vollimplantierbare Hörgerät. Habilitationsschrift, Medizinische Hochschule Hannover

44. Weber BP, Mack K, Strandmann B, Kroll K, Frohne C, Temme G, Lenarz T (1999) Untersuchungen zu einem implantierbaren Hörgerät mit piezoelektrischem Aktor- und Sensorsystem. HNO 47: 317

45. Wilska A (1935) Eine Methode zur Bestimmung der Hörschwellenamplituden des Trommelfells bei verschiedenen Frequenzen. Scand Arch Physiol 72: 161–165

46. Yanagihara N, Aritomo H,Yamanaka E, Gyo K (1987) Implantable hearing aid. Report of the first human applications. Arch Otolaryngol Head Neck Surg 113: 869–872

47. Yanagihara N, Yamanaka E, Sato H, Gyo K (1988) Efficacy of the partially implantable middle ear implant in middle and inner ear disorders. Adv Audiol 4: 149–159

48. Zenner HP (1994) Physiologische und biochemische Grundlagen des normalen und des gestörten Gehörs. In: Helms J (Hrsg) Oto-Rhino-Laryngologie in Klinik und Praxis. Thieme, Stuttgart New York, S 81–211

49. Zenner HP, Leysieffer H (1997) Aktive elektronische Hörimplantate für Mittel- und Innenohrschwerhörige – eine neue Ära der Ohrchirurgie. Teil I: Grundprinzipien und Nomenklaturvorschlag. HNO 45: 749–757

50. Zenner HP, Leysieffer H (1997) Aktive elektronische Hörimplantate für Mittel- und Innenohrschwerhörige – eine neue Ära der Ohrchirurgie. Teil II: Gegenwärtiger Entwicklungsstand. HNO 45: 758–768

51. Zenner HP, Leysieffer H (1997) Aktive elektronische Hörimplantate für Mittel- und Innenohrschwerhörige – eine neue Ära der Ohrchirurgie. Teil III: Perspektiven für Innenohrschwerhörige. HNO 45: 769–774

52. Zenner HP, Maassen MM, Lehner R, Baumann JW, Leysieffer H (1998) Ein implantierbares Hörgerät für Innenohrschwerhörigkeiten. Kurzzeitimplantation von Mikrophon und Wandler. HNO 45: 872–880

53. Zenner HP, Leysieffer H (1998) Totally implantable hearing device for sensorineural hearing loss. Lancet 352: 1751

54. Zenner HP, Maassen MM, Plinkert PK, Zimmermann R, Baumann JW, Reischl G, Leysieffer H (1998) Erste Implantationen eines vollständig implantierbaren elektronischen Hörsystems bei Patienten mit Innenohrschwerhörigkeit. HNO 46: 844–852

55. Zenner HP (2000) Wirksamkeit von totalimplantierten Hörendoprothesen bei Innenohrschwerhörigkeit. HNO 48: 260–263

56. Zenner HP, Müller G, Baumann JW, Eiber A, Rodriguez-Jorge J, Reischl G, Leysieffer H, Plester D, Maassen MM (im Druck) Reversible malleus neck dissection: surgical option for loudness increase and feed back suppression of ossicular chain coupled implantable active hearing devices. Annals Otol Rhinol Laryngol

57. Zenner HP, Baumann JW, Reischl G, Maassen MM, Plinkert PK, Zimmermann R, Limberger A, McElveen J (im Druck) Patient selection for total implantation of TICA® LZ 3001. Annal Otol Rhinol Laryngol

58. Zenner HP, Baumann JW, Reischl G, Limberger A, Plinkert PK, Zimmermann R, Leysieffer H, Maassen MM (im Druck) Efficacy of total implantation of a piezoelectric hearing device for sensorineural hearing loss: a prospective clinical study. Am J Otol

59. R, Baumann I, Leysieffer H and Maassen MM (im Druck) Audiological results and psychosocial adjustment after incus body coupling of a totally implantable piezoelectric hearing amplifier for sensorineural hearing loss. Ear Hear

KAPITEL 6

Teilimplantation: Symphonix Soundbridge System

6

T. LENARZ

6.1
Einleitung

Die symptomatische Therapie der chronischen Innenohrschwerhörigkeit erstreckt sich auf die Anpassung von konventionellen Hörgeräten mit elektroakustischen Wandlern. Der niedrige Versorgungsgrad – von ca. 12 Mio. Betroffenen sind nur etwa 3 Mio. mit einem Hörgerät versorgt – und die niedrige Compliance der Hörgeräteträger weisen auf grundsätzliche Probleme dieses Versorgungsweges hin. Subjektiv werden die schlechte Klangqualität, die Rückkopplung, der Okklusionseffekt, die Gehörgangsreizungen und das schlechte Sprachverstehen vor allem im Störgeräusch als Gründe für das Nichttragen eines Hörgerätes angeführt [14].

Alternative Wandler, die zu einer direktmechanischen Anregung der Gehörknöchelchenkette bzw. des Innenohres führen, werden daher bereits seit mehr als 10 Jahren entwickelt und befinden sich im klinischen Einsatz. Diese Systeme arbeiten mit piezoelektrischen oder elektromagnetischen Wandlern, die an die Gehörknöchelchenkette angekoppelt werden. Im weitesten Sinne zählen zu diesen alternativen Wandlerprinzipien auch knochenverankerte Hörgeräte, die eine Direktanregung des Innenohres auf dem Weg der Knochenleitung ausnutzen [7].

HNO Praxis heute 21
E. Biesinger, H. Iro (Hrsg.)
© Springer-Verlag Berlin Heidelberg 2002

Das erste auch klinisch einsetzbare System wurde von japanischen Arbeitsgruppen entwickelt. Basierend auf einem piezoelektrischen Biegeschwinger wurde dieses System bei Patienten mit chirurgisch nicht therapierbarer Schalleitungsschwerhörigkeit bei Otitis media chronica oder Patienten mit Missbildungen eingesetzt [13, 15]. Die so versorgten Patienten berichteten übereinstimmend über eine wesentlich bessere Klangqualität im Vergleich zu konventionellen Hörgeräten, einen besseren Tragekomfort und einen natürlichen Klang. Von derselben Arbeitsgruppe wurde auch ein vollimplantierbares System entwickelt, und einzelne Komponenten wurden im Tierversuch ausgetestet. Es kam jedoch nie in klinischen Studien zum Einsatz.

Bei Patienten mit chronischer Schallempfindungsschwerhörigkeit ist gegenwärtig nur eine hörprothetische Versorgung als Therapie der Wahl möglich. Das Wirkungsprinzip der im Folgenden als konventionell bezeichneten Hörgeräte besteht darin, über ein Mikrofon den eintreffenden Schall möglichst ohrnah aufzunehmen, ihn akustisch-elektrisch zu wandeln, in einem Audioprozessor zu bearbeiten und als entsprechend verstärktes und den individuellen Verhältnissen des hörgeschädigten Ohres angepasstes Signal über den sog. Hörer, einen miniaturisierten Lautsprecher, wieder abzugeben. Die kurze Distanz zwischen Mikrofon und Hörer macht dabei in den meisten Fällen einen schalldichten Abschluss des äußeren Gehörganges durch ein Ohrpassstück erforderlich. Daraus ergeben sich zahlreiche Nachteile konventioneller Hörgeräte, die häufig zu einem unzureichendem Sprachverständnis besonders im Störgeräusch führen:

- Okklusionseffekt,
- Rückkopplungspfeifen,
- Übertragungsverlust in den hohen Frequenzen,
- Mangelhafte Klangqualität durch Verzerrungen und Resonanzüberhöhungen,
- Gehörgangsirritationen, rezidivierende Gehörgangsentzündungen,
- kosmetische Beeinträchtigung.

Aus diesem Grund ist der Versorgungsgrad der betroffenen Patientengruppe mit konventionellen Hörgeräten mit 25 % als sehr niedrig einzustufen.

Die meisten dieser Nachteile lassen sich durch implantierbare Hörgeräte einschließlich aktiver Mittelohrimplantate (AMI) vermeiden (Tabelle 6.1).

Ihr Funktionsprinzip besteht in einer direktmechanischen Anregung des Innenohres. Nach dem Wirkungsprinzip lassen sich drei Wandlertypen zur Umsetzung der akustischen Energie unterscheiden:

- Knochenverankerte Hörsysteme („bone anchored hearing aids", BAHA [14])
- Piezoelektrische AMI-Systeme (RION [15], TICA [16], ENVOY)
- Elektromagnetische AMI-Systeme (Symphonix [2, 3])

Weitere Wandlersysteme, wie z. B. eine hydrodynamische Ankopplung mittels Schlauchsystemen an das runde Fenster, haben bisher keine klinische Bedeutung erlangt. Durch die Ankopplung an den Schädelknochen oder die Gehörknöchelchenkette bleibt der äußere Gehörgang offen. Dadurch entfallen Okklusionseffekt und bei den teilimplantierbaren Systemen auch das Rückkopplungspfeifen. Die direktmechanische Anregung führt zu einer effektiveren Übertragung auch hoher Frequenzen des Hauptsprachbereiches mit deutlich verbesserter Klangqualität aufgrund der um eine Zehnerpotenz geringeren Verzerrung. Der Frequenzgang mit Betonung der hohen Frequenzen ist in besonderer Weise geeignet, den am häufigsten anzutreffenden Hörverlust in den hohen Frequenzen auszugleichen. Zusätzlich bieten vor allem vollimplantierbare Systeme einen deutlichen kosmetischen Vorteil.

Hinsichtlich der implantierten Komponenten wird zwischen teil- und vollimplantierbaren Systemen unterschieden. Teilimplantierbare Systeme sind ähnlich wie Kochleaimplantatsysteme aufgebaut. Der in Ohrnähe außen getragene und durch Magnet gehaltene Audioprozessor nimmt über ein Mikrofon den Schall auf, das elektrisch gewandelte Signal wird wie bei einem konventionellen Hörgerät verarbeitet und an den individuellen Hörverlust angepasst. Das so verarbeitete Signal wird transkutan per Trägerfrequenz auf das im Knochen hinter dem Ohr liegenden Implantat übertragen. Das Implantat wandelt dann das aufmodulierte Signal in elektrische Spannungsschwankungen für den Wandler um. Die elektromechanische Wandlung führt zu einer direktmechanischen Anregung der Gehörknöchelchenkette und damit des Innenohres. Die Energieübertragung für das Implantat geschieht induktiv, die Batterie befindet sich ebenfalls im Audioprozessor. Durch Austausch des Audioprozessors ist ein technisches Upgrade und der Austausch defekter Teile, soweit sie nicht das Implantat betreffen, jederzeit möglich. Bei vollimplantierbaren Systemen werden alle Komponenten einschließlich des Mikrofons und der Energiequelle implantiert. Dabei kommen sowohl wiederaufladbare Batterien als auch primäre Batterien mit einer mehrjährigen Lebensdauer zum Einsatz (St. Croix ENVOY System). Dem Vorteil der Unsichtbarkeit stehen jedoch Nachteile im Form einer möglichen Rückkopplung durch die Nähe zwischen Mikrofon und Wandler oder die Signalübertragung durch die Knochenleitung und die Notwendigkeit eines erneuten operativen Eingriffes zum Austausch der Energiequelle und des Elektronikmoduls zum technologischen Upgrade gegenüber. Nach heutiger Kenntnis betragen die berechneten Zeitintervalle einige Jahre. Die Vorteile implantierbarer Hörgeräte sind

- bessere Klangqualität durch geringe Verzerrung,
- Übertragung hochfrequenter Anteile des Sprachsignals,
- Hochpasscharakteristik des Frequenzganges,
- Wegfall des Okklusionseffektes,
- bei teilimplantierbaren Systemen Wegfall der Rückkopplung,
- kosmetische Vorzüge,
- leichtere Handhabbarkeit und
- keine Gehörgangsirritationen.

Verschiedene vollimplantierbare Systeme sind inzwischen für den klinischen Einsatz zum Teil im Rahmen von Studien verfügbar. Bei Positionierung des Mikrofons unter der Haut des äußeren Gehörganges oder am Trommelfell kommt es zu einer nahezu natürlichen Schallaufnahme mit entsprechenden Vorteilen hinsichtlich Richtungshören und Klangqualität. Nachteilig wirkt sich die zzt. noch notwendige Unterbrechung der Gehörknöchelchenkette zur Vermeidung der Rückkopplung aus. Außerdem ist zum Austausch des Energieträgers

Tabelle 6.1. Bisher entwickelte implantierbare Hörprothesen

Forschergruppe, Implantat	Stimulationsmechanismus	Bemerkungen
Earlens (Ohrlinse, GNReSound)	Elektromagnetisch über einen auf dem Umbo plazierten Magneten, der in eine Linse ähnlich Kontaktlinse eingebracht ist. Anregung über einer eine um den Hals getragene elektromagnetische Spule	Zu geringer Verstärkungsgrad Zusätzliche Schallleitungskomponente von 15 dB durch Massebelastung. Keine klinische Verbreitung
Keine spezielle Gruppe, PORPs und TORPs	Elektromagnetisch über eine im Gehörgang getragene Spule	Einsatz nur bei Patienten mit erforderlicher Tympanoplastik zur Gehörknöchelchenkettenrekonstruktion
Hough et al., Xomed Audiant [4]	Knochenleitung. Ein im Mastoidknochen implantierter Magnet wird transkutan in Schwingungen versetzt	Einsatz nur bei reiner Schalleitungsschwerhörigkeit aufgrund des geringen Verstärkungsgrades. Gute Langzeitergebnisse. Nicht mehr im Vertrieb
Tjellström et al. [14], BAHA	Knochenleitung. Im Mastoid implantierter Titananker wird durch angekoppelten Körperschallgeber in Schwingungen versetzt. Perkutanes System	Gute Verstärkungsleistung ermöglicht die Versorgung auch kombinierter Schwerhörigkeit bis zu einem mittleren Knochenleitungshörverlust von 45 dB. Gute Langzeitresultate. Breite klinische Anwendung
Yanagihara [15], Suzuki [13], piezoelektrisches Mittelohrimplantat, PIHA und TIHA („partially/totally implantable hearing aid")	Anregung über einen externen Audioprozessor	Klangqualität bei breitem Frequenzgang sehr gut, jedoch geringe Verstärkungsleistung. Einsatz nur bei reinen Schalleitungs- oder kombinierten Schwerhörigkeiten. Ankopplungsmechanismus ist sehr kompliziert
Zenner u. Leysieffer [16], Piezoelektrischer Wandler, TICA („Tübingen implantable cochlear amplifier")	Piezoelektrisch. Ankopplung des piezoelektrischen Wandlers mit Hilfe einer Koppelstange an den Ambosskörper. Anregung über ein internes Elektronikmodul	Einziges totalimplantierbares System mit Mikrofon, das in die hintere Gehörgangswand eingebaut ist. CE-Zeichen

Tabelle 6.1 (Fortsetzung)

Forschergruppe, Implantat	Stimulationsmechanismus	Bemerkungen
Hough et al. [4], direkt an der Gehörknöchelchenkette befestigter Magnet mit Spule im Gehörgang	Elektromagnetisch	Teildestruktion der Gehörknöchelchenkette durch komplizierten Befestigungsmechanismus. Geringe Verstärkungsleistung und schwankende Höreindrücke durch variable Position der im Gehörgang getragenen Stimulationsspule
Kartush et al. [6], in das Mittelohr implantierter Magnet mit Spule im Gehörgang	Elektromagnetisch. Anregung mit externer Signalverarbeitungseinheit	Deutliche Veränderung der Mittelohrintegrität durch Befestigung an der Gehörknöchelchenkette. Residuales Hörvermögen wird beeinträchtigt. Geringe Verstärkungsleistung sowie schwankende Lautstärke durch inkonstante Position der Gehörgangsspule
Maniglia et al. [9 – 11], direkt des Magneten an der Gehörknöchelchenkette befestigter Magnet	Elektromagnetisch. Der am Ambosskörper angeklebte Magnet wird durch eine im Mastoid positionierten Spule angeregt. Externe Signalverarbeitungseinheit	Geringe Verstärkungsleistung. Gefahr der Dislokation
Fredrickson et al. [2], direkt an den Ambosskörper angekoppelter elektromagnetischer Wandler	Elektromagnetisch. Der am Mastoidrand befestigte Wandler koppelt mit Hilfe eines Koppelelementes direkt an den Ambosskörper an	Schwieriges Positionierungsmanöver. Lasersystem erforderlich. Gute Verstärkungsleistung. Humanimplantation begonnen
FMT (Symphonix Devices) direkt an der Gehörknöchelchenkette befestigt	Elektromagnetisch. FMT wird am langen Ambossschenkel befestigt und über eine externe Signalverarbeitungseinheit angeregt	Bisher einziges für die Humananwendung verfügbares System. Integrität der Gehörknöchelchen wird nicht beeinträchtigt. Gute Verstärkungsleistung, gute klinische Ergebnisse

nach einigen Jahren eine Zweitoperation erforderlich. Nur zu diesem Zeitpunkt kann auch ein Update der Hardware erfolgen. Zur Zeit sind vollimplantierbare Systeme noch nicht im gleichen Ausmaß einsetzbar, da sie aufgrund der Rückkopplungsproblematik nur für die Versorgung gering- und mittelgradiger Schwerhörigkeiten geeignet sind.

Das für den klinischen Einsatz zuerst verfügbare Symphonix Soundbridge System (Symphonix Devices, San Jose/CA, USA) soll im Folgenden näher beschrieben werden. Es wurde in der Zwischenzeit weltweit an mehr als 500 Patienten erprobt, wobei über einen Nutzungszeitraum von mehr als 4 Jahren keine Langzeitkomplikationen zu beobachten waren. Die folgende Darstellung basiert auf eigenen Erfahrungen an mehr als 30 Patienten seit 1997 [7, 8].

6.2
Das Symphonix Vibrant Soundbridge System

Der Erfinder des Systems, Geoffrey Ball, leidet selbst seit frühester Jugend an einer mittel- bis hochgradigen Innenohrschwerhörigkeit, ihm wurde mittlerweile beidseits ein Symphonix System implantiert. Das System basiert auf dem sog. „floating mass transducer" (FMT), der an den langen Ambossschenkeln angekoppelt wird. Der elektromagnetische Aktuator besteht aus einer Golddrahtspule in einem hermetisch versiegelten Zylinder, in dessen Inneren ein Permanentmagnet zwischen zwei endseitig eingebrachten Puffern gelagert ist. Durch Anlegen eines elektrischen Wechselspannungsfeldes wird der Magnet entsprechend der angelegten Frequenz in Schwingungen versetzt. Durch die elastischen

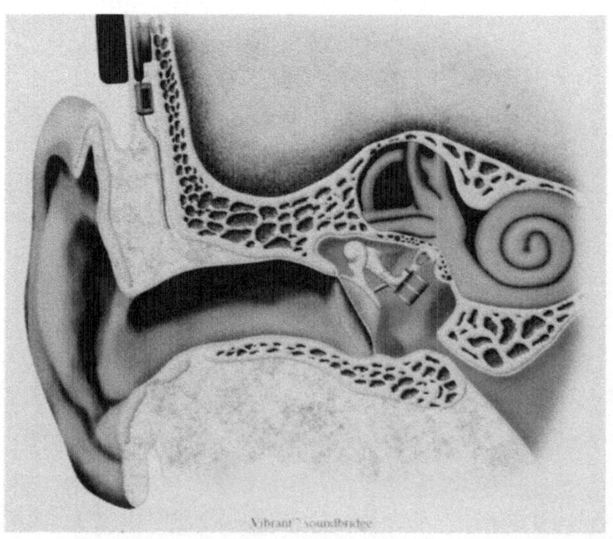

Abb. 6.1. Vibrant Soundbridge System, Gesamtübersicht. Schematische Darstellung der Einzelkomponenten am menschlichen Felsenbein

Abb. 6.2.
FMT (vergrößert). Mit einer speziellen Zange wird die Titanklammer am langen Ambossschenkel fixiert

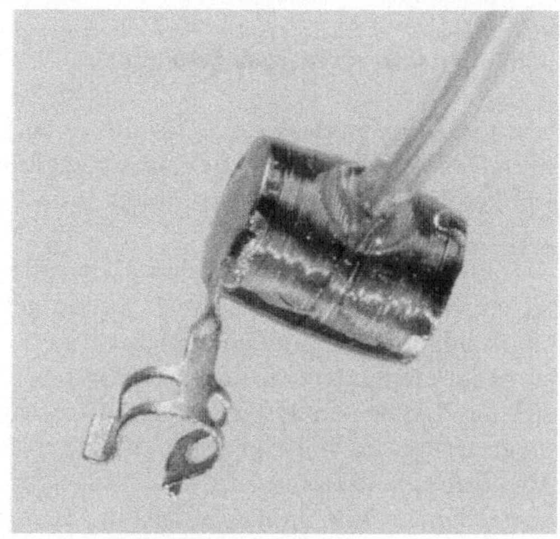

Abb. 6.3. Audioprozessor

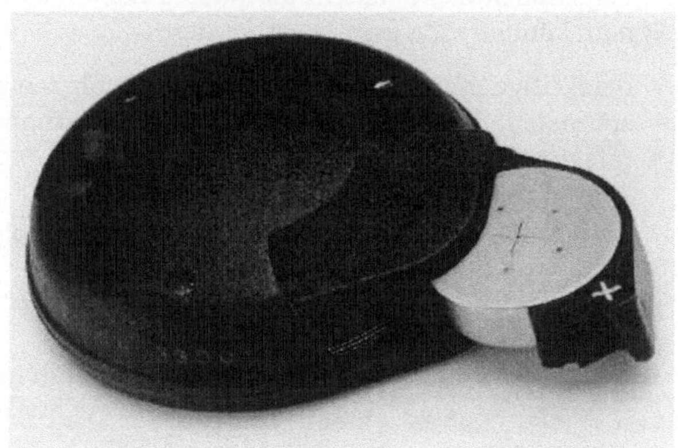

Rückstellkräfte der Puffer kommt es zu einer gegenphasigen Schwingung des Gesamtaktuators, die mit Hilfe der Ankopplungsstelle auf die Gehörknöchelchenkette übertragen werden. Die Schwingungsrichtung liegt dabei in der Achse des Steigbügels (Abb. 6.1, 6.2).

Das Gesamtsystem selbst besteht aus zwei Komponenten. Der extern getragene Audioprozessor (Abb. 6.3) nimmt über ein Mikrofon den Schall auf, setzt diesen in digitale Signale um und verarbeitet die Information so, dass sie den individuellen Hörverhältnissen des Patienten in mehreren Frequenzbändern angepasst wird. Über eine transkutane HF-Strecke wird das Signal auf den retroaurikulär implantierten VORP übertragen. Dieser dekodiert das Signal und leitet es dem oben beschriebenen FMT zu.

Die Energie wird über Hörgerätebatterien im Audioprozessor zur Verfügung gestellt und per Induktion auf den VORP übertragen. Für den Audioprozessor steht z.Z. ein volldigitales Achtkanalsystem auf der Basis der Siemens Signia Technologie zur Verfügung.

6.2.1
Indikation und Vorauswahl der Patienten

Grundsätzlich ist das System für die Versorgung von Patienten mit beidseitiger mittel- bis hochgradiger Innenohrschwerhörigkeit geeignet. Ausweitungen der Indikation wurden auch für Patienten mit speziellem Hochtonhörverlust vorgenommen (Abb. 6.4).

Dabei soll der Hörverlust im Tieftonbereich 65 dB bei 500 Hz nicht überschreiten. Klinische Erfahrungen haben gezeigt, dass dann die vom Patienten empfundene Lautstärke unzureichend ist, was auf die geringere Verstärkungsleistung im Tieftonbereich zurückzuführen ist. Nach unserer Erfahrung positioniert sich das Symphonix System zwischen konventionellen Hörgeräten für die Versorgung gering- bis mittelgradiger Innenohrschwerhörigkeiten einerseits und den Kochleaimplantaten andererseits. Weiterhin sollen die Patienten über eine noch ausreichende Diskriminationsleistung bei ausreichender Verstärkung im Freifeld verfügen. Dies lässt sich am besten mit Hilfe der Sprachaudiometrie nachweisen.

Folgende Indikationen für die Versorgung mit einem Symphonix Soundbridge System können z. Zt. formuliert werden:

- beidseitige mittel- bis hochgradige Innenohrschwerhörigkeit,
- spezielle Indikation für Patienten mit Hochtonhörverlust,
- intaktes Mittelohr,
- kein retrokochleärer Schaden,
- konventionelle Hörgeräteversorgung ohne Erfolg,
- medizinische Indikation:
  - chronische oder rezidivierende Gehörgangsentzündung;
- audiologische Indikation:
  - unzureichende Diskriminationsleistung unter optimierter konventioneller Hörgeräteversorgung (Rückkopplung/HF Steilabfall).

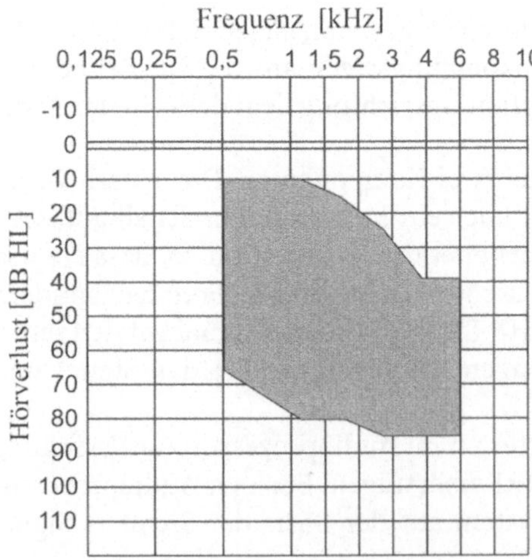

Abb. 6.4.
Auswahlkriterien für Symphonix Patienten nach dem Reintonaudiogramm. Angegeben sind die frequenzbezogenen minimal und maximal zulässigen Hörverluste bei Verwendung des digitalen Audioprozessors

Kontraindikationen liegen dann vor, wenn einerseits die Indikationskriterien nicht erfüllt werden, zum anderen keine ausreichende Hörgeräteerfahrung oder Versuche mit der Hörgeräteanpassung vorgenommen wurden. Diese ist unabdingbare Voraussetzung, um sowohl die medizinische als auch die audiologische Indikation stellen zu können. Dabei sollte in einem Trageversuch auf eine optimierte Versorgung beidseits abgezielt werden. Führt diese innerhalb von zwei Monaten nicht zu einem befriedigenden Ergebnis, ist die Indikation zur operativen Hörgeräteversorgung zu stellen. Es sollte auch die subjektive Zufriedenheit des Patienten mit seiner Hörsituation anhand geeigneter Fragebögen, wie z.B. dem APHAB („abbreviated profile of hearing aid benefit") ermittelt werden (Tabelle 6.2). Diese umfangreiche Evaluation hilft, die geeigneten Patienten auch hinsichtlich der Motivation zu ermitteln. Nur dann ist ein operativer Eingriff gerechtfertigt, der an einem noch teilweise funktionstüchtigen Sinnesorgan vor-

Tabelle 6.2. Durchzuführende Untersuchungen vor und nach Versorgung mit einem Symphonix Hörgerät

		Prä HG/ HG + HG	Post VSB/VSB + HG
Information des Patienten	Erklären der Grundlagen	✓	
	Aushändigen der Patienteninformation	✓	
HNO-ärztliche Untersuchung		✓	✓
Hochauflösendes Computertomogramm des Felsenbeines			✓
Tonaudiometrie	Hörschwelle (Luft und Knochenleitung)	✓	✓
	Freifeld (mit/ohne Hörgeräte)	✓	✓
Sprachaudiometrie	*Freiburger Sprachverständlichkeitstest* Ohne Hörgerät:		
	Zahlen: links, rechts	✓	✓
	Einsilber: links, rechts (60, 65, 80, 100 dB)	✓	✓
	Mit Hörgerät:		
	Einsilber: links, rechts, binaural (65 dB)	✓	✓
	Göttinger Satztest (65 dB)		
	Ohne Störgeräusch: links, rechts, binaural	✓	✓
	Mit 10 dB Störgeräuschabstand: binaural	✓	✓
Impedanzaudiometrie	Tympanogramm	✓	✓
	Stapediusreflex	✓	✓
Topodiagnostik	OAE	✓	
	BERA	✓	
Fragebögen	Allgemeiner Gesundheitszustand	✓	
	Verlauf der Schwerhörigkeit/Vorbefunde	✓	
	APHAB	✓	✓
	HDSS („hearing device satisfaction scale")	✓	✓

genommen werden muss und potenziell ein wenn auch kleines Risiko einer zusätzlichen Hörminderung beinhaltet.

6.2.2
Operatives Vorgehen

Die Operationstechnik folgt in weiten Strecken derselben Technik, wie sie für die Kochleaimplantation verwendet wird. Hauptunterschied ist, dass dabei das Innenohr nicht eröffnet, sondern der FMT am langen Ambossschenkel in der Stapesnische platziert wird.

Nach zusätzlicher Infiltrationsanästhesie erfolgt die retroaurikuläre Schnittführung mit Bilden eines Haut-Subkutis-Lappens und eines kranial gestielten Muskel-Periost-Lappens. Anschließend wird das Mastoid ausgebohrt, das Knochenbett für die Aufnahme des Implantates und ein Verbindungstunnel zur sicheren Aufnahme des zum FMT führenden Drahtbündels angelegt. Das Implantat selbst wird mit gekreuzten Prolenefäden im Implantatbett fixiert und der antennentragende Teil unter die gebildete Periosttasche geschoben (Abb. 6.5).

Anschließend wird die posteriore Tympanotomie zwischen dem knöchern bedeckten Fazialiskanal und der Chorda tympani angelegt. Dabei muss die Gehörknöchelchenkette mit dem langen Ambossschenkel, dem Amboss-Steigbügel-Gelenk und dem Steigbügel selbst übersichtlich dargestellt werden. In machen Fällen ist es erforderlich, die Chorda tympani aus ihrem Bett herauszulösen und nach lateral zu verlagern. Das Promontorium und der Processus pyramidalis mit Auslass der Stapediussehne müssen dabei erkennbar sein.

Danach kann das Implantat im Implantatbett fixiert werden (Abb. 6.5). Der FMT wird mit dem Verbindungskabel durch den Knochenkanal in Richtung

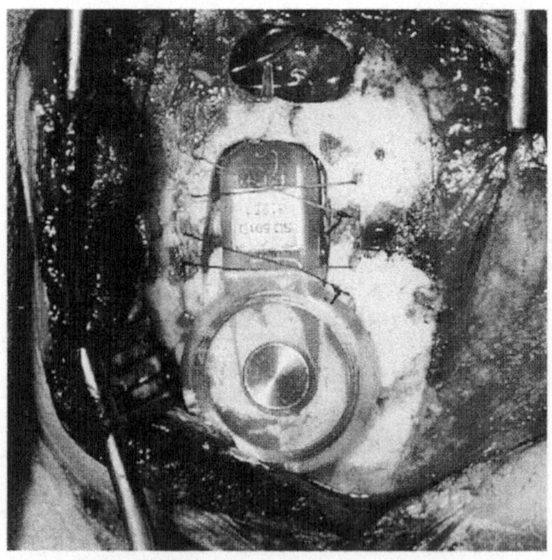

Abb. 6.5.
Vibrant Soundbridge Implantation, VORP in situ. Fixation mit gekreuzten Vicrylfäden und Durchführung des FMT durch den Verbindungstunnel in Richtung Mastoid

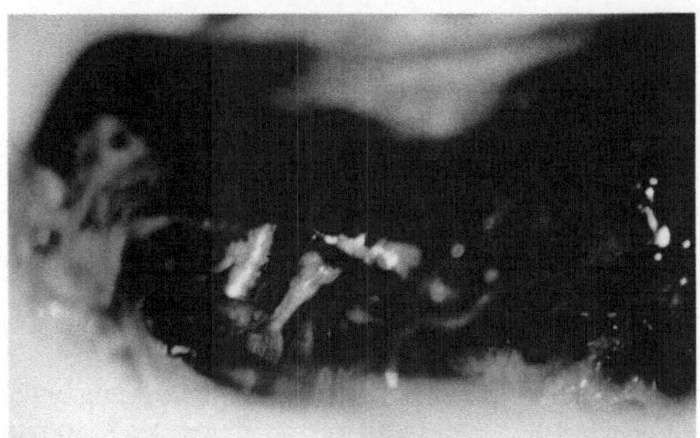

Abb. 6.6. Vibrant Soundbridge Implantation, FMT in situ

Mastoid geführt. Danach erfolgt das Vorbiegen des als Audiolink bezeichneten Golddrahtes und die Positionierung des FMT am langen Ambossschenkel. Mit Hilfe einer speziellen Schließzange kann dann die Titankralle am langen Ambossschenkel so geschlossen werden, dass eine ausreichend sichere Verbindung zum langen Ambossschenkel zustande kommt. Zu achten ist dabei auf eine torsionsfreie Vororientierung des FMT, bevor dieser auf den langen Ambossschenkel aufgeschoben wird (Abb. 6.6).

Der FMT darf außerdem keinen Kontakt mit Promontorium, Trommelfell oder anderen knöchernen Strukturen im Bereich des Sinus tympani haben, was durch entsprechendes Zurechtbiegen der Titanschelle und intraoperative Kontrolle sicher erreicht werden kann.

Bei extrem dünnem Ambossschenkel oder unregelmäßig geformtem Amboss mit starken Schwankungen im Durchmesser ist u. U. das zusätzliche Aufbringen von Glasionomerzement (Biocem) erforderlich. Bisher wurde darauf in 6 Fällen zurückgegriffen.

Anschließend erfolgt der retroaurikuläre Wundverschluss.

6.2.3
Audioprozessoreinstellung

Nach acht Wochen kann der Audioprozessor angepasst und auf die individuelle Hörleistung des Patienten eingestellt werden. Dank der digitalen Mehrkanaltechnologie ist dabei ein Finetuning mit frequenzabhängiger Einstellung der Verstärkung, deren Einsatzpunktes und der Kompression möglich. Unter Umständen sind mehrere Einstellsitzungen für den Patienten erforderlich, bis ein Optimum erreicht wird. Dabei erfolgt die Einstellung analog dem bei Hörgeräte üblichen Anpassverfahren. Die Ergebnisse sind anhand der in Tabelle 6.2 aufgelisteten Methoden zu überprüfen und zu dokumentieren.

6.3
Ergebnisse

Bisher wurden an der Medizinischen Hochschule Hannover 36 Patienten mit dem Symphonix Soundbridge System versorgt und angepasst, weltweit wurde es bisher mehr als 500 Patienten implantiert. Die Patienten verfügten alle über eine ausreichende Hörgeräteerfahrung vor Implantation und erfüllten die in Abschn. 6.3.1 dargestellten Indikationskriterien.

Postoperativ kam es zu keiner signifikanten Änderung der präoperativ ermittelten Hörschwellen (Abb. 6.7).

Der direkte Vergleich zeigt lediglich eine geringe Senkung bei 6 kHz, was am ehesten als Massebelastungseffekt und Verschiebung des Resonanzpunktes der Gehörknöchelchenkette interpretiert werden kann. Es kam in keinem Fall zu einer subjektiven Veränderung der Hörschwelle gegenüber dem präoperativen Befund. Dabei handelt es sich um die postoperativ gemessene unverstärkte Hörschwelle.

Nach Einstellen des Gerätes kommt es zu einem Anheben der Hörschwelle. Die Differenz zwischen unverstärkter und verstärkter Hörschwelle wird als „functional gain" bezeichnet. Im Mittel beträgt dieser 28 dB. Der frequenzbezogene Functional gain ist in Abb. 6.8 dargestellt. Dabei zeigt sich deutlich eine Betonung der sprachrelevanten Frequenzen zwischen 1000 und 4000 Hz, wobei die Verstärkung jedoch auch bei 8000 Hz noch bis zu 20 dB beträgt.

Der Functional gain entspricht dabei nicht in allen Fällen der maximal möglichen Verstärkungsleistung des Gerätes, da manche Patienten bereits zuvor die Unbehaglichkeitsschwelle erreichen und deswegen die Verstärkung nicht maximal genutzt werden muss.

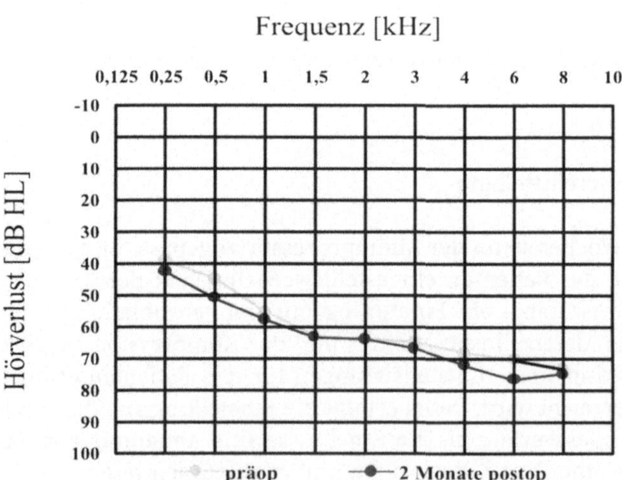

Abb. 6.7. Mittlerer prä- und postoperativer Hörverlust für 36 Patienten

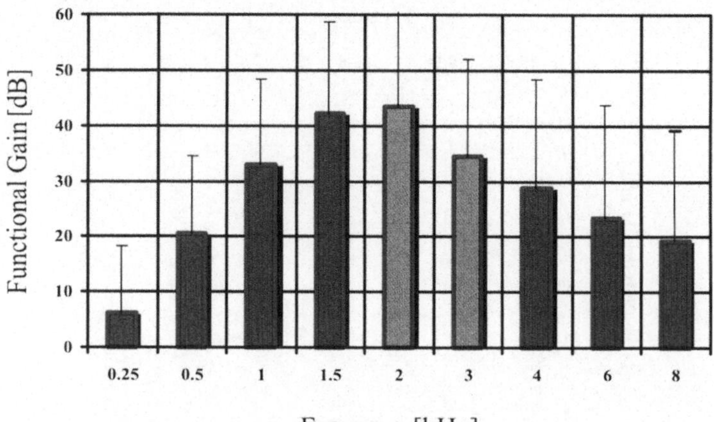

Abb. 6.8. Frequenzbezogener Functional gain mit Betonung des Hauptsprachbereichs (1000 – 4000 Hz, $n = 36$)

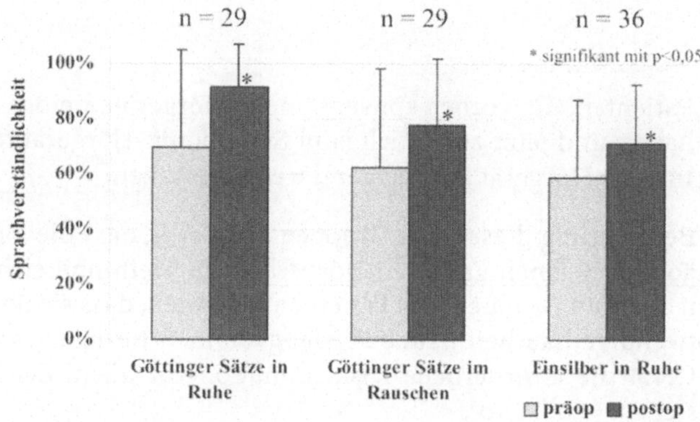

Abb. 6.9. Sprachtestergebnisse für Symphonix Soundbridge im Vergleich zu präoperativem Sprachverstehen der Patienten unter Alltagsbedingungen

Die im Vergleich zur präoperativen Situation erzielten Sprachverständlichkeitswerte mit dem Freiburger Einsilbertest sowie mit dem Göttinger Satztest in Ruhe und im Störgeräusch zeigen eine signifikante Verbesserung (Abb. 6.9).

Speziell zu erwähnen ist dabei die Verbesserung des Sprachverstehens im Störgeräusch. Die meisten Patienten benutzen dann das konventionelle Hörgerät auf der implantierten Seite nicht mehr. Grundsätzlich lassen sich dabei drei Gruppen unterscheiden:

Gruppe 1:   Patienten, die aus medizinischen Gründen ein konventionelles Hörgerät nicht regelmäßig tragen konnten und jetzt mit dem Symphonix-System versorgt sind,

Gruppe 2:   Patienten, die vorher konventionelle Hörgeräte getragen haben und jetzt ausschließlich das Symphonix-Hörgerät tragen und

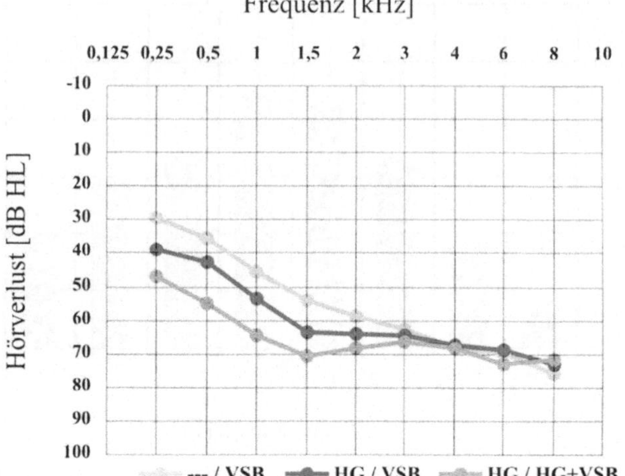

Abb. 6.10. Mittlerer Hörschwellenverlauf für die Patientengruppen I–III (I: $n = 11$; II: $n = 12$; III: $n = 13$)

Gruppe 3:   Patienten, die vorher konventionelle Hörgeräte beidseits getragen haben und jetzt zusätzlich zum Symphonix-Hörgerät das konventionelle Hörgerät kontralateral weiterbenutzen.

Bei näherer Betrachtung dieser drei Gruppen zeigt sich, dass die Patienten der Gruppe 3 präoperativ einen größeren Hörverlust im Tieftonbereich aufwiesen als die beiden anderen Gruppen. Die Patienten berichten, dass sie über das Hörgerät die notwendige Lautheit bzw. das Klangvolumen beziehen, während das Symphonix-Gerät die erforderliche Diskrimination vor allem der hohen Frequenzen beisteuert (Abb. 6.10).

Die mit Hilfe des Fragebogens APHAB [1] ermittelte subjektive Beurteilung der Symphonix Soundbridge zeigt, dass die Patienten vor allem die verbesserte Klangqualität, das Fehlen des Okklusionseffektes und der Rückkopplung sowie das bessere Verstehen im Störgeräusch und die bessere Schallquellenlokalisation hervorheben (Abb. 6.11).

Die einzelnen Kategorien des APHAB geben dabei die unterschiedlichen Hörsituationen wieder. Die insgesamt 24 Fragen werden in vier Subkategorien unterteilt, die folgende Hörsituationen im Alltag wiedergeben:

- „background noise" (Hintergrundgeräusche)
- „reverberation" (Nachhall)
- „ease of communication" (Kommunikationsschwierigkeiten)
- „aversiveness of sounds" (Angenehmheit der Klanges)

Nachteilig wird von den Patienten die Schwierigkeit beim Telefonieren angesehen, da bisher keine Telefonspule vorhanden bzw. keine direkte Ankopplung an den Audioprozessor möglich ist.

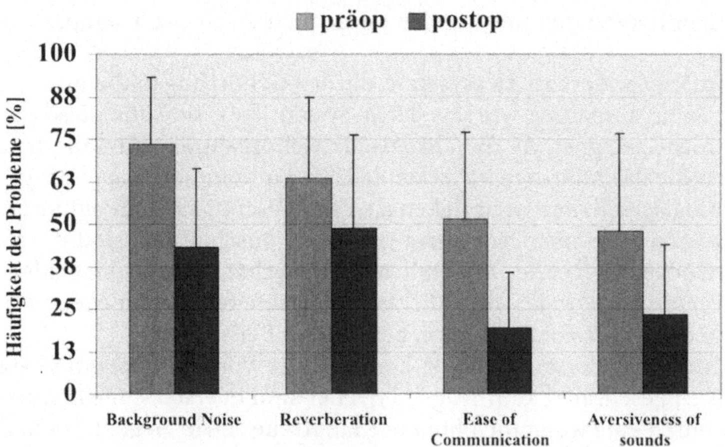

Abb. 6.11. Ergebnisse der Patientenbefragung unter Verwendung des APHAB. Dargestellt ist für die prä- und postoperative Situation die Häufigkeit der Probleme in unterschiedlichen Kommunikationssituationen

6.4
Diskussion

Implantierbare Hörgeräte mit direktmechanischer Anregung des Innenohres befinden sich seit mehr als zehn Jahren in der Entwicklung [7]. Klinische Ergebnisse wurden zuerst von japanischen Arbeitsgruppen um Suzuki [13] und Yanagihara [15] berichtet. In der Zwischenzeit haben weitere Arbeitsgruppen Mittelohrimplantatsysteme unterschiedlichen Designs und Wirkprinzips entwickelt. Diese unterscheiden sich hinsichtlich ihrer Funktionsweise, des Ankopplungsortes im Bereich des Mittelohres, des Grades der Implantierbarkeit (partiell oder total) sowie des Indikationsspektrums. Das hier dargestellte Symphonix Vibrant Soundbridge System stellt ein teilimplantierbares Gerät mit elektromagnetischem Funktionsprinzip dar. Es hat sich nach unserer Erfahrung für die Versorgung von Patienten mit mittel- bis hochgradiger Innenohrschwerhörigkeit bewährt, bei denen medizinische oder audiologische Kriterien eine Versorgung mit einem konventionellem Hörgerät nicht möglich machen. Bei den medizinischen Kriterien sind vor allem die chronischen oder rezidivierenden Gehörgangsentzündungen unterschiedlicher Ursache zu nennen, die das Tragen eines Ohrpassstückes unmöglich machen. Bei Verschluss des Gehörganges kommt es zu einer Exazerbation der Entzündung mit Ohrenlaufen und damit der Notwendigkeit einer Tragepause. Dies führt bei diesen Patienten in der Regel dazu, dass sie nicht dauerhaft befriedigend mit einem Hörgerät versorgt werden können. Das völlige Wegfallen eines Ohrpassstückes bei dem Vibrant Soundbridge System ermöglicht für diese Patientengruppe erstmals eine dauerhaft befriedigende Versorgung mit einem Hörgerät. Im retroaurikulären Bereich unter dem Audioprozessor kommt es nicht zur Hautirritationen. Damit kann diesen Patienten tatsächlich eine neue Therapie angeboten werden.

Andere implantierbare Hörsysteme, die den Gehörgang mitbenutzen müssen, z. B. zur Schallaufnahme wie das TICA-System [16], sind für diese Patientengruppe nicht geeignet, da die chronische Gehörgangsentzündung befürchten lässt, dass die das Mikrofon bedeckende Haut zu Komplikationen neigt.

Audiologische Kriterien beziehen sich im Wesentlichen auf ein nicht ausreichendes Sprachverstehen, vor allem im Störgeräusch. Dabei sind die Nachteile konventioneller Hörgeräte, maßgeblich die schlechte Klangqualität aufgrund des hohen Verzerrungsgrades, das Rückkopplungspfeifen, der unebene Frequenzgang und der Okklusionseffekt von besonderer Bedeutung.

Durch Wegfall dieser Nachteile kommen die Vorteile implantierbarer Hörgeräte uneingeschränkt zum Tragen [5]. Hier sind in erster Linie bessere Klangqualität durch eine wesentlich höhere Klangtreue sowie Wegfall des Rückkopplungspfeifens und des Okklusionseffektes zu nennen. Diese Effekte zusammen führen dazu, dass die Patienten den Klang subjektiv als wesentlich natürlicher und besser empfinden und – wie durch die sprachaudiometrischen Tests gezeigt – ein besseres Sprachverstehen vor allem im Störgeräusch aufweisen.

Hinsichtlich des Verstärkungsgrades ist anzumerken, dass bei Überschreiten des Tieftonhörverlustes von 60 dB bei 500 Hz die erreichbare Anhebung der tiefen Frequenzen nicht ausreichend ist, um den bestehenden Hörverlust zu kompensieren. Diese Patienten tragen daher in der Regel kontralateral weiterhin ein konventionelles Hörgerät, damit das erforderliche Volumen erreicht wird. Ein besseres Sprachverstehen erreichen sie durch die Kombination mit dem Symphonix Soundbridge System, das die höheren Frequenzen wesentlich besser in das Innenohr überträgt als das konventionelle Hörgerät. Damit kann durch die Kombination von Symphonix Soundbridge System und konventionellem Hörgerät für diese Patienten eine Verbesserung des Sprachverstehens vor allem im Störgeräusch erzielt werden.

Ist der tiefe Hörverlust geringer ausgeprägt, reicht in der Regel das Symphonix Soundbridge System alleine aus, um eine ausreichende Verstärkung über alle Frequenzen zu erreichen und damit für den Patienten eine Verbesserung des Sprachverstehens zu erzielen.

Eine beidohrige Versorgung mit einem Symphonix Soundbridge System ist bisher nur in Einzelfällen vorgenommen worden. Die anekdotischen Berichte sind nicht ausreichend, um hier eine generelle Empfehlung geben zu können. Es scheint sich anzudeuten, dass die Vorteile der beidseitigen Hörgeräteversorgung auch hier voll zum Tragen kommen.

Die Implantation des FMT führt zu keiner signifikanten Verschlechterung der unverstärkten Hörschwelle. Dies ist im Hinblick auf die bereits bestehende Schwerhörigkeit und das potenzielle Risiko einer Operation an einem noch funktionstüchtigen Innenohr von besonderer Bedeutung. Die vorliegenden Erfahrungen zeigen damit eindeutig, dass die Implantation als ein sicheres Verfahren bezeichnet werden muss. Dies gilt nicht für alle implantierbaren Hörgeräte: So wurde bei dem ersten mit einem TICA-Implantat versorgten Patienten die Gehörknöchelchenkette im Bereich des Hammerhalses durchtrennt, um das

Rückkopplungsproblem zu reduzieren [5]. Bei dem St. Croix ENVOY System ist die Entfernung des Ambosses unabdingbare Voraussetzung für das Funktionsprinzip und das Vermeiden der Rückkopplung. Selbst bei Verzicht auf Durchtrennung des Hammerhalses führt die starre Ankopplung des TICA Systems an den langen Ambossfortsatz u. U. zu einer Schalleitungskomponente. Daher kommt es beim Ausfall eines dieser Systeme auf der Seite des Implantats zu einer erheblich größeren Schwerhörigkeit als präoperativ; auch dies ist bei der Wahl des Implantatsystems zu bedenken.

Teil- und vollimplantierbare Systeme unterscheiden sich zunächst durch kosmetische Aspekte. Während bei vollimplantierbaren Systemen alle Komponenten einschließlich des Mikrofons und des Batteriemoduls eingepflanzt werden, sind diese Komponenten einschließlich des Audioprozessors bei teilimplantierbaren Systemen in der Regel außerhalb des Kopfes im Audioprozessor zusammengefasst. Dem kosmetischen Nachteil stehen jedoch erhebliche Vorteile hinsichtlich der Nachrüstung auf technisch modernere Versionen des Audioprozessors und damit niedrigere Folgekosten gegenüber. Bei vollimplantierbaren Systemen ist ein technologisches Upgrade nur im Rahmen der erforderlichen Austauschoperation für das Batteriemodul möglich. Bei einer Batterielebensdauer zwischen 3 und 5 Jahren bedeutet dies, dass der Patient nur nach diesem Zeitraum von einer technologischen Weiterentwicklung im Bereich der Hörgerätetechnologie profitiert. Die Entwicklungshalbwertzeiten sind jedoch in diesem Bereich wesentlich kürzer, so dass teilimplantierbare Systeme den grundsätzlichen Vorteil eines wesentlich schnelleren Upgrade besitzen. Das Upgrade kann durch einfachen Austausch des Audioprozessors erfolgen. Wie die bisherige Erfahrung mit dem Symphonix Soundbridge System zeigt, wurde dieser Austausch bereits mehrfach vorgenommen. Die jetzt verfügbaren volldigitalen Achtkanalsysteme auf der Basis des Siemens SIGNIA Systems ermöglichen eine erheblich feinere Anpassung an die individuelle Hörsituation des Patienten als das ursprüngliche Zweikanalanalogsystem. Weitere Verbesserungen sind in den nächsten Jahren zu erwarten und werden den Patienten mit dem Symphonix Vibrant Soundbridge System zur Verfügung stehen.

Wie die bisherigen Erfahrungen mit dem Symphonix Vibrant Soundbridge System zeigen, stellt dieses Hörsystem eine therapeutische Alternative für die Patienten dar, bei denen aus medizinischen und audiologischen Gründen eine suffiziente konventionelle Hörgeräteversorgung nicht möglich ist. Durch zunehmende Erfahrungen lassen sich die audiologischen Kriterien in Zukunft schärfer fassen, die Auswahl der Patienten wird wesentlich differenzierter möglich sein.

Neben den konventionellen Hörgeräten einerseits und den Kochleaimplantaten andererseits bieten implantierbare Hörgeräte eine therapeutische Option, die gerade der Problemgruppe von Patienten mit mittel- und mittel- bis hochgradiger Schwerhörigkeit zugute kommt, die bisher von einer wirkungsvollen Hörgeräteversorgung ausgeschlossen waren [5]. Welches Marktsegment diese Implantate in Zukunft einnehmen werden, bleibt abzuwarten. Ihr klinischer Einsatz hat jedoch bereits heute zu neuen Einsichten in die Funktionsweise des Mittel- und Innenohres geführt. Aus den gewonnenen Ergebnissen lassen sich

Rückschlüsse sowohl für die neue Konzeption konventioneller Hörgeräte als auch für die Weiterentwicklung von Kochleaimplantaten und sog. Hybridimplantaten mit kombinierter mechanischer und elektrischer Stimulation bei ausgeprägtem Hochtoninnenohrverlust gewinnen.

6.5
Zusammenfassung

Implantierbare Hörgeräte stimulieren die Gehörknöchelchenkette direkt mechanisch unter Umgehung des äußeren Gehörganges. Durch Verwendung elektromagnetischer oder piezoelektrischer Wandler wird eine wesentlich bessere Klangqualität erreicht.

Das teilimplantierbare Vibrant Soundbridge System ist seit 1996 im klinischen Einsatz. Bisher wurde es weltweit mehr als 500 Patienten implantiert. Damit liegt eine ausreichend große Datenbasis zur Beurteilung der Vor- und Nachteile sowie des erzielbaren Hörgewinns vor. Im Beitrag werden die Selektionskriterien für Patienten mit chronisch rezidivierender Gehörgangsentzündung oder unzureichender Verbesserung des Sprachverständnisses bei Versorgung mit konventionellen Hörgeräten dargestellt, ferner die Operationstechnik und Risiken, die postoperative Entwicklung des Hörgewinns und die subjektive Beurteilung des Nutzens durch die Patienten.

Insgesamt bietet das System eine Erweiterung des Therapiespektrums für Patienten mit mittel- und mittel- bis hochgradiger Innenohrschwerhörigkeit. Die erzielbaren Hörergebnisse sind hinsichtlich Sprachverständlichkeit besser als die mit konventionellen Hörgeräten. Subjektiv werden von den Patienten die fehlende Rückkopplung, die einfache Handhabung, die bessere Klangqualität, das Wegfallen des Okklusionseffektes sowie das kosmetisch vorteilhafte Aussehen besonders hervorgehoben.

Zusammenfassend handelt es sich um eine neue Therapiemöglichkeit für Patienten mit sensorineuraler Schwerhörigkeit, bei denen eine hörprothetische Versorgung mit konventionellen Hörgeräten aufgrund medizinischer oder audiologischer Kriterien nicht erfolgreich durchgeführt werden kann.

Literatur

1. Cox RM, Alexander GC (1995) The abbreviated profile of hearing aid benefit. Ear Hear 16: 176–186
2. Frederickson JM, Coticchia JM, Khosla S (1995) Ongoing investigations into an implantable electromagnetic hearing aid for moderate to severe sensorineural hearing loss. Otolaryngol Clin N Am 28: 107–120
3. Goode RL, Ball G, Nishihara S (1993) Measurement of umbo vibration in human subjects – method and possible clinical applications. Am J Otolaryngol 14: 247–251
4. Hough J, Dormer KJ, Baker RS et al. (1988) Middle ear implantable hearing device: ongoing animal and human evaluation. Ann Otol Rhinol Laryngol 97: 650–658
5. Hüttenbrink KB (1997) Implantierbare Hörgeräte für hochgradige Schwerhörigkeit. HNO 10: 742–744

6. Kartush JM, McGee TM, Graham MD et al. (1991) Electromagnetic semi-implantable hearing device: an update. Otolaryngol Head Neck Surg 104: 150
7. Lenarz T, Weber BP, Mack KF, Battmer RD, Gnadeberg D (1998) Vibrant Soundbridge System: Ein neuartiges Hörimplantat für Innenohrschwerhörige, Teil 1: Funktionsweise und erste klinische Erfahrungen. Laryngo Rhino Otol 77: 247–255
8. Lenarz T, Weber BP, Issing PR, Gnadeberg D, Ambjørnsen K, Mack KF, Winter M (2001) Vibrant Soundbridge System: Ein neuartiges Hörimplantat für Innenohrschwerhörige, Teil 2: Audiologische Ergebnisse. Laryngo Rhino Otol im Druck
9. Maniglia AJ, Ko WH, Rosenbaum M et al. (1994) A contactless electromagnetic middle ear device for sensorineural hearing loss. Ear Nose Throat 73: 78–90
10. Maniglia AJ, Ko WH, Rosenbaum M et al. (1995) Contactless semi-implantable electromagnetic middle ear device for the treatment of sensorineural hearing loss. Short-term and long-term animal experiments. Otolaryngol Clin N Am 28: 121–140
11. Maniglia AJ, Ko WH, Garverick SL et al. (1997) Semi-implantable middle ear electromagnetic hearing device for sensorineural hearing loss. Ear Nose Throat J 76: 333-341
12. Niehaus HH (1995) Das implantierbare Mittelohrhörgerät. HNO 43: 697–701
13. Suzuki JI, Kodera K, Nagai K (1995) Partially implantable piezoelectric middle ear hearing device: long-term results. Otolaryngol Clin N Am 28: 99–106
14. Tjellström A, Håkansson B (1995) The bone-anchored hearing aid: design principles, indications, and long-term clinical results. Otolaryngol Clin N Am 28: 53–72
15. Yanagihara N, Yamanaka E, Sato H (1988) Efficacy of the partially implantable middle ear and inner ear disorders. Adv Aud 4: 149–159
16. Zenner HP, Leysieffer, H (1997) Aktive elektronische Hörimplantate für Mittel- und Innenohrschwerhörige – eine neue Ära der Ohrchirurgie. HNO 45: 749–757

Teilimplantation: RetroX Luftleitungshörsystem mit retroaurikulärer Schallführung

7

T. WESENDAHL

7.1
Einleitung

Unterschiedliche pathologisch-anatomische und pathophysiologische Veränderungen des Hörorgans bedürfen einer individuellen, differenzierten Rehabilitation mit Hörhilfen. Eine Vielzahl heutiger Hörhilfen stellen aber für den Schwerhörigen noch ein Stigma dar. Die Hörhilfe im äußeren Gehörgang zu verstecken, ist jedoch aus medizinischen und audiologischen Gründen nur bei einem Teil der Schwerhörigen möglich. Besonders die Versorgung von Patienten mit einer Hochtonschwerhörigkeit, an der der überwiegende Teil der gering bis mittelgradig Innenohrschwerhörigen heute leidet, ist eine Herausforderung, weil der Wunsch der Betroffenen nach einer unauffälligen bzw. nicht sichtbaren Trageweise der Hörhilfe häufig nicht mit den audiologischen Gegebenheiten bzw. technischen Möglichkeiten in Einklang zu bringen ist.

7.2
Zielsetzung

Eine Zielsetzung bei der Entwicklung des RetroX war, ein Hörsystem für einen Hochtonhörverlust zu entwickeln, wobei eine maximal offene Versorgung geeignet schien, bei der alle Außenohreffekte genutzt werden können. Die offene Versorgung hat ferner den Vorteil, dass kein Wärme- und Feuchtigkeitsstau im

HNO Praxis heute 21
E. Biesinger, H. Iro (Hrsg.)
© Springer-Verlag Berlin Heidelberg 2002

äußeren Gehörgang entsteht, die eigene Stimme nicht verändert wahrgenommen wird, und dass Ess- und Kaugeräusche oder ein Tinnitus nicht intensiver wahrgenommen werden. Das zu entwickelnde Hörsystem sollte außerdem die Möglichkeit alternativer Hörhilfenversorgungen uneingeschränkt ermöglichen, und der operative Aufwand für die Implantation oder ggf. Explantation des Hörsystems sollte möglichst gering sein. Wichtige Untersuchungsverfahren wie MRT und CT müssen ohne wesentliche Qualitätsverluste durchgeführt werden können, damit diese diagnostischen Möglichkeiten im Krankheitsfall uneingeschränkt einsetzbar sind. Ferner sollte die natürliche Hörfunktion durch das Hörsystem keine Beeinträchtigung erfahren, z. B. durch Dämpfung der Gehörknöchelchenschwingungen. Um eine maximal offene Versorgung realisieren zu können, wurde ein neuer Weg der Schallführung erdacht. Die Hörgerätetechnik wird in einem Gehäuse hinter der Ohrmuschel untergebracht.

7.3
Zum System

RetroX ist ein Produkt der Fa. auric Hörsysteme, Rheine, Deutschland. Bei der Bezeichnung RetroX steht Retro für retroaurikulär und X für flexibles Design und flexible Technik. Das RetroX besteht aus 2 Komponenten mit unterschiedlicher Funktion, einem Hülsensystem aus Medical Grade 4 Titan und einem Hörgerätegehäuse, in dem sich die Technik befindet (Abb. 7.1). Das Titan-Hülsensystem leitet den Luftschall von dem hinter der Ohrmuschel gelegenen Hörgerät in den äußeren Gehörgang. Über eine Steckverbindung ist der Hörer des Hörgerätegehäuses an das implantierte Hülsensystem angeschlossen. Das Hörgerätegehäuse liegt hinter der Ohrmuschel und wird ausschließlich von dem Hülsensystem getragen und gehalten. Sein Mikrofon liegt im oberen Teil und befindet sich außerhalb von Bereichen, in denen durch Turbulenzen wesentliche Windgeräusche auftreten [2].

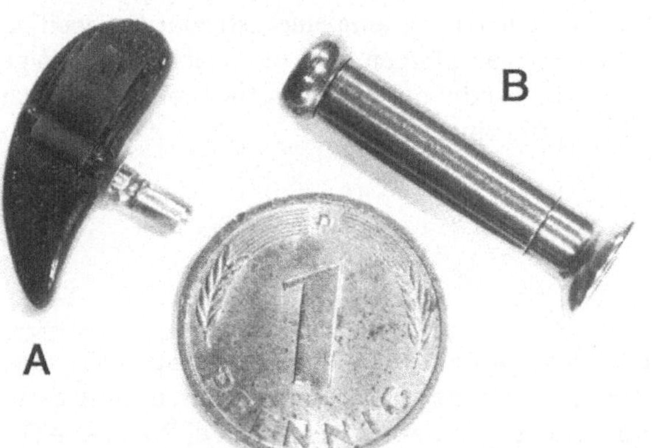

Abb. 7.1.
RetroX-Hörsystem: Retroaurikuläres Hörgerät (*A*) mit Titan-Hülsensystem (*B*); alternativ zum retroaurikulären Hörgerät kann die Hörgerätetechnik auch in das Golfende einer Brille oder in ein Ohrschmuckstück eingebaut werden

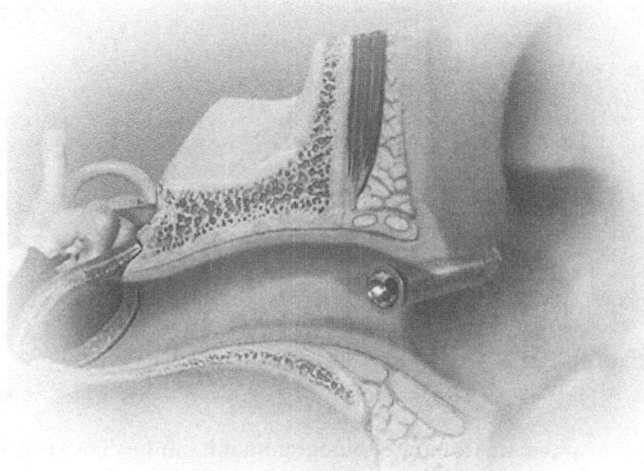

Abb. 7.2. Titan-Hülsensystem im lateralen, hinteren, knorpelfreien Teil des linken äußeren Ohres

In einer Schnittzeichnung (Abb. 7.2) ist das Titan-Hülsensystem in die Weichteile des äußeren Ohres projiziert, sein Verlauf ist in der Horizontalebene (etwa in Höhe des Tragus im lateralen, hinteren Teil des äußeren Ohres) zu erkennen.

Das Hülsensystem verbindet den retroaurikulären Raum mit dem äußeren Gehörgang. Es wird so implantiert, dass mit dem Knorpelskelett des Ohres kein direkter Kontakt besteht. Möglich ist das, weil die röhrenförmige Pars fibrocartilaginea des äußeren Gehörgangs nur vorn und unten von Knorpel gebildet wird, hinten und oben aber von elastisch-fibrösem Bindegewebe [3].

Das Titan-Hülsensystem ist dreiteilig aufgebaut (Abb. 7.3). Es besteht aus einem zylinderförmigen Mittelteil mit Innengewinde, das mit einem trichterförmigen Schallaustrittskopf und einem halbkugelförmigen Schalleintrittskopf mit o-Ringdichtung zur Ankopplung des 1,2 g schweren Hörgerätes verbunden ist.

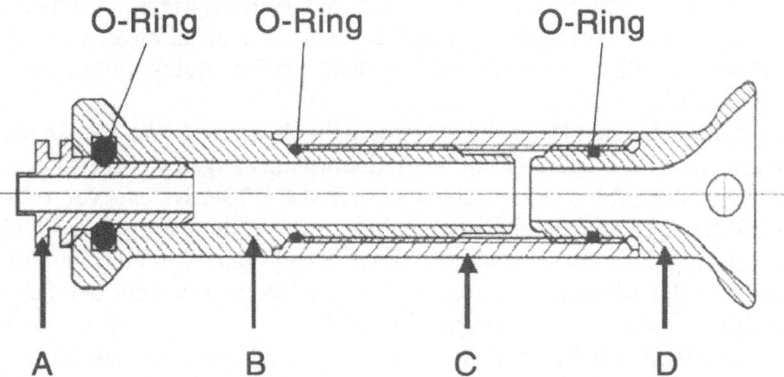

Abb. 7.3. Schnittzeichnung des Hülsensystems: Schallauslass des Hörgerätehörers (A), Schalleintrittskopf (B), Mittelteil (C) und Schallaustrittskopf (D)

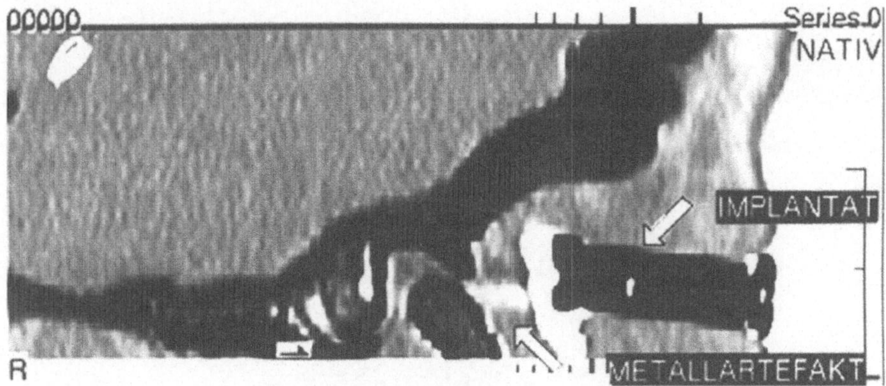

Abb. 7.4. Titan-Hülsensystem im Computertomogramm mit minimalem Artefakt

In den Schalleintrittskopf wird der Schallauslass des Hörgerätehörers gesteckt. Je ein o-Ring in der Gewindeverbindung zwischen Mittelteil und Schalleintrittskopf sowie Schallaustrittskopf dient als Gewindesicherung. Die Außenseite des Hülsensystems, die direkt dem Weichteilgewebe anliegt, ist glatt und ohne Stufen. Seine Länge kann zwischen 22 und 35 mm durch unterschiedlich lange Schalleintrittsköpfe verändert werden, sodass es individuell an die Länge des Implantationskanals angepasst werden kann. Für Patienten mit radikaloperiertem Ohr steht ein kürzeres Hülsensystem zur Verfügung. Auch Schalleintrittsköpfe mit größeren Schalleintrittskopfdurchmessern sind erhältlich.

Als Material für das Hülsensystem wurde Titan gewählt, weil es die beste Biokompatibilität besitzt, seine Oberfläche eine bakteriostatisch wirkende Titanoxidschicht hat und eine hervorragende Korrosionsbeständigkeit aufweist [5, 7, 8]. Außerdem ist Titan nicht ferromagnetisch, sodass das Implantat kein Hindernis für eine MR-Untersuchung darstellt [10]. Im Computertomogramm treten nur geringfügige Artefakte auf (Abb. 7.4).

Vor der Implantation werden die Teile des Hülsensystems in einem Autoklaven sterilisiert. Hierzu sind sie in Peel-Beuteln einzeln abgepackt. Die Implantation des Hülsensystems erfolgt in örtlicher Betäubung unter aseptischen Bedingungen [6].

Nach einem kleinen Hautschnitt retroaurikulär wird ein Weichteilkanal bis in die Hinterwand des lateralen äußeren Gehörgangs angelegt. Mittels einer Implantationshilfe (Abb. 7.5) kann der Mittelteil des Hülsensystems von retroaurikulär in den Weichteilkanal vorgeschoben und mit dem vom äußeren Gehörgang aus eingeführten Schallaustrittskopf verschraubt werden. Zur leichteren Herstellung der Gewindeverbindung dient ein Dorn, mit dem der Schallaustrittskopf an das Mittelteil herangeführt wird.

Anschließend werden das Mittelteil und der Schallaustrittskopf mit dem Schalleintrittskopf verbunden. Das Hülsensystem sollte ausreichend lang sein, damit seine verdickten Enden nicht in das Hautniveau drücken, aber dennoch einen Halt im Gewebekanal bewirken. Das Weichteilgewebe umschließt den zy-

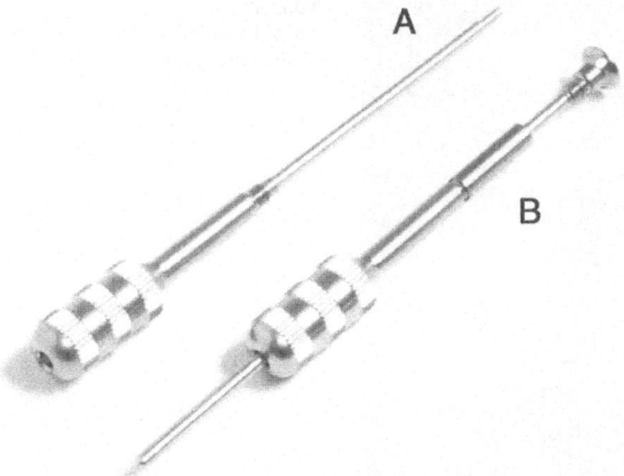

Abb. 7.5. Implantationshilfe mit Dorn (*A*), Implantationshilfe mit aufgeschraubtem Mittelteil und Dorn mit aufgestecktem Schallaustrittskopf (*B*)

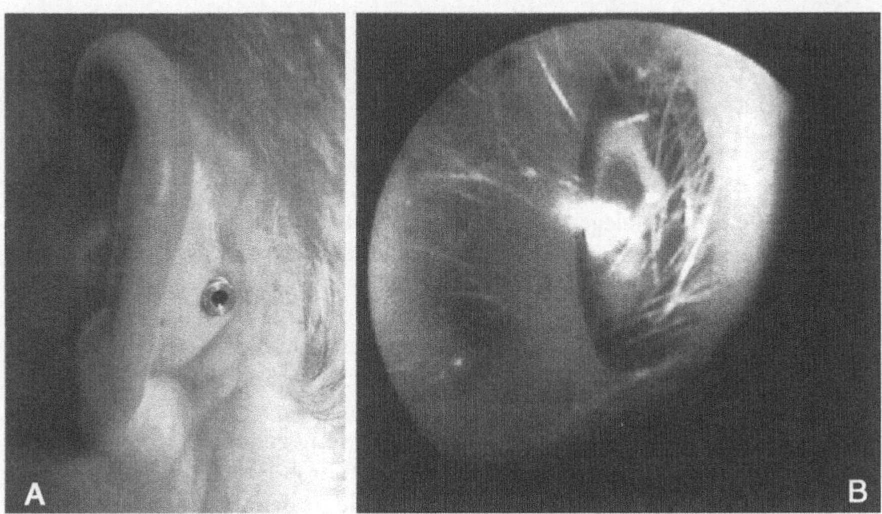

Abb. 7.6 a, b. Patient mit implantiertem Titan-Hülsensystem. Ansicht von retroaurikulär (*A*), Blick in den äußeren Gehörgang (*B*, endoskopische Aufnahme)

lindrigen Hülsenanteil eng. Ein Wachstum von verhornendem Plattenepithel in den Implantationskanal tritt nicht auf. Etwa 3 Wochen nach der Implantation ist die Gewebereaktion um das Implantat weitgehend abgeklungen (Abb. 7.6). Falls notwendig kann die Länge des Hülsensystems dann durch Auswechseln des Schalleintrittskopfes feinangepasst werden. Danach wird mit dem Patienten trainiert, das Hörgerätgehäuse mit dem Hülsensystem zu verbinden.

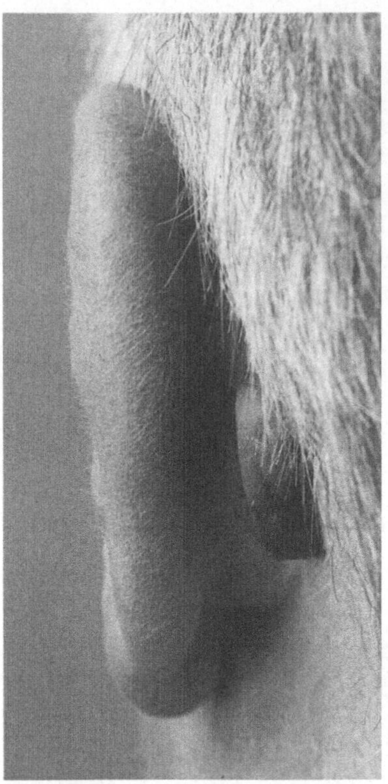

Abb. 7.7.
Patient mit aufgestecktem retroaurikulärem Hörgerät (Ansicht von retroaurikulär)

Das retroaurikulär gelegene Hörgerätgehäuse besteht aus Kunststoff (Abb. 7.7) oder Titan. Das Hörgerätegehäuse aus Titan hat den Vorteil, dass es Einstreuung von elektrischen Feldern z. B. durch Mobiltelefone verhindert. Ferner hat es eine hohe mechanische Widerstandsfähigkeit bei niedrigem spezifischem Gewicht.

Das RetroX wird mit digital programmierbarer oder digitaler Technik ausgestattet, die dem aktuellen Stand moderner Luftleitungshörgeräte entspricht. Rückkopplungsmanager, geringes Eigenrauschen, Mehrkanaligkeit sowie Regel- und Begrenzungssysteme werden für die Anpassung genutzt. Die Anpassungsstrategie entspricht der herkömmlicher Luftleitungshörgeräte bei offener Versorgung. Mit dem RetroX werden nicht nur alle Außenohreffekte erhalten, es tritt auch weder ein Verschlusseffekt noch ein durch ein Im-Ohr-Gehäuse oder durch die Otoplastik eines HdO-Hörgerätes bedingtes Völlegefühl auf.

Die elektroakustischen Funktionen des Hörgerätes sind durch einen Computer abruf-, speicher- und korrigierbar. Feineinstellung und gleitende Einstellung des Hörsystems sind auch über Telekommunikation (Datenfernübertragung) nicht nur in einem schallisolierten Raum oder in einer künstlichen Geräuschsituation möglich, sondern auch in realen Schalllandschaften unter aktiver Einbeziehung des Patienten. Hierzu kann eine Verbindung zwischen Anpasszentrum und Hörgerät am Aufenthaltsort mittels Datenfernübertragung drahtlos oder drahtgebunden hergestellt werden [11].

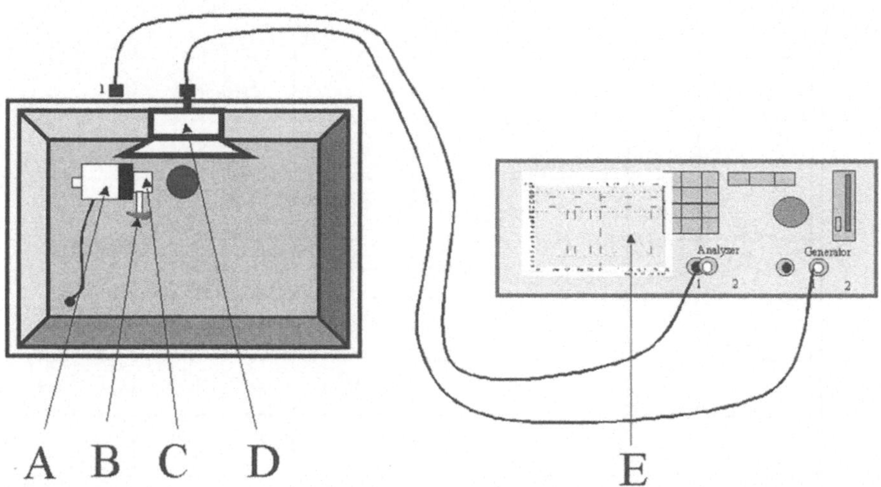

Abb. 7.8. Messbox mit Lautsprecher (*D*), offenem Kuppler (*C*), seitlich eingebautem RetroX (*B*), Messmikrofon (*A*) und UPL Audio-Analyzer (*E*) der Fa. Rhode und Schwarz, München, Deutschland

Das Resonanzverhalten des Hörsystems wurde in einer Messbox der Fa. Brüel und Kjaer, Naerum, Dänemark, an einem offenen Kuppler (Spezialaufsatz auf herkömmlichem Kuppler), der die offene Gehörgangssituation simuliert, gemessen (Abb. 7.8).

Die Transferkurve des Schallsignals vom Lautsprecher in der seitlichen Messboxwand zum Messmikrofon am Ende des offenen Kupplers wird ohne und mit seitlich in den Kuppler eingesetzten RetroX, das sich nicht in Betrieb befindet, dargestellt. Es ergeben sich keine wesentlichen Unterschiede zwischen beiden Messkurven, die eine Resonanz zwischen 1500 und 6000 Hz zeigen (Abb. 7.9).

Bei eingeschaltetem RetroX war eine rückkopplungsfreie Verstärkung im Hochtonbereich bis ca. 40 dB zu erzielen. Die Verstärkung im Tieftonbereich ist nur sehr gering gegenüber der im Hochtonbereich, eine Folge des Resonanzverhaltens aufgrund der offenen Versorgung (Abb. 7.10).

Durch Veränderung der Einstellparameter des Hörgerätes kann die Verstärkungskurve im Hochtonbereich so beeinflusst werden (Abb. 7.11), dass funktionell nicht nutzbare Bereiche der Basilarmembran in den hohen Frequenzen (wie „dead regions" [4]) bei der Einstellung des Hörgerätes berücksichtigt werden können, indem das Hörgerät in diesen Bereichen keine Verstärkung bewirkt.

Den nach den audiologischen Messungen abgeschätzten Indikationsbereich zeigt Abb. 7.12. Er entspricht der Versorgung eines Hochtonhörverlustes. Die Tonhörschwellenkurve des Patienten sollte insbesondere im Tieftonbereich nicht unterhalb des grauen Bereiches liegen. Im Übrigen gelten die Indikationskriterien für eine Hörgeräteversorgung [1].

Kontraindiziert ist das RetroX-Hörsystem bei fluktuierendem Hörvermögen, einer chronischen Otitis media mit ständiger Sekretion, bei einer Hauterkan-

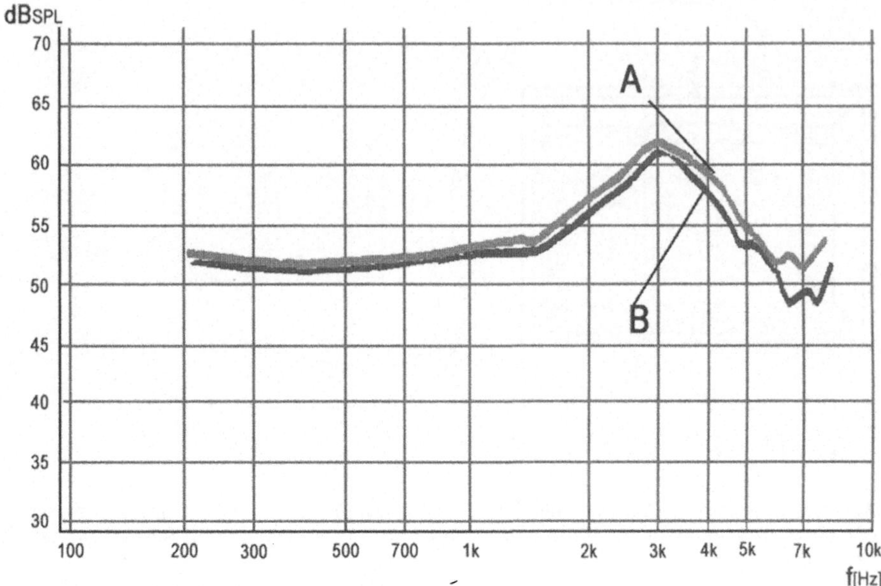

Abb. 7.9. Messung des Resonanzverhaltens des offenen Kupplers ohne (*A*) und mit (*B*) RetroX-Hörsystem (Messaufbau s. Abb. 7.8)

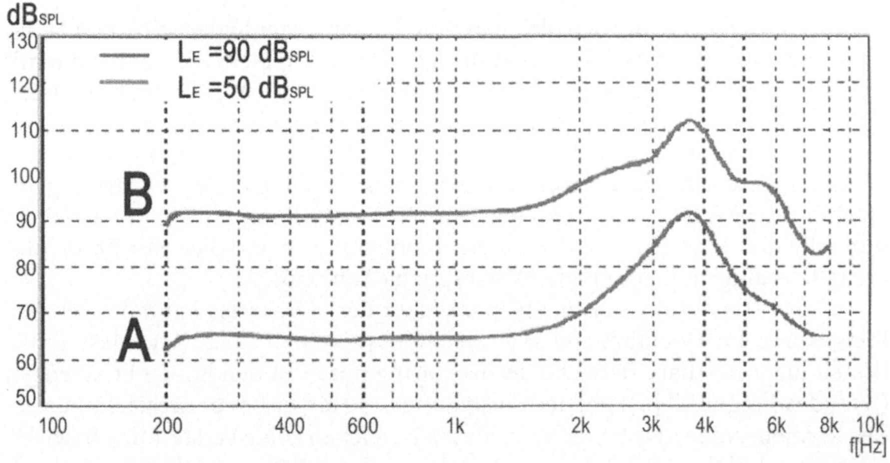

Abb. 7.10. Verstärkungskurven bei einer zweikanaligen, digital programmierbaren Technik für das RetroX mit Eingangschalldruckpegel von 50 dB SPL (*A*) und 90 dB SPL (*B*) (Messaufbau s. Abb. 7.8)

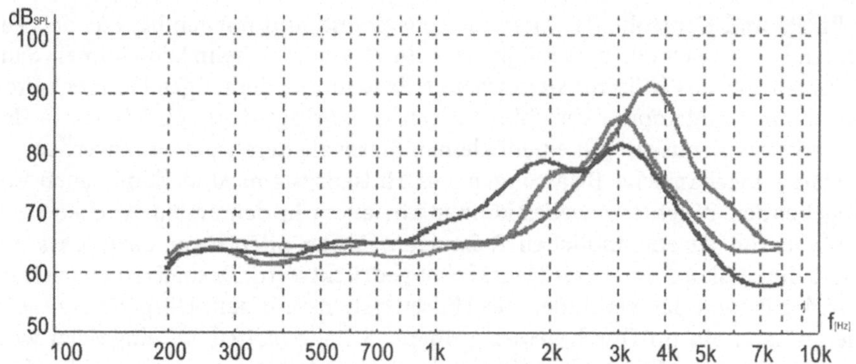

Abb. 7.11. Verstärkungskurven bei einer zweikanaligen, digital programmierbaren Technik für das RetroX mit einem Eingangschalldruckpegel von 50 dB SPL (Messaufbau s. Abb. 7.8)

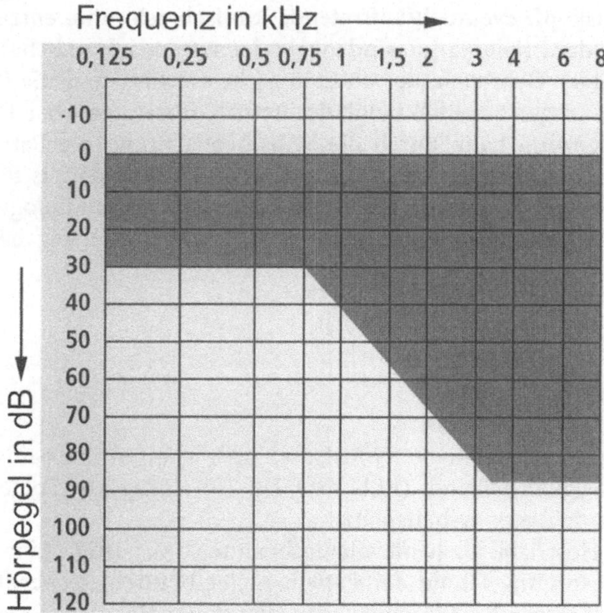

Abb. 7.12. Audiologischer Indikationsbereich des RetroX

kung im Bereich des äußeren Ohres und auch bei zu kleinem Durchmesser des äußeren Gehörgangs.

Mit einem Simulator kann dem Patienten der Höreindruck mit einer RetroX-Versorgung annähernd vermittelt werden. Er bekommt auf diesem Weg eine möglichst realistische Vorstellung von der zu erwartenden Hörverbesserung, seine Entscheidungsfindung wird dadurch erheblich erleichtert. Auch eine beidohrige Versorgung lässt sich simulieren.

Pflege und Kontrolle des Titan-Hülsensystems sind notwendig. Für den Patienten ist zu beachten, dass möglichst kein Wasser, z. B. beim Schwimmen, Saunieren etc., in das Hülsensystem gelangt. Es kann bei derartigen Gelegenheiten mit einem Blindstopfen verschlossen werden. Dringt dennoch Wasser in das Hülsensystem, muss es mit einem kleinen Blasebalg herausgeblasen werden.

Starke mechanische Belastungen des Hülsensystems und damit auch des umgebenden Weichteilgewebes können vor allem in den ersten Wochen nach Implantation zu entzündlichen Reizungen führen oder sogar dazu, dass der Schalleintrittskopf unter das Hautniveau gedrückt wird. Deshalb ist es wichtig, dass der Patient das Verbinden des Hülsensystems mit dem Hörgerät trainiert. Hierzu kann ein im Durchmesser größerer Schalleintrittskopf eingesetzt werden. Der Patient sollte regelmäßig den Schalleintrittskopf reinigen und die Haut im äußeren Implantatbereich pflegen.

Der behandelnde Arzt kontrolliert das Titan-Hülsensystem, insbesondere die Lage des Schallaustrittskopfes im äußeren Gehörgang, die Verbindung zwischen den einzelnen Hülsenteilen und die Steckverbindung mit 0-Ringdichtung im Schalleintrittskopf. Eventuell auftretende klinisch relevante entzündliche Reizungen nach der Implantation sind lokal oder systemisch zu behandeln [9].

Regelmäßiger Gebrauch, der audiologische Gewinn und die Zufriedenheit des Patienten tragen zur Effektivität des RetroX-Hörsystems bei. Der subjektive Versorgungsgewinn kann durch die Selbstbeobachtung des Patienten gegenüber bestimmten akustischen Umgebungen und seines daraus folgenden Verhaltens mit einem Frageninventar geprüft werden, der audiologische Gewinn durch Messung des „functional gain" und der Verbesserung des Sprachverständnisses.

7.4
Fallbeschreibung

Bei dem 44 Jahre alten Patienten J. M. ist seit über 8 Jahren eine beidseitige Innenohrschwerhörigkeit bekannt (Abb. 7.13). Die Hörstörung ist Folge einer Lärmbelastung am früheren Arbeitsplatz.

Heute ist Herr J. M. als Justizvollzugsbeamter beschäftigt. Eine offene HdO-Hörgeräteversorgung lehnte der Patient ab, er befürchtete beruflichen Autoritätsverlustes wegen der Stigmatisierung durch das Hörgerät. Er wurde deshalb beidseitig mit CIC-Hörgeräten versorgt, die eine maximal ausgelegte Hochtonbohrung hatten. Diese Versorgung stellte für den Patienten aber nur einen unzureichenden Kompromiss dar. Er beanstandete, dass er seine eigene Stimme verändert wahrnahm und seine Kau- und Essgeräusche hörte. Auch bemerkte er ein Völlegefühl im Ohr, eine Einschränkung des Richtungsgehörs und wiederholt auftretende Feuchtigkeitsbildung im äußeren Gehörgang. Im Zuge der Erneuerung der bestehenden Hörgeräteversorgung wurde Herrn J. M. ein RetroX-Hörsystem angeboten. Am 30. 07. 1999 wurde das Hülsensystem links implantiert, postoperativ traten keine wesentlichen Probleme auf. Es wurde ein retroaurikuläres Hörgerät mit digitaler Technik angepasst. Der Hörgewinn im Freiburger

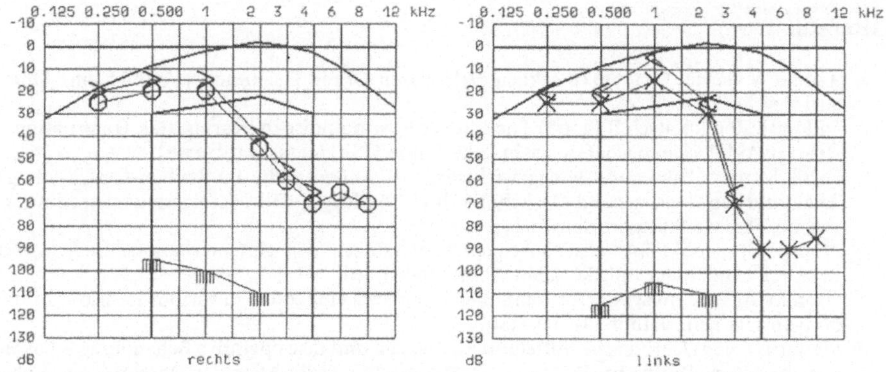

Abb. 7.13. Tonschwellenaudiogramm des Patienten J. M.

Sprachtest mit Einsilbern betrug 35 %. Im Göteborger Profil, mit dem der subjektiv erworbene Versorgungsgewinn ermittelt wird, gab der Patient eine deutliche Verbesserung des Sprachverstehens sowie der Verhaltens- und Reaktionsweisen an. Eine In-situ-Messung und eine Lautheitsskalierung zur Beurteilung des Hörgewinns wurde wegen der Beeinflussung durch die internen Regelsysteme des bei Herrn J. M. angepassten digitalen Hörgerätes nicht herangezogen.

7.5
Zusammenfassung

Das RetroX-Hörsystem ist ein teilimplantierbares Luftleitungshörgerät und ermöglicht eine maximal offene Versorgung. Es ist ein nichtaktives Medizinprodukt der Klasse 2 B. Durch Ausnutzung moderner Technologien für Luftleitungshörgeräte, bei denen neben Rückkopplungsmanager und Störgeräuschunterdrückung auch die Variation der Verstärkung in Abhängigkeit von der Frequenz möglich ist, lässt sich ein Hochtonhörverlust rehabilitieren. Eine Berücksichtigung von „dead regions" der Kochlea bei der Einstellung der Hörgeräteparameter ist möglich. Die Feinanpassung in realen Schalllandschaften (am Arbeitsplatz, zu Hause, im Restaurant etc.) kann über ein Telekommunikationssystem (Datenfernübertragung) in Zusammenarbeit mit dem Patienten durchgeführt werden. Die Baumusterprüfung und Zertifizierung des RetroX-Hörsystems erfolgte im März 2000. Bis heute (August 2001) sind mehr als 200 Hörsysteme eingesetzt worden.

Literatur

1. Arnold W, Ganzer U (1999) Checkliste Hals-Nasen-Ohren-Heilkunde, 3. Aufl. Thieme, Stuttgart New York
2. Dillon H, Roe I, Katsch R (2000) The sources of wind noise in hearing aids. (International Hearing Aid Research Conference in Lake Tahoe, USA, August 23rd–27th)
3. Kubik S (1987) Hör- und Gleichgewichtsorgan – Äußeres Ohr. In: Rauber-Kopsch (Hrsg) Anatomie des Menschen. Bd. III: Leonhardt H, Töndury G, Zilles K: Nervensystem, Sinnesorgane. Thieme, Stuttgart New York, S 569–574
4. Moore BCJ (2000) Functional consequences of hair cell damage. (International Hearing Aid Research Conference in Lake Tahoe, USA, August 23rd–27th)
5. Oron M, Alter A (1984) Corrosion in metal implants embedded in various locations of the body in rats. Clin Orthop 185: 295–300
6. Plester D (1989) Chronische Mittelohrentzündung und ihre operative Behandlung – Lokalanästhesie. In: Hildmann H, Plester D, Steinbach E (eds) Atlas der Ohrchirurgie. Kohlhammer, Stuttgart, S 12–13
7. Steinemann SG (1996) Titan als Werkstoff der Chirurgie und Zahnmedizin. Teil 1: Korrosion und Gewebereaktion. Quintessenz 47: 971–980
8. Steinemann SG (1996) Titan als Werkstoff der Chirurgie und Zahnmedizin. Teil 2: Korrosion und Hydrolyse der Reaktionsprodukte. Quintessenz 47: 1107–1115
9. Waldfahrer F, Freitag S, Iro H (1998) Piercing – Gefahren und Komplikationen aus Sicht des HNO-Arztes. In: Ganz H, Iro H (Hrsg) HNO-Praxis heute, Bd. 18. Springer, Berlin Heidelberg New York Tokyo, S 233–256
10. Wesendahl T (1999) Klinische Studie über die Verträglichkeit eines Titan-Hülsensystems für die retroaurikuläre Schallführung eines Hörgerätes (Retrogerät). Geprüft von und eingereicht bei der Ethikkommission der Ärztekammer Westfalen-Lippe und der Medizinischen Fakultät der Westfälischen Wilhelms Universität Münster
11. Wesendahl T (2000) Telemedizin in der Audiologie. (27th Ordinary Scientific Congress of the NES in Bad Kissingen, 23.–26. 03.)

KAPITEL 8

Neue Wege der ambulanten Rehabilitation von erwachsenen Hörgeschädigten
Auditives Kommunikationstraining

8

H. SEIDLER

Nur meine Ohren, Ich kann sagen, ich bringe mein Leben elend zu, seit zwei Jahren fast meide ich alle Gesellschaften, weil's mir nicht möglich ist den Leuten zu sagen: ich bin taub.

Ludwig van Beethoven (1801)

HNO Praxis heute 21
E. Biesinger, H. Iro (Hrsg.)
© Springer-Verlag Berlin Heidelberg 2002

8.1
Einleitung

Der Hörsinn ist nicht nur eine von mehreren Sinnesmodalitäten, sondern die Grundlage für menschliche Kommunikation schlechthin. Hördefizite haben deutliche psychosoziale Auswirkungen und verändern die Kommunikationsgewohnheiten.

Die Versorgung von erwachsenen Hörgeschädigten ist trotz Spitzenprodukten der Hörgeräteindustrie und guter handwerklicher Leistungen der Hörgeräteakustiker nicht befriedigend. Noch immer ist die Akzeptanz von Hörgeräten unzureichend und das Image der Hörschädigung schlecht. Viele nehmen lieber eine zunehmende Einschränkung der Lebensqualität auf sich, als sich zu einer frühzeitigen Hörgeräteversorgung zu entschließen. Möglicherweise ist der bisherige Ansatz, die Hörschädigung als ein rein technisch zu lösendes Problem anzugehen, zu überprüfen. Nicht die nächste Generation von Hörgeräten wird die Probleme der Schwerhörigkeit lösen, sondern der ganzheitliche Ansatz bei der Rehabilitation von Hörgeschädigten. Ziel ist dabei nicht das Wiedererlangen des Normalgehörs, sondern eine jeweils individuelle Optimierung der Kommunikationskompetenz.

8.2
Aktueller Stand

Die Zahl der Hörgeschädigten in Deutschland wird auf 14 Mio. geschätzt. Sie umfasst nicht ausschließlich Hörgeschädigte, sondern auch Menschen, die Kommunikationsprobleme aufgrund akustischer Defizite haben. Die Zahl der Hörgeräteträger liegt bei ca. 2,9 Mio. [1]. Im Jahr 1998 wurden 468 000 Hörgeräte abgegeben, 1999 waren es 481 000. Gemessen am tatsächlichen Bedarf ist diese Zahl völlig unzureichend, Marktanalytiker würden aus dieser Tatsache einen enormen Nachholbedarf ableiten. Die Wachstumsraten bei den Hörgeräteanpassungen aber entsprechen in keiner Weise den Erwartungen.

Faktoren für unzureichende Hörgeräteakzeptanz sind:

1 Die Entwicklungszeiten von Hörgeräten sind in den letzten Jahren wesentlich verkürzt worden. Die beeindruckende Weiterentwicklung der Hörgerätetechnologie resultiert aus der rasanten Entwicklung auf dem EDV-Sektor, von der auch die Hörgeräteindustrie profitiert. Die 1997 eingeführte digitale Signalverarbeitung erfährt in diesem Jahr die dritte Modifikation. Aus den niedrigen Stückzahlen resultieren hohe Einstandspreise.

2 Gleichzeitig ziehen sich die gesetzlichen Kostenträger des Gesundheitswesen immer stärker aus der finanziellen Verantwortung bei der Hörgeräteversorgung zurück, was damit begründet wird, dass der Leistungsempfänger im Gesundheitswesen größere Eigenverantwortung übernehmen solle. Die sog. Festbeträge, die nach § 33,2 Sozialgesetzbuch V von Kostenträgern der gesetzlichen Krankenversicherung und Landesvertretungen der Hörgeräteakustiker

vereinbart werden, sind längst zu sehr begrenzten Zuschüssen zu den Hörgerätekosten verkümmert. Die daraus resultierende hohe Eigenbeteiligung wird damit zu einer Investition, vor der wegen immer geringer werdender Kaufkraft bedingt durch Arbeitslosigkeit und sinkende Realeinkommen großer Bevölkerungsschichten viele Hörgeschädigte zurückschrecken. Besonders gebeutelt werden dabei gerade diejenigen, die aufgrund eines hohen Hörverlustes jede technische Neuentwicklung nutzen müssen, um wenigstens ein Stück mehr an Kommunikationsfähigkeit zu erlangen.

3 Die technologischen Entwicklungen in der Hörgeräteindustrie beantworten nicht vollständig die Frage nach der Beeinträchtigung durch die Hörschädigung [25]. Das liegt weniger an den fehlenden technischen Möglichkeiten, als an der Tatsache, dass in anspruchvolleren akustischen Situationen nicht nur die Gesetze der Akustik, sondern mehr und mehr die Gesetze der Psychoakustik in den Vordergrund rücken. So hängt ein weiterer Erfolg nicht nur von der Fähigkeit ab, zwischen Stör- und Nutzschall zu differenzieren, sondern auch davon, inwieweit Fragen nach Zeitauflösungsvermögen und zerebraler Verarbeitungsfähigkeit des Hörgeräteträgers beantwortet werden.

4 Das Image der Hörschädigung ist nach wie vor ein negatives. Immer noch wird Schwerhörigkeit mit Altern und Begriffsstutzigkeit assoziiert. Dazu gehört auch die Angst, nicht mehr dazuzugehören. Hierbei spielt eine große Rolle, dass Normalhörende die Auswirkungen einer Hörschädigung nicht nachvollziehen können. Dieses Phänomen wird noch durch das Bestreben vieler Betroffener verstärkt, ihre ohnehin schon unsichtbare Behinderung zu verstecken. Damit nehmen sie sich aber die einzige Chance, Fehler, die im Verlauf des Kommunikationsprozesses entstehen, von vornherein zu erklären.

5 Offensichtlich ist die Bereitschaft, soziale Nachteile (soziale Isolation und akustische Kommunikationsbrüche) hinzunehmen, größer als die Bereitschaft, körperliche Schmerzen zu ertragen.

6 Mangelhaftes Bewusstsein für den Wert des Hörens und fehlende Informationen über die Vulnerabilität des Hörsinnes in unserer visuell dominierten Gesellschaft ist ein weiterer Grund, es drückt sich in der leichtfertigen Exposition von lärmschädigenden Pegeln nicht nur im beruflichen Umfeld, sondern auch im Freizeitbereich aus. Beispiele hierfür sind Discomusik, Walkman, Sylvesterknaller, Kinderspielzeug (Knackfrösche, Schreckschusspistolen [15]).

8.3
Indikationen und Voraussetzungen zur Hörgeräteversorgung
nach den Heil- und Hilfsmittelrichtlinien

Das Verfahren zur Hörgeräteversorgung ist in den Heil- und Hilfsmittelrichtlinien im Kapitel F (61–69) festgelegt, die zuletzt im Mai 1995 aktualisiert wurden. Hiernach stellt der HNO-Arzt nach Untersuchung von Ton- und Sprachaudiogramm die Indikation, wenn

- eine Kommunikationsbehinderung vorliegt,
- der tonaudiometrische Hörverlust auf der besseren Seite im Prüfbereich 500 bis 3000 Hz mindestens 30 dB beträgt, und
- die Verstehensquote für einsilbige Wörter auf dem besseren Ohr bei 65 dB nicht mehr als 80 % beträgt.

Ferner muss der Patient den Entschluss zum Tragen des Hörgerätes gefasst haben und er muss in der Lage sein, das Hörgerät zu bedienen oder über entsprechende Hilfen verfügen.

Die Verordnung erfolgt auf dem Muster 15.

Die Überprüfung der Hörgeräteversorgung durch den HNO-Arzt erfolgt durch die Prüfung des Einsilberverstehen im freien Schallfeld bei 65 dB. Hier sollte das Hörgerät eine Verbesserung von mindestens 20 % ermöglichen.

Die Versorgung kann beidseitig erfolgen und sollte gegenüber der einohrigen Versorgung das Sprachverstehen im Störgeräusch um mindestens 10 % oder das Richtungshören verbessern.

Unter Umständen ist eine Hörgeräteversorgung auch schon bei geringgradiger Schwerhörigkeit erforderlich, wenn das Sprachverständnis im Störgeräusch in der Umgebung deutlich eingeschränkt ist.

8.4
Defizite in der Hörgeräteversorgung

Obwohl die Hörgerätetechnologie auf einem hohen Stand ist, ist die Versorgung der Schwerhörigen nicht optimal. Zum Einen liegt eine deutliche Unterversorgung der 14 Mio. Hörgeschädigten mit 2,9 Mio. Hörgeräten vor, zum Anderen mehren sich die Hinweise, dass ein Teil der Versorgten nicht zufrieden ist. Als Konsequenz sinkt die Tragedauer der Hörgeräte.

8.4.1
Schubladengeräte

Als Schubladengeräte werden Hörgeräte bezeichnet, die einige Wochen oder Monate nach der Verordnung nicht mehr oder nur sporadisch getragen werden. Sie sind Ausdruck einer nicht gelungenen Rehabilitation. Sohn hat nachgewiesen, dass nur 50% der Hörgeräteträger ihre Hörhilfen regelmäßig tragen (dies ist die teuerste Form der Hörgeräteversorgung), weiterhin gaben 43% der Befragten an, nicht ausreichend über ihre Hörschädigung informiert worden zu sein [27]. Hier liegen die Hauptgründe, die zu einer nicht zufriedenstellenden Akzeptanz führen.

In vielen Regionen findet eine mangelhafte Vermittlung und Schulung im Umgang mit dem durch das Hörgerät verursachten neuen Hörerlebnis statt. Meist findet lediglich eine Gebrauchsschulung bezüglich der Hörgeräte statt. Zum wiedererlangten guten Hören gehört nicht nur eine Verstärkung und Aufbereitung des Eingangssignals, sodass das Hörfeld des Normalhörenden in das eingeschränkte Hörfeld des Hörgeschädigten eingepasst werden kann (unter Berücksichtigung der eingeschränkten Dynamik, erhöhte Hörschwellen, Recruitment, herabgesetzte Unbehaglichkeitsschwelle), sondern auch die zentrale und kognitive Verarbeitung der angebotenen akustischen Information. Hören und damit Verstehen bzw. Erkennen akustischer Muster muss im Kleinkindalter erlernt werden und kann bei fehlender akustischer Reizung auch wieder verlernt werden.

Ziel ist zunächst nicht das Hören wie ein Normalhörender, sondern die Kommunikationsfähigkeit des Hörgeschädigten trotz akustischer Defizite.

Dies bedeutet, dass zumindest für die Problemgruppen der Hörgeräteanpassung (hochgradig Hörgeschädigte, Mehrfachbehinderte, ältere Hörgeschädigte) Möglichkeiten des Hör- und Sprachtrainings gegeben sein müssen, ähnlich wie bei den mit Kochleaimplantaten versorgten Kindern. Das „neue Hören" nach langer Zeit der Hörentwöhnung muss vom Hörgeräteträger erlernt werden und dabei braucht er professionelle Hilfe.

Der Hörgeschädigte muss weiterhin lernen, dass seine Behinderung nicht als negatives Merkmal seiner Person, sondern als Merkmal seiner Kommunikation zu sehen ist. Er muss zu Entwicklung von Autonomie und selbstverantwortlicher Lebensführung befähigt werden. Er sollte auch lernen zu akzeptieren, dass es auch Kommunikationssituationen geben wird, in denen er nicht erfolgreich agieren kann (z. B. wenn es der Störgeräuschpegel nicht zulässt). Er sollte in der Lage sein, Kommunikation auch dadurch zu sichern, dass er den Normalhörenden dazu anhält, Verantwortung für das Gelingen der Kommunikation mit zu übernehmen, indem er langsamer und deutlich spricht, das Gesagte wiederholt, sein Mundbild nicht verdeckt usw.

8.5
Kommunikationsstatus

Ein wichtige Rolle spielt die Diagnostik von auditiven Kommunikationsdefiziten nach der Hörgeräteversorgung. Hier hat der HNO-Arzt die wichtige Aufgabe, bei der Hörgeräteabnahme nicht nur mittels Freifeldmessung nach den Heil- und Hilfsmittelrichtlinien das Sprachverstehen zu ermitteln, sondern auch eine Analyse der Kommunikationskompetenz des Hörgeräteträgers vorzunehmen. Diese Analyse wird in den folgenden Abschnitten dargestellt.

8.5.1
Strukturierte Höranamnese mittels Fragebogen

Der subjektiven Beurteilung der Hörgeräteversorgung durch den Hörgeräteträger selbst ist in der Vergangenheit zu wenig Beachtung geschenkt worden. Ziel der Höranamnese ist die Ermittlung der Hörgewohnheiten und des akustischen Umfeldes des Hörgeräteträgers. Anschließend wird nach Veränderungen durch die Hörgeräteversorgung gefragt, verbleibende Defizite werden dokumentiert. Das Ergebnis wird mit dem Hörgeräteträger besprochen. Die meisten Betroffenen kennen die Möglichkeiten der Bewältigungsstrategien für auditive Kommunikationsprobleme nicht. Hörgeräteträger sollten wissen, dass es neben der Hörgeräteversorgung zusätzliche Wege gibt, um Hörprobleme zu bewältigen [25].

In der deutschsprachigen Literatur liegen dazu der Fragebogen zum SHHI („social hearing handicap index") nach von Wedel [32] und das Oldenburger Inventar von Holube u. Kollmeier [16] vor. Auch das Göteborger Profil [24] stellt einen guten Ansatz dar. Wichtig ist es, ein konsensfähiges Frageninventar zu entwickeln, das als Standard verwendet werden kann.

Fragen des Oldenburger Inventars

- *Sprachverstehen in Ruhe*
  1. Können Sie Radiosendungen bei Zimmerlautstärke mühelos verstehen?
  2. Können Sie in einem ruhigen Zimmer hören, wenn das Telefon oder die Türglocke klingelt?
  3. Können Sie das Öffnen einer Tür hören, wenn Sie sich in einem ruhigen Raum aufhalten?
  4. Sie gehen in einer ruhigen Gegend mit jemandem spazieren. Können Sie sich problemlos unterhalten?
  5. Können Sie sich mit einem Menschen in ruhiger Umgebung unterhalten, auch wenn Sie ihn nicht ansehen können?

- *Sprachverstehen im Störschall*
  6. Können Sie telefonieren, während der Fernseher auf Zimmerlautstärke läuft?
  7. Sie sind mit mehreren Personen zusammen in einem Raum. Haben Sie Schwierigkeiten, die Gespräche um Sie herum zu verstehen?
  8. Sie befinden sich in einem gut besuchten Lokal oder auf einer Party. Können Sie sich ohne Schwierigkeiten unterhalten?
  9. Sie fahren im Auto, Bus oder Zug. Können Sie sich mühelos unterhalten?
  10. Sie befinden sich in einem Raum, in dem Schreibmaschinenklappern bzw. Musik oder sonstige Geräusche zu hören sind. Können Sie sich ohne Schwierigkeiten unterhalten?

- *Richtungshören*
  11. Sie sind in der Stadt als Fußgänger unterwegs und hören plötzlich lautes Reifenquietschen. Wissen Sie sofort, aus welcher Richtung das Geräusch kam?
  12. Sie befinden sich mit mehreren Personen in einem Raum. Es spricht Sie jemand an, den Sie nicht sehen können. Können Sie sagen, von wo aus diese Person spricht?
  13. Es spricht Sie jemand an. Kommt es vor, dass Sie den Kopf in die falsche Richtung drehen?

- *Psychosoziale Folgen*
  14. Fühlen Sie sich durch die Schwierigkeiten mit Ihrem Gehör in Ihrem sozialen oder persönlichen Leben beeinträchtigt:

15. Wie häufig bemerken Sie im täglichen Leben Ihre Schwerhörigkeit?
16. Fühlen Sie sich gelangweilt oder bedrückt, wenn Sie Schwierigkeiten haben, einer Unterhaltung zu folgen?
17. Glauben Sie, dass Ihre Mitmenschen sich lustig darüber machen, wenn Sie etwas nicht richtig gehört haben?
18. Wie häufig haben Sie das Gefühl, dass Ihre Mitmenschen undeutlich reden?

- *Tinnitus*
  19. Wie häufig haben Sie ein Geräusch in Ihrem Kopf oder in Ihren Ohren (z. B. Ohrensausen)?
  20. Kommt es vor, dass Sie von einem Geräusch im Ohr wach werden?
  21. Bedrückt es Sie, ein Geräusch im Ohr zu haben?

Die Antworten werden skaliert nach einer 5-stufigen Skala: immer = 100, oft = 80, manchmal = 60, selten = 40, nie = 20. Danach kann der Effekt der Hörgeräteversorgung und der Effekt des Kommunikationstrainings ermittelt werden.

Göteborger Profil

Das Göteborger Profil [24] ermöglicht die Erfassung des subjektiven Empfindens der Hörstörung (Abb. 8.1). Es besteht aus 20 Fragen und weist jeder Frage 0 bis 10 Punkte gleichgewichtig zu.

- *Sprachverstehen in Ruhe und in Störschall*
  1. Können Sie den Gesprächspartner verstehen, wenn Sie sich zu Hause mit einer Person unterhalten?
  2. Können sie jeden Gesprächspartner verstehen, wenn Sie sich zu Hause mit mehreren Personen unterhalten?
  3. Können Sie in einer Versammlung den Sprecher verstehen, wenn Sie einen guten Platz haben?
  4. Können Sie den Nachrichtensprecher im Fernsehen verstehen, wenn die Lautstärke normal eingestellt ist?
  5. Können Sie den Nachrichtensprecher im Radio verstehen, wenn die Lautstärke normal eingestellt ist?

- *Richtungshören*
  6. Können Sie verschiedene Geräusche des Straßenverkehrs lokalisieren bzw. einordnen?
  7. Wenden Sie den Kopf in die falsche Richtung, wenn Sie jemand anspricht?
  8. Werden Sie von Autos überrascht, die Ihnen näher kommen als Sie aufgrund des Hörens vermuten?
  9. Hören Sie es, wenn jemand hinter Ihnen eine Tür öffnet?
  10. Können Sie durch das Hören allein entscheiden, ob Wasser in einem Topf kocht?

- *Auswirkungen auf Beziehungen zu Mitmenschen*
  11. Empfinden Sie Ihre Hörstörung als eine Beeinträchtigung Ihrer Kontakte zu anderen Menschen?

12. Meiden Sie die Zusammenkunft mit anderen Menschen, weil Sie der Unterhaltung nur schwer folgen können?
13. Haben Sie das Gefühl, dass andere Menschen es als schwierig empfinden, sich mit Ihnen zu unterhalten?
14. Haben Sie den Eindruck, dass manche Menschen Sie ignorieren, nur weil Sie schlecht hören?
15. Fühlen Sie sich wegen Ihrer Hörstörung von Dingen ausgeschlossen?

- *Befindlichkeit und Reaktion*
    16. Zögern Sie wegen Ihrer Hörbeeinträchtigung, neue Menschen kennen zu lernen?
    17. Meiden Sie Gruppenunterhaltungen, weil Sie fürchten, unpassend zu antworten?
    18. Ist Ihr Selbstvertrauen durch die Hörstörung beeinträchtigt?
    19. Fühlen Sie sich wegen Ihrer Hörstörung minderwertig?
    20. Sind sie traurig oder ärgerlich, wenn Sie an einer Unterhaltung nicht teilhaben können?

8.5.2
Phonemanalyse

Phonemanalyse nach modifiziertem Freiburger Sprachtest

Zur Bewertung der akustischen Defizite brauchen wir neben dem bisher gängigen Freifeldtest nach dem Freiburger Sprachtest (DIN 45 621, Abb. 8.2) nicht nur die prozentuale Auswertung über die verstandenen Einsilber, sondern die Darstellung der falsch verstandenen Phoneme. (z. B. Ring statt Ding). Ein Phonem ist die kleinste bedeutungsunterscheidende lautliche Einheit, die in der sog. Aufblähkurve (Hörtest mit Hörgerät) diskriminiert werden kann.

Phonemanalyse nach Sprachhörfeld

Phoneme können in dem Sprachhörfeld der „Sprachbanane" abgebildet werden (Abb. 8.3). Damit können anhand der Aufblähkurve die Defizite im Sprachbereich ermittelt werden.

Auf diese Weise lässt sich dem Hörgeräteträger schnell verdeutlichen, welche Phoneme er trotz Hörgerät nicht unterscheiden kann. Ein weiteres Kriterium ist die Bewertung, welche akustischen Anteile der Sprache bei der Aufblähkurve noch zugänglich sind. Als Orientierungshilfe dient hierbei das Tonaudiogramm mit Hörgerät im freien Sprachfeld.

Hierbei werden 4 typische Aufblähkurven unterschieden. Hörkurve A beschreibt einen Hörverlust nach Verstärkung von 60 dB pantonal, alle Sprachinformationen können noch auditiv perzipiert werden. Hörkurve B beschreibt einen Hochtonsteilabfall ab 1000 Hz bei nicht verwertbaren Hörresten ab 4 kHz. Alle Formanten, die über 4000 Hz liegen, sind nicht mehr zugänglich. Hörkurve C zeigt nur noch Sprachinformationen bis 2000 Hz nach Hörgeräte-

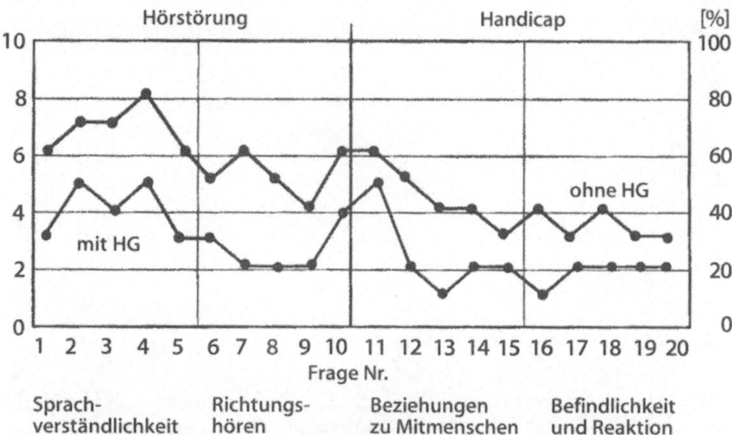

Abb. 8.1. Erfassung der subjektiv empfundenen Hörstörung mit dem Göteborger Profil ohne und mit Hörgerät (HG). Der Abstand zwischen den beiden Profilen kann als subjektiv empfundener Versorgungsgewinn interpretiert werden

mehrsilbige Wörter (Zahlen) nach DIN 45 621									
1.	98	22	54	19	86	71	35	47	80	63
2.	53	14	39	68	57	90	85	33	72	46
3.	51	36	43	17	99	45	82	24	60	48
4.	67	81	55	13	28	92	34	70	49	76
5.	62	58	23	16	41	37	89	30	95	74
6.	32	65	83	50	91	27	18	44	79	56
7.	59	77	61	40	96	73	19	84	38	25
8.	93	78	13	66	57	39	80	75	62	24
9.	88	42	65	21	76	15	94	87	29	60
10.	31	18	64	52	97	45	30	69	26	78

1.	Ring Spott Farm Hang Geist Zahl Hund Bach Floh Lärm Durst Teig Prinz Aas Schreck Nuß Wolf Braut Kern Stich
2.	Holz Ruß Mark Stein Glied Fleck Busch Schloß Bart Ei Werk Dach Knie Traum Paß Kunst Mönch Los Schrift Fall
3.	Blatt Stift Hohn Zweck Aal Furcht Leim Dorf Tat Kerl Schutz Wind Maus Reif Bark Klee Stock Wuchs Mist Gras
4.	Schnee Wurst Zahn Pest Griff Laub Mund Grab Heft Kopf Reiz Frist Drang Fuß Öl Schleim Takt Kinn Stoß Ball
5.	Punkt Ziel Fest Darm Schein Torf Lamm Wehr Glas Huf Spind Pfau Block Arm Neid Stroh Wurf Rest Blick Schlag
6.	Seil Pfand Netz Flur Schild Ochs Draht Hemd Schmutz Rat Tau Milch Rost Kahn Tier Brot Dunst Haar Feld Schwein
7.	Spiel Moos Lachs Glut Erz Baum Sand Reich Kuh Schiff Wort Hecht Mann Bruch Schopf Fels Kranz Teich Dienst Star
8.	Luft Band Kost Ski Feind Herr Pflug Tal Gift Raum Ernst Zeug Fach Groll Speck Sitz Moor Last Krach Schwung
9.	Schmerz Thron Eis Funk Baß Rind Lehm Grog Blei Markt Schilf Hut Zank Korb Lauf Dank Sarg Kies Schnur Pech
10.	Horn Pfeil Kamm Turm Spieß Laus Recht Zopf Schall Mais Fell Gramm Ohr Sieb Pracht Lump Gips Bad Sprung Dreck

Abb. 8.2. Freiburger Sprachtest

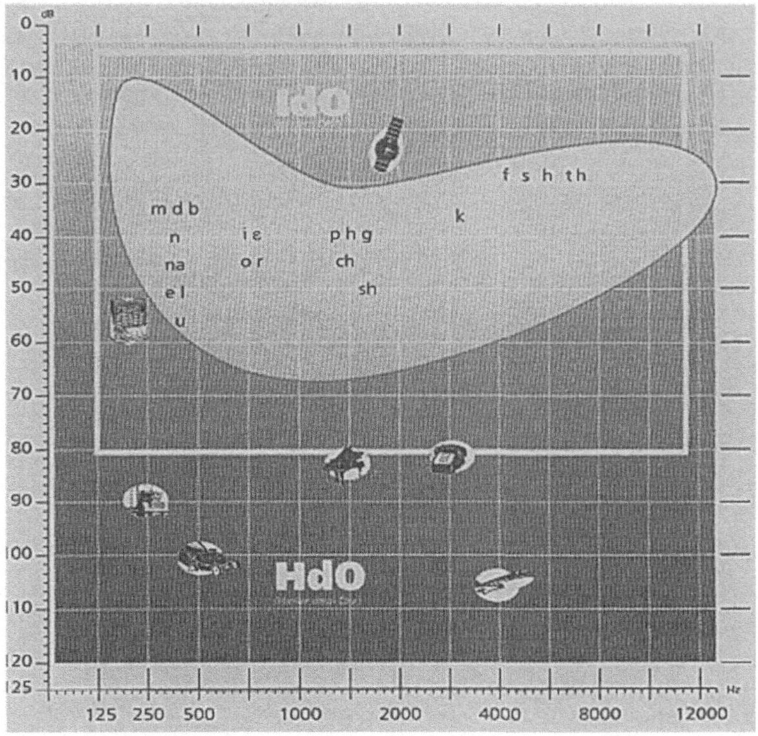

Abb. 8.3. Sprachhörfeld mit Phonemen

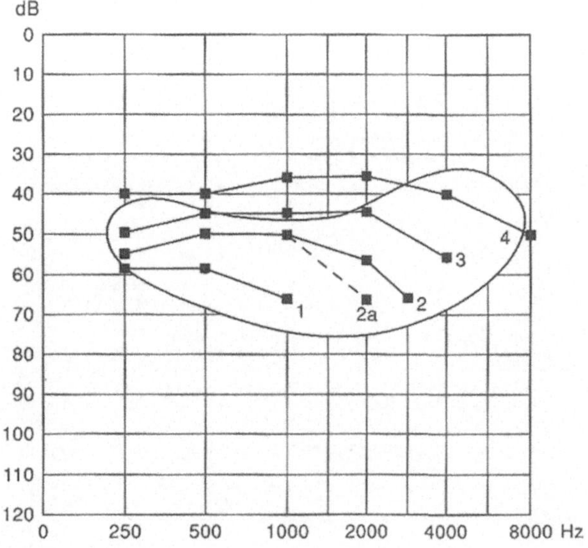

Abb. 8.4. Aufblähkurven (nach Ling [21])

verstärkung (Abb. 8.4). Die auditive Wahrnehmung beschränkt sich auf Vokale. Die noch vorhandenen konsonantischen Anteile geben nur rudimentäre Informationen über die verwendeten Konsonanten, es besteht eine deutliche Verwechslungsgefahr. Hörkurve D zeigt, dass verwertbare Hörreste nur bis 1000 Hz vorliegen. Bei diesem Befund sind nur noch Informationen über den ersten Formanten (Vokale und einige Merkmalen der Sprachmelodie, Prosodie) möglich [21].

8.5.3
Ermittlung technischer Kenntnisse über das Hörgerät

Der HNO-Arzt sollte sich überzeugen, welchen Informationsstand der Hörgerätenutzer hinsichtlich der technischen Möglichkeiten seiner Hörhilfe besitzt. Hierzu gehört nicht nur die Fähigkeit, das Hörgerät einzusetzen und herauszunehmen, sondern auch die Frage nach ausreichendem Hörgewinn beim Fernsehen und Telefonieren, bei Veranstaltungen in großen Räumen usw. Er kann nach der Nutzung des induktiven Hörens befragt werden (besteht die Möglichkeit einer Nutzung von Mobiltelefonen, wird ein Lichtwecker benötigt usw.).

Nach Dokumentation der Ergebnisse stellt der HNO-Arzt fest, ob eine Hörgeräteversorgung die durch die Hörschädigung entstehenden Probleme ausreichend löst, oder ob noch Kommunikationsdefizite bestehen, die zu einer ungenügenden Akzeptanz der Hörgeräte führen und ein zusätzliches auditives Kommunikationstraining (Hörtherapie) erfordern. Wenn zusätzliche Maßnahmen erforderlich sind, kann der HNO-Arzt diese als Ergänzung auf dem Muster 15 verordnen, beispielsweise 5 Einheiten Kommunikationstherapie. Diese Maßnahmen sollten von qualifizierten Kommunikationstherapeuten durchgeführt werden, die eine Weiterbildung nach dem Modell des Deutschen Schwerhörigenbundes (DSB) absolviert haben.

8.6
Rehabilitationsplan

Aufgabe des Kommunikationstherapeuten ist es, die Aufblähkurven und Sprachtests sowie die Ergebnisse der Fragebögen auszuwerten. Sie dienen als Ausgangspunkt einer Rehabilitationsplanes. Die Ziele, die dabei erreicht werden sollten, sind in den Abschnitten 8.6.1 bis 8.6.7 dargestellt.

8.6.1
Technische Beratung

Dem Betroffenen soll deutlich gemacht werden, dass die Technik, auch wenn sie Hervorragendes leistet, noch nicht in allen Hörsituationen gutes Verstehen gewährleistet. Es liegt also nicht an fehlender Intelligenz oder Lernfähigkeit der

Hörgeräteträger, sondern an Defiziten der Hörgerätetechnologie. Dieser Punkt ist in der Vergangenheit häufig unterschätzt worden und ist einer der häufigsten Gründe für die fehlende Akzeptanz von Hörgeräten und dem Rückzug des Patienten in die „Depression".

8.6.2
Analyse des Kommunikationsstatus

Grundlage dafür, dass der Betroffene seine Hördefizite, die auch nach einer Hörgeräteversorgung noch bestehen (Vergleich von Aufblähkurven mit Sprachbanane) akzeptiert, ist ihre Vermittlung. Dann kann er sich mit den Möglichkeiten, wie diese Defizite auf anderem Wege vermindert werden können, auseinandersetzen. Die Defizite im Hörfeld werden transparent gemacht, indem die Konsonanten oder Formanten visualisiert werden, die mit Hörgerät nicht diskriminiert werden können. So gelangt der Hörgeräteträger zu einem tieferen Verständnis seiner typischen Hörfehler und Verwechslungen.

8.6.3
Absehtraining

Eine Möglichkeit, die nach Hörgeräteversorgung verbliebenen Defizite zu minimieren, liegt in der natürlichen Angewohnheit von Hörgeschädigten, dem Gesprächspartnern „auf den Mund zu schauen", in der Absicht, dadurch zusätzliche Informationen zu erhalten. Dieser Reflex fällt schon bei hörgeschädigten Kindern auf, die vor Diagnosestellung auf dem Schoß der Mutter sitzend sich nach dem Gesicht der Mutter umdrehen, um das Mundbild im Blick zu haben. Durch das Absehen lässt sich der Informationszuwachs steigern. Allerdings ist die Absehfähigkeit sehr stark von einer strukturierten pädagogischen Anleitung abhängig. Nach Alich [3] entsprechen Kineme als Einheiten der visuellen Wahrnehmung von Sprachelementen. Bei Kinemen handelt es sich allerdings um „schwache" Sprachzeichen, da sie verwechslungsgefährdet sind. Lindner und Brand [10] kommen zu dem Ergebnis, dass die Leistungsfähigkeit des Absehens ohne akustische Hilfen lediglich zu einer Aufnahme von 25 % der Informationen führt. Dies liegt auch an der Trägheit des visuellen Sinns bei der zeitlichen Auflösung von Reizfolgen. So liegen viele Phänomene der Artikulation unterhalb der sichtbaren Zeitauflösung des Gesichtssinnes (100 ms). Beispielsweise werden Plosive mit einer Dauer von 15 ms sehr häufig verwechselt. Dennoch bestätigen Lindner und Brand, dass das Absehen eine ideale Ergänzung des „gestörten Hörens" ist [11]. Der Wirkungsgrad der audiovisuellen (bisensorischen) Sprachwahrnehmung liegt bei 90 %. Ähnliche Beobachtungen wurden auch bei dem Kommunikationstraining von Kochleaimplantatträgern gemacht.

Es gibt eine weitere wichtige Gruppe von Betroffenen, die nach unserer Erfahrung besonders für das Absehtraining geeignet sind. Oftmals führt schon eine leichtgradige Hörschädigung, insbesondere mit Hochtonabfall < 40 dB gerade bei Berufstätigen mit hohem Kommunikationsanteil (Lehrer, Pfarrer, Erzieherinnen usw.) zu enormem Hörstress, der oft fälschlicherweise als Burnout-Syndrom interpretiert wird. Zwar liegt hier ein Erschöpfungssyndrom zugrunde, aber die Ursache liegt in der notwendigen maximalen Konzentration, die zur Entschlüsselung akustischer Informationen erforderlich ist. Für diese Patientengruppe ist das Kommunikationstraining eine ideale Ergänzung, da für sie ein Hörgerät oftmals nicht zu einer befriedigenden Verbesserung führt. Zum Absehen, welches im übrigen ganz bewusst nicht als Lippenlesen bezeichnet wird, gehört auch die Kenntnis der Mimik und Gestik, die ebenfalls bewusst registriert werden kann. Hierbei spielen aber nicht nur optische Elemente eine Rolle, sondern auch das bewusste Trainieren des Tastgefühls der Zunge und des Gaumens. Wenn der Ablauf der eigenen Artikulation bewusst analysiert wird, kann bei anderen besser abgesehen werden.

Jedes Lautbild (Kinem) wird zunächst einzeln betrachtet. Der Weg geht über das Lautbild zur Silbe und von der Silbe zum Wort, um danach das Wort dem Satz einzufügen. Da das Absehen zunächst eine ungewohnte Belastung der Augen darstellt, sollten Absehübungen immer mit Ruhephasen und Entspannungsübungen für die Augen kombiniert werden.

Einflüsse auf das Absehen

Das Absehen erschwerende Faktoren sind:

- vermindertes Sehvermögen,
- schlechte Raumbeleuchtung, Lichtquelle hinter dem Gesprächspartner,
- ungenügende Artikulation,
- hohe Sprechgeschwindigkeit,
- Wegdrehen des Kopfes,
- Tragen eines Bartes,
- Dialekt,
- zu große Entfernung zum Gesprächspartner,
- komplizierte Satzstruktur (Schachtelsätze),
- schlechtes visuelles Gedächtnis und/oder ungenügende Konzentrationsfähigkeit.

Das Absehen positiv beeinflussende Faktoren sind:

- Gute Sitzposition, erste Reihe bei Vorträgen, Mittelplatz in Gesprächsrunden,
- Beleuchtung im Rücken,
- Bekanntgabe der Hörschädigung,
- Ausgeglichenheit,
- Kenntnis des „Schlüsselwortes" einer Diskussion.

Abbildung 8.5 zeigt die Zuordnung von Kinemen und Phonemen [17].

Das Absehtraining kann nach unterschiedlichen Konzepten vermittelt werden. Eisenwort baut auf insgesamt 37 Übungen auf (Abb. 8.6 [12]). Dabei werden zunächst die Vokale, dann die Konsonanten vermittelt. Die anschließende Gruppenarbeit ist ganzheitlich situativ geprägt.

Kineme	Zugeordnete Phoneme
Konsonantische	
– Bilabiales Kinem (B)	p–b–m
– Labiodentales Kinem (F)	f–v
– Dentales Kinem (D)	s–z–t–d–n
– Lingual-koronales Kinem (L)	t–d–n–l–r
– Lingual-dorsales Kinem (C)	j–ç
– Gutturales Kinem (G)	x–k–g–h–n
– Gerundetes Dentalkinem (S)	ʃ
Vokalische	
– Weites Palatalkinem (A)	a–a: –ɛ–ɛ: –e: ae
– Enges Palatalkinem (I)	ɛ–ɛ: e: –i–i: –δ
– Weites Velarkinem (O)	oe-o: –∅–e
– Enges Velarkinem (U)	u–u: –y–y:

Abb. 8.5. Zuordnung von Kinemen und Phonemen (nach Kießling [17], Aufblähkurven (nach Ling [21])

Ein weiteres Konzept wird von Wagenbach [31] vorgestellt, mit diesem wird über die Erkennung von gegliederten Sprechbewegungen das Satzbild ermittelt. Ausgehend von Begriffen des individuellen Sprachumfeldes des Hörgeschädigten gelangt man zum Absehwortschatz. Absehübungen sind dabei immer Sprechübungen.

Kommunikationstraining dient aber nicht nur der Vermittlung von Kommunikationstechniken, zu Erfolgen kommt es erst durch Übungen zum Aufbau von Selbstvertrauen und sozialer Sicherheit. Richtberg [23] beschreibt als Folge der Hörschädigung: Wer seinen Ohren nicht mehr trauen kann, verliert auch an Selbstvertrauen.

Einzeltraining	
Übung 1–3	Störfaktoren, die das Ablesen negativ beeinflussen; Strategien, die das Ablesen erleichtern; Vorstellen des Ableseprogramms
Übung 4	Erarbeitung der rhythmischen Struktur von Sprache
Übung 5–11	Erarbeiten der Vokale a/e/i/o/u/, der Diphthonge au/ei/y/ Einsetzen der verschiedenen Vokale
Übung 12–18	Erarbeiten der Konsonanten m/b/p/l/v/l/n/d/t/s/sch/r/k/g/x/ Einsetzen der verschiedenen Konsonanten
Übung 19–22	Wortanalyse, Flexibilitätstraining, Satzanalyse; Ablesen: Was hat sich verändert?
Gruppentraining	
Übung 23–25	Kontaktaufnahmen, Strategien zur Erleichterung des Ablesens; Vorstellen der individuellen Mundbilder
Übung 26–27	Wortverständnis
Übung 28–30	Mimik und Gestik als Unterstützung sprachlicher Äußerungen
Übung 31–33	Satz- und Textverständnis
Übung 34–36	Rollenspiel: Bahnschalter, Reiseinformationen, Einladung zum Kaffee
Übung 37	Ablesen: Was hat sich verändert?

Abb. 8.6. Aufbau des Absehtrainings (nach Eisenwort [12])

8.6.4
Hörtaktik

Hörtaktik bezeichnet die Fähigkeit, kommunikative Situationen gemäß der individuellen Wahrnehmungs- und Verstehensmöglichkeiten zu beeinflussen [9, 10]. Ziel der Hörtaktik ist es, die Kommunikationsfähigkeit zu verbessern. Jede neue Geräuschsituation bedeutet für viele Hörgeräteträger eine Herausforderung, auf die sie sich erst einstellen müssen. Der erste Gedanke des Hörgeschädigten in einem unbekannten Raum gilt der Raumakustik und der Beleuchtungssituation. Dabei muss er folgende Fragestellungen berücksichtigen:

- Wird es in diesem Raum für ihn möglich sein, zu kommunizieren?
- An welche Stelle muss er sich hinsetzen
  (Syndrom der ersten Reihe)?
- Ist eine Kommunikationsanlage verfügbar?
- Ist die Lichtquelle im Rücken, wird das Gesicht des Gesprächspartners ausreichend beleuchtet?
- Wie ist die Gesprächskultur? Diskussion mit strukturierter Gesprächsfolge?
- Simultane Parallelgespräche von mehreren Kleingruppen?
- Information über die Hörschädigung an die Gruppe?
- Hilfsmittel (Konferenzanlage, Lautsprecher, Redetext auf Overheadprojektor, Beamer, Schriftmittler)?
- Vorinformationen über den Gesprächgegenstand (Programm, Teilnehmerinformationen, Redemitschriften, Kenntnis der Schlüsselworte)?

8.6.5
Lautsprachbegleitende Gebärden

Für viele gerade hochgradig Hörgeschädigte hat es sich als sehr hilfreich erwiesen, wenn sie sich neben den oben beschriebenen Techniken auf Elemente der Gebärdensprache stützen können. Hierbei kommt für die Hörgeräteträger nur die lautsprachbegleitende Gebärde in Frage, da sie auf der deutschen Lautsprache aufgebaut ist und diese durch einfach zu erlernende Gebärden unterstützt werden.

8.6.6
Fingeralphabet

Wichtig ist auch das Fingeralphabet, beispielsweise um Namen zu buchstabieren oder schlecht diskriminierbare Konsonanten zu verdeutlichen. Dabei ist zu beachten, dass die Gesprächspartner dieses leicht erlernbare Zeichensystem ebenfalls kennen sollten (Abb. 8.7).

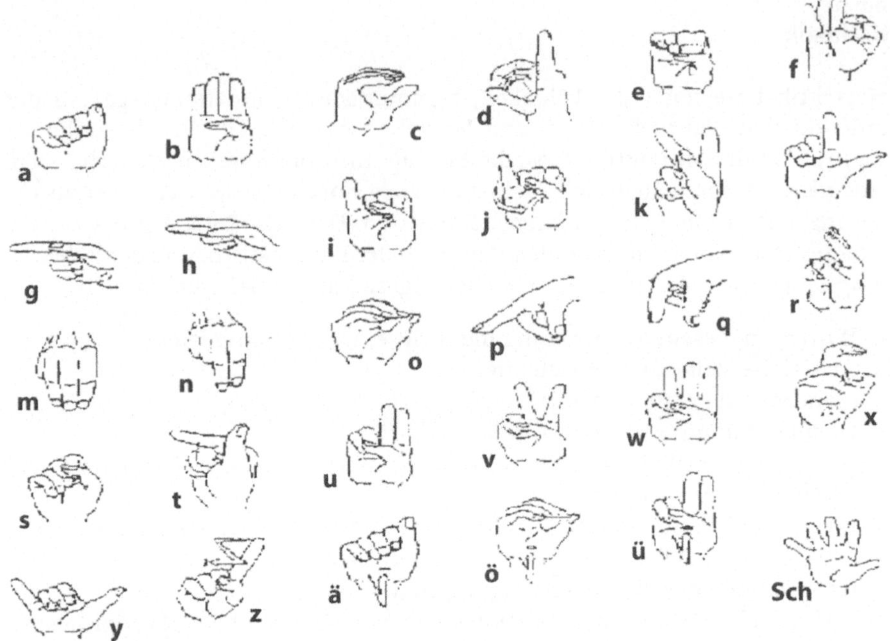

Abb. 8.7. Fingeralphabet

8.6.7
Sprachpflegekurse

Zu einer exakten Artikulation der eigenen Sprache ist die akustische Eigenkontrolle notwendig. Es ist bekannt, dass bei hochgradig Hörgeschädigten, Ertaubten und Gehörlosen, die nicht bzw. nicht mehr über diese akustische Eigenkontrolle verfügen, eine zunehmende Verschlechterung der Artikulation die Folge ist. Die Sprache wird immer verwaschener und monotoner, das stellt ein zusätzliches Hindernis in der Kommunikation dar. Die Betroffenen haben nicht nur Probleme, den Gesprächspartner zu verstehen, sondern sie selber werden durch eine undeutliche Aussprache auch von Normalhörenden schlecht verstanden. Zur Verbesserung der Artikulation helfen Sprachpflegekurse.

8.7
DSB-Projekt Kommunikationstraining

Kommunikationstrainingsangebote für Hörgeschädigte sind nicht neu und werden seit vielen Jahren in den unterschiedlichsten Bereichen angeboten. So bieten viele Ortsvereine des Deutschen Schwerhörigenbundes e.V. (DSB) Absehkurse und LBG-Kurse an, Hörtraining wird von einigen Hörgeräteakustikern angeboten. Ein großes Problem war bisher, dass diese Angebote weder flächendeckend noch inhaltlich strukturiert und aufeinander abgestimmt waren. So gibt es Regionen, in denen Hörgeräteakustiker nicht standardisierte Hörtrainingsprogramme auf Video- oder Audiokassetten oder CDs in ihren Geschäften durchführen, in anderen Regionen bieten Absehtrainer des DSB Kurse für Betroffene an. Schließlich gibt es verschiedene Berufsgruppen, Logopäden, Hörgeschädigtenpädagogen oder Sprachtherapeuten, deren Kommunikationstraining weniger auf einer systematischen Ausbildung als auf persönlichem Engagement beruht.

Das Projekt „Kommunikationstraining des DSB", das im Januar 2000 in Lübeck gestartet wurde, geht von der Tatsache aus, dass noch längst nicht alle heute verfügbaren Möglichkeiten zur individuell-optimalen Rehabilitation von hörgeschädigten Erwachsenen ausgeschöpft werden. Folgende Ziele werden mit dem Projekt angestrebt:

- Zusammentragung des interdisziplinären Wissens über die Rehabilitation von Kommunikationsstörungen bei Hörgeschädigten,
- Erstellung eines Curriculums einschließlich Lehrmaterialien zur Ausbildung zum Hörtherapeuten,
- erster Ausbildungsgang zum Hörtherapeuten auf Fachhochschulebene als Pilotprojekt (Abschluss Oktober 2000).

Es handelt sich um einen Weiterbildungsgang für Berufsgruppen, die in der Rehabilitation von Hörgeschädigten tätig sind (Teilqualifizierte). Sie werden in 9 Modulen (insgesamt 220 h) auf die Prüfung vorbereitet. Eine staatliche Anerkennung als Weiterbildungsgang ist in Vorbereitung.

Die Hörtherapeuten werden in der Lage sein, nach Verordnung eines Kommunikationstrainings für Hörgeräteträger durch den HNO-Arzt individuell oder in Gruppen die ambulante Rehabilitation von Hörgeschädigten durchzuführen. Dabei agieren sie in enger Zusammenarbeit mit dem HNO-Arzt und Hörgeräteakustiker. Sie leiten psychosozial dekompensierte Patienten in Zusammenarbeit mit dem HNO-Arzt oder Psychotherapeuten weiter in eine stationäre Rehabilitation für Hörgeschädigte (Baumrain Klinik, Bad Berleburg, Klinik „Am Stiftberg", Bad Grönenbach, Reha-Klinik für Hörgeschädigte, Rendsburg).

8.8
Zusammenfassung

Die aufgezeigten Defizite in der aktuellen Versorgung Hörgeschädigter machen deutlich, dass in der Versorgung und ambulanten Rehabilitation von Hörgeschädigten neue Wege eingeschlagen werden müssen, um die Akzeptanz von Hörgeräten zu steigern. Wenn wir den Betroffenen wirksam helfen wollen, müssen wir ihn dort abholen, wo er akustisch und kommunikationstechnisch gerade steht. Danach müssen wir ihm die Instrumente an die Hand geben, die eine für ihn optimale Kommunikation ermöglichen. Hierzu gehört die Hörgeräteversorgung, für die Patienten, für die sie nicht ausreicht, ist die Schulung in Kommunikationstechniken ebenso dringend erforderlich. Hierbei ist es wichtig, dass jeder individuell nach seinen Fähigkeiten und Bedürfnissen die Art der Kommunikationstechniken variieren kann.

Eine wesentliche Lücke in der ambulanten Versorgung Hörgeschädigter wird endlich mit Hilfe der Hörtherapie geschlossen. Hörtherapie führt zu einer steigenden Akzeptanz von Hörhilfen und ermöglicht Hörgeschädigten Schritte in ein selbstbestimmtes Leben. Sie ist ein wichtiger Beitrag zur Verbesserung der Lebensqualität von Schwerhörigen in Deutschland.

Literatur

1. Abrahamson J (1997) Patient education and peer interaction facilitate hearing aid adjustment: Hear Rev 18 : 19–22
2. Abrams HB, Hnath-Chisolm T, Guerreiro SM, Riterman SI (1992) The efforts of intervention strategy on self-perception of hearing handicap. Ear Hear 13: 371–377
3. Alich, G (1977) Sprachperzeption über das Absehen vom Munde. Sprache–Stimme und Gehör 1: 90–96
4. Beethoven L van (1801) Heiligenstädter Testament
5. Brauckmann K (1934) Das Jenaer Verfahren. Deutsche Sonderschule 2: 34–42
6. Breiner HL (1982) Erarbeitung der äußeren Seite der Sprache und kommunikative Hilfsmittel. In Jussen H (Hrsg) Pädagogik der Gehörlosen und Schwerhörigen. Carl Marhold, Berlin (Handbuch der Sonderpädagogik Bd. 3)
7. Bühler H, Fritz G. Linguistik I. Max Niemeyer, Tübingen
8. Deutsche Industrienorm DIN 45 621 (1978) Sprachaudiometrie, Fachnormenausschuss Elektrotechnik im DNA, Teil 1
9. Ding H (1993) Untersuchungen zur auditiven Sprachwahrnehmung Gehörloser. Hörgeschädigtenpädagogik 1: 23–35
10. Ding H (1995) Aurale Rehabilitation Hörgeschädigter. Springer, Berlin Heidelberg New York Tokyo
11. Disarno N (1997) Informing the older consumer–a model. The Hearing journal 50: 49–52.
12. Eisenwort, B (1990) Kommunikationstraining. Thieme, Stuttgart New York
13. Erber NP (1981) Speech perception by hearing-impaired children. In: Bess FH (ed) Amplification in education. Alexander Graham Bell Association of the Deaf, Washington, USA
14. Erber NP (1982) Auditory training. Alexander Graham Bell Association of the Deaf, Washington, USA
15. Fleischer G (2000) Gut Hören: Heute und Morgen
16. Holube H, Kollmeier B (1994) Modifikation eines Fragebogens zur Erfassung des subjektiven Hörvermögens und dessen Beziehung zur Sprachverständlichkeit in Ruhe und unter Störgeräuschen. Audiologische Akustik. 33 Heft 4, 22–35
17. Kießling J, Kollmeier B, Diller G (1997) Versorgung und Rehabilitation mit Hörgeräten. Thieme, Stuttgart New York
18. Liberman AM (1961) Some results of research on speech perception. In: Sapota S (ed) Psycholingustics. Holt, Rinehart and Winston, New York
19. Lindner G, Brand E (1969) Sprachperzeption durch Absehen mit Tastunterstützung. Sonderschule 1: 6–16
20. Lindner G, Brand (1977) Pädagogische Andiologie. Ullstein, Berlin
21. Ling D (1989) Foundations of spoken language for hearing-impaired children. Alexander Graham Bell Association for the Deaf, Washington, USA
22. Nothern J, Meadows-Beyer C (1999) Reducing hearing aid returns through patient education. Audiol Tod 11(1) 10–13
23. Richtberg W (1990) Was schwerhörig sein bedeutet. KIND – Schriftenreihe für den HNO-Arzt, Großburgwedel
24. Ringdahl W (1993) Gothenburg profile: Self-report invented for measuring experienced hearing disability and handicap. International Collegium of Rehabilitative Audiology. Newsletter 6: 31–33
25. Ross M (2000) When a hearing aid is not enough: IFHOH J 21: 6–12

26. Seidler H (1996) Schwerhörigkeit, Ursachen. Diagnostik, Therapie, Hörgeräteversorgung. Kaden, Heidelberg
27. Sohn W (1999) Schwerhörigkeit in Deutschland, DSB Report. Mierau, Solingen
28. Surr A, Schuchman B, Montgomery P (1978) Factors influencing use of hearing aids. Arch Otolarnygol 104: 732–736
29. Trubetzkoys NS (1971) Grundzüge der Phonologie. Hofgrefe, Göttingen
30. Uden A van (1968) Cybernetics and the instruction of the deaf. Instistuut voor Doven, Sint-Michielsgestel, Netherlands
31. Wagenbach W (1977) Wer nicht hören kann muß absehen. Selbstverlag Schwerhörigenverein, Koblenz
32. Wedel H v (1983) Der „Social Hearing Handicap Index (SHHI) zur Erfassung und Bewertung des sozialen Hörvermögens. Audio-Technik 33: 15–22

KAPITEL 9

Therapeutische Ansätze zur Verbesserung der auditiven Perzeption

9

G. HESSE

9.1
Vorbemerkung

Der Hals-Nasen-Ohren-Arzt ist der Mediziner, der quasi per Ausbildung für das Hören zuständig ist. Allerdings erschöpft sich das Verständnis vom Hören häufig in der alleinigen Betrachtung der Funktion von Mittel- und Innenohr. Dabei scheint das Interesse der Medizin direkt verknüpft zu sein mit der Existenz möglicher Therapien: So waren bis ca. Mitte der 8oer-Jahre überhaupt nur Erkrankungen des Mittelohres, d.h. der Schallleitung, behandelbar; dies vornehmlich operativ. Der Innenohrschwerhörige wurde, auch wegen der technisch begrenzten

HNO Praxis heute 21
E. Biesinger, H. Iro (Hrsg.)
© Springer-Verlag Berlin Heidelberg 2002

Möglichkeiten, nur sehr zögerlich mit Hörgeräten versorgt. Ertaubte Patienten fielen solange durch die Maschen der Medizin, bis mit dem Kochleaimplantat erstmals für diese Patientengruppe eine Therapiemethode zur Verfügung stand [20].

Seither sind auch innenohrschwerhörige und ertaubte Patienten (nach der Basisdiagnostik) wieder vermehrt in die HNO-ärztlichen Sprechstunden gekommen; dies wird umso mehr der Fall sein, wenn mit implantierbaren Hörgeräten neue, primär ärztliche Behandlungsmöglichkeiten entstehen.

Außerdem ist man durch die Versorgung Ertaubter und in der letzten Zeit auch hochgradig, an Taubheit grenzender Schwerhöriger mit einem Kochleaimplantat, zumindest in den spezialisierten Kliniken, zusätzlich zu der Erkenntnis gelangt, dass mit diesen neuen Geräten auch geübt werden muss und dass es eine spezielle Therapienotwendigkeit für das Hören bzw. für ein Hörtraining gibt [18].

Obwohl die Entstehung von Schwerhörigkeit zunimmt und zudem immer jüngere Menschen betrifft, werden Hörgeräte trotz ihrer in den letzten Jahren teilweise dramatischen Verbesserungen noch sehr wenig getragen: nach neuesten Zahlen nur von knapp 10 % der ca. 15 bis 16 Mio. in der Bundesrepublik Deutschland lebenden Patienten [16]. Das Fehlen therapeutischer Ansätze zur Verbesserung der Hörwahrnehmung und zur optimalen Nutzung von Hörgeräten bei Schwerhörigen ist sicher ein Grund für diese schlechte Versorgung.

Gerade für die Hals-Nasen-Ohren-Heilkunde ist es deshalb zwingend notwendig, die Fürsorge um das Hören nicht auf das periphere Hörorgan zu beschränken, sondern sich der Hörfunktion in toto zu widmen.

Sicher ist diese Erkenntnis in den skandinavischen und angloamerikanischen Ländern bereits weiter verbreitet: Dort gibt es spezielle Hörtherapeuten, die zum Teil direkt mit den für Diagnostik und Hörgeräteversorgung zuständigen Audiologen zusammenarbeiten. In Deutschland hat sich die Trennung zwischen medizinischer Diagnostik und Behandlung einerseits und apparativer Versorgung (durch Hörgeräteakustiker) andererseits bewährt; es besteht aber gerade deshalb ein besonderer Bedarf, die Lücke eines integrativen Verständnisses der gesamten Hörfunktion zu schließen.

Dies gilt bereits für die Diagnostik: Sind objektive Prüfungen der Mittelohrfunktion, der otoakustischen Emissionen und auch der Hirnstammpotentiale (BERA) mittlerweile längst Routine geworden [21], so beschränkt sich die Psychoakustik immer noch auf die Bestimmung der Reintonschwelle und des Sprachverstehens, allenfalls wird noch ein dichotischer Sprachtest eingesetzt. Die Prüfung der zentralen Hörfunktionen, Prüfungen des binauralen Verstehens oder des Hörens im Störschall sind wenigen spezialisierten Zentren vorbehalten, sogar in der Pädaudiologie [31].

Historisch und kulturell, für Musik, Philosophie und Religion ist die Bedeutung des Hörens gegenwärtiger, beinhaltet Hören weit mehr als ein funktionierendes Innen- und Mittelohr. Von J.E. Berendt stammt der wunderbare Satz: „Ich höre, also bin ich" – in freier Abwandlung des Descartes'schen „Cogito, ergo sum" [3].

Bereits im alten Ägypten wird dem Hören eine Leben- und Sinn-spendende Funktion zugesprochen: der Hohepriester Ptah-Hotep z. B. singt vom „hörenden Herz" und verquickt damit die zentralen Lebensfunktionen Kreislauf und Hören miteinander. In den Psalmen und Schriften des alten Testaments wird Hören immer als die zentrale Sinnesfunktion dargestellt („Höre, Israel!" [37]).

Neben der Schutz- und Warnfunktion, die das Gehör für unsere Vorfahren noch weit mehr gehabt hat als für uns, ist Hören zudem immer sowohl mit Lust (das Englische „to listen" hat etymologisch denselben Stamm wie das Wort Lust) als auch mit Macht verquickt: Der Untergebene muss gehorchen, dem Kind wird gesagt: „Wer nicht hören will, muss fühlen!"

Diese verschiedenen Funktionen, die das Hören insgesamt ausmachen, müssen vom Kleinkind erst erlernt werden. Denn während die Hörfähigkeit wie auch die Größe des Innenohres bereits in der Embryonalentwicklung weitgehend komplettiert sind [27], ist die höhere Funktion des Hörens das Ergebnis von Lernprozessen, die sich mit großem Tempo in den ersten Lebensmonaten und -jahren, aber auch durchaus noch im höheren Alter vollziehen. Diese Prozesse bestehen darin, dass über das rein akustische Verstehen hinaus die Fähigkeit zu begreifen entwickelt wird, die deutsche Sprache hält hierfür die treffliche Differenzierung von Verstehen und Verständnis bereit.

In der Medizin und besonders im Fach Hals-Nasen-Ohren-Heilkunde sollte das Hören verstärkt in seiner Gesamtheit gesehen werden. Zugleich sollten wir über Behandlungsmöglichkeiten nachdenken, die bekannte und bewährte Therapien von Mittel- und Innenohrstörungen ergänzen oder überhaupt erst zu einer wirksamen Behandlung werden lassen.

9.2
Hören – peripheres Hörorgan und zentrale Hörverarbeitung

Während die Funktion der Schallübertragung im Mittelohr und auch die Behandlung von dort angesiedelten Störungen mittlerweile sehr gut bekannt sind, ist das Wissen über die Innenohrfunktion zwar besonders durch neue Erkenntnisse über die Funktion und den Aufbau der Haarzellen [38] bereichert worden, letztlich ist jedoch ein genaues und fundiertes Verständnis der Innenohrfunktion und damit der Schallübertragung von der Haarzelle zum Hörnerv wie auch der peripheren Signalkodierung nur in Ansätzen bekannt. Allein die Differenzierung zwischen afferenter und efferenter Versorgung der Haarzellen [23] verdeutlicht das Vorhandensein von komplizierten Regelkreisen, die die gesamte Hörbahn steuern und an dessen peripherem Ende das Innenohr sitzt. Während im Innenohr im Wesentlichen Töne nach dem Ortsprinzip (Tonotopie) und der Zeitauflösung verarbeitet werden, so werden in den höheren Kerngebieten und Hörbahnanteilen zunehmend komplexere Schallmuster verarbeitet. Die einzelnen Neurone sind dort spezialisiert auf ganz bestimmte Merkmale; sie werden durch bestimmte Tonhöhen aktiviert und durch andere gehemmt, reagieren auf Frequenzzu- oder -abnahme oder auf Anfang und Ende von Schallreizen. Dadurch werden Schallreize auf die weitere Verarbeitung im auditorischen Kortex

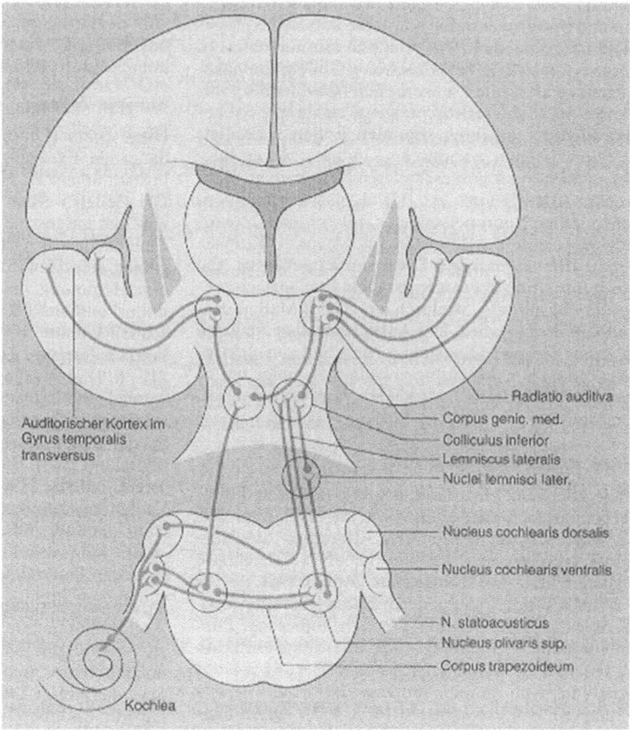

Abb. 9.1. Zentrale Hörbahn. (Nach Zenner [38])

hin vorbereitet, indem bestimmte Merkmale extrahiert werden: „Nur der Informationsgehalt, nicht das ganze Signal wird dadurch zum Kortex weitergeleitet (Informationsverarbeitung)" [38, 39].

Diese Spezialisierung von Zellen ist ebenso bekannt wie die Anatomie der gesamten afferenten Hörbahn: Im ersten Neuron, das im dorsalen und ventralen Nucleus cochlearis im Hirnstamm endet, findet dadurch, dass jedes Innenohr mit beiden Hirnhälften verbunden ist, bereits eine binaurale Interaktion statt. So führt ein Teil der weiteren Neuronen vom Nucleus cochlearis zum Nucleus olivaris superior der gleichen Seite, der andere Teil kreuzt zur Olive der Gegenseite. Gleiches vollzieht sich im weiteren Verlauf in den Nuclei lemnisci laterales. In weiteren Stationen der Hörbahnen wird über den Corpus geniculatum mediale und die Hörstrahlung (Radiatio auditiva) der auditorische Kortex erreicht (Abb. 9.1).

Die efferenten Bahnen steigen vom auditorischen Kortex ab bis zum Corpus geniculatum mediale. Eine wesentliche Steuerungsfunktion der efferenten Hörbahn und damit der Funktion von Bahnung und Hemmung obliegt wohl dem Colliculus inferior, der absteigende Bahnen aufnimmt sowohl vom Kortex als auch vom Corpus geniculatum mediale. Von hier verlaufen zu allen nachgeordneten Kerngebieten efferente Fasern, die letztlich auch wieder die äußeren Haarzellen des Innenohres erreichen [24, 25].

Eine wesentliche Leistung dieser komplexen Schallverarbeitung ist neben dem räumlichen Hören ganz besonders das Hören in verrauschter Umgebung oder im Störlärm.

Funktionsprüfungen für diese verschiedenen Abschnitte der Hörbahnen sind noch sehr wenig verbreitet, genauere mikroskopische und elektrophysiologische Forschungen beziehen sich im Wesentlichen auf Erkenntnisse, die aus Versuchen an Katzen und Ratten gewonnen wurden [8, 17].

Untersuchungen über die Funktionen wesentlicher Merkmale der psychoakustischen Hörverarbeitung gehen ganz entscheidend auf Zwicker zurück [40], sind aber, wie oben bereits beschrieben, außerhalb spezialisierter Kliniken recht wenig verbreitet. Objektive Messmethoden beim Menschen wurden vereinzelt im Sinne eines „brain mapping" versucht; hier hat besonders die Arbeitsgruppe um Hoke und Pantev [13, 29] große Verdienste insbesondere durch funktionelle kernspintomographische Messungen.

Während sich die Ableitung von Hirnrindenpotenzialen im Wesentlichen auf die Bestimmung frequenzspezifischer Hörschwellen beschränkt, sind Forschungen über spezifische Reaktionen der Hörverarbeitung wie z. B. „mismatch negativity" [28], „contingent negative variation" (CNV, [30]) oder andere Verarbeitungspotentiale in ihrer Bedeutung für die Diagnostik der zentralen Hörfunktion noch nicht ausreichend erforscht.

Unumstritten ist jedoch, dass sich die Reifung der gesunden Hörbahn im Sinne eines Lernprozesses vollzieht, der schon in der Embryonalentwicklung beginnt [27]. Aus der neueren Forschung und der Versorgung ertaubter bzw. taub geborener Kinder mit einem Kochleaimplantat ist bekannt, dass eine frühe Stimulation den Therapieerfolg, also die tatsächliche weitere Ausbildung der Hörbahn, wesentlich beeinflusst; d. h. auch, dass die Entwicklung der Hörfähigkeit von adäquaten Stimulationen abhängig ist und sich überhaupt nur unter der Voraussetzung vollziehen kann, dass diese Stimulation erfolgt. Ist dies nicht gegeben, wird die Hörbahn entweder nicht angelegt oder bildet sich, etwa bei Ertaubung im Erwachsenenalter, wieder zurück.

Die auditive Perzeption wird also entscheidend von Lernprozessen beeinflusst, die zwar in der frühen Kindheit besonders intensiv verlaufen, die aber auch in späteren Lebensphasen noch veränder- oder erweiterbar sind. Die auditive Wahrnehmung entwickelt sich dabei in drei Stufen und zwar modalitätsspezifisch, intermodal und serial [1]. Wenn die Entwicklung der Hörwahrnehmung abgeschlossen ist, sind die einzelnen Hörbahnen zugleich mit übergeordneten Hirnzentren vernetzt, ein akustisches Gedächtnis ist aufgebaut, und es bestehen Sprachkompetenz und Verständnis.

Über die konkreten Fähigkeiten des (nicht gestörten, nicht beeinträchtigten) Hörens ist damit noch nichts ausgesagt. Durch gezielte Hörschulung ist beispielsweise der Musiker in der Lage, wesentlich differenzierter und analytischer zu hören als dies der Ungeübte kann. Auch hier gilt, dass eine Förderung solcher Fähigkeiten um so effektiver ist, je früher sie beginnt. Besonders das differenzierte Hören im Störschall kann entscheidend qualitativ verbessert werden, dies gilt ebenso für die Feinheit der Frequenz- und Intensitätsunterscheidung.

So ist die konkrete Ausprägung der auditiven Wahrnehmungsfähigkeit und deren Vielfalt höchst unterschiedlich und ist sicher auch nicht nur von Lernprozessen alleine, sondern auch von genetischen Prädispositionen abhängig.

Wenn wir vorschlagen, zur Behandlung von Hörstörungen wie Schwerhörigkeit, Geräuschüberempfindlichkeit oder Tinnitus die auditive Wahrnehmung insgesamt durch geeignete Behandlungsmaßnahmen zu verbessern, so gründet sich dieser Vorschlag auf konkrete klinische Erfahrungen [11], die wir mit dieser Form der Behandlung gerade mit den Patienten gemacht haben, bei denen die herkömmlichen medikamentösen oder apparativen Therapien versagt oder keine entscheidende Verbesserung erzielt haben.

9.3
Indikationen für eine Hörtherapie

9.3.1
Schwerhörigkeit

Noch immer ist die Schwerhörigkeit – zumindest in Deutschland – eine nur sehr schlecht akzeptierte Behinderung. Die Wenigsten stehen zu ihrer Schwerhörigkeit und suchen die Verantwortung für eingeschränkte Kommunikation bei ihren Gesprächspartnern oder in den Gesprächsbedingungen. Hinzu kommt, dass sich Schwerhörigkeit bei den meisten Menschen allmählich entwickelt und sie sehr spät und häufig erst durch Bemerkungen der Angehörigen darauf aufmerksam werden, dass ihr Verstehen eingeschränkt ist und sie wesentlich mehr Konzentration aufbringen müssen, um Gesprächen folgen zu können. Das Fernsehgerät wird lauter gestellt, kommunikationserschwerende Situationen wie Feiern („Cocktailparty-Schwerhörigkeit") oder Gruppensituationen werden gemieden.

Da Schwerhörigkeit auch Anlass für Witzeleien ist und landläufig für ein Zeichen von Alter oder gar Dummheit gehalten wird, sollte die vorurteilslose Akzeptanz dieser Behinderung eines der vordringlichsten Therapieziele sein. J. P. Hebels „Kann-nit-verstan", wo der Handwerksbursche seiner Unfähigkeit zu verstehen wegen als dumm dasteht, gerade deshalb aber zu tieferen Weisheiten fähig ist, macht exemplarisch deutlich, dass erst die Einschränkung der Kommunikationsfähigkeit zu der Einsicht führt, welche Bedeutung Hören für unsere Kommunikation hat. Sich dies einzugestehen, bleibt jedoch schwer. Häufig hilft hier ein mit oder zusätzlich zu der Hörminderung entstandenes Ohrgeräusch, sich über die Auseinandersetzung mit dem Tinnitus auch der Schwerhörigkeit zuzuwenden und sich helfen zu lassen.

Neben dem Ziel, dem Betroffenen die Schwerhörigkeit und deren Folgen zu verdeutlichen, hat eine Hörtherapie insbesondere die Aufgabe, die im (mehr oder weniger) vorhandenen Restgehör verbliebenen Fähigkeiten zu mobilisieren und die Kommunikationsfähigkeit durch Hörtaktiken und Schulung des Gehörs zu verbessern.

Eine plötzlich aufgetretene Schwerhörigkeit wird dagegen viel drastischer als Einschränkung empfunden, weil sich die Hörsituation von einem Moment auf den anderen verändert. Zudem klagen Patienten, die eine plötzliche Hörminderung, etwa einen Hörsturz erleiden, oft über verzerrtes Hören oder über Nachhalleffekte. Im Wesentlichen beruht diese Verzerrung auf dem jetzt plötzlich veränderten, „neuen" Hören. Das akustische Gedächtnis hat sich in vielen Jahren an den Eingang akustischer Informationen gewöhnt, die von beiden Seiten praktisch gleichzeitig auftraten. Ist dieses verändert, kommen beispielsweise von der einen Seite weniger Informationen oder ist die Zeitauflösung der akustischen Signale gestört, „bewertet" die Hörrinde dies als ungleich, teilweise auch als verzerrt. Normalerweise wird hier durch Habituationsmechanismen und eine angepasste Verarbeitung schnell wieder ein Gleichklang wahrgenommen. Wenn der Patient die neue Hörsituation nicht akzeptiert oder als unzumutbar empfindet, wird eine normale Habituation verhindert. Hier kann eine Hörtherapie ansetzen und – trotz bestehenden einseitigen Hörverlustes – den Höreindruck wieder normalisieren.

9.3.2
Hörgeräteversorgung

Ist eine Hörminderung alleine mit hörtherapeutischen Ansätzen nicht zu kompensieren, muss eine apparative Unterstützung verordnet werden. Die vielfältigen Möglichkeiten der Hörgeräteversorgung haben sich in den letzten Jahren entscheidend verbessert: Durch die digitale Schallverarbeitung moderner Hörgeräte ist eine wesentlich bessere Störschallunterdrückung und damit eine deutliche Verbesserung der Nutzschallausbeute möglich geworden. Neben einer deutlichen Miniaturisierung von Hörgeräten ist durch den Einsatz moderner Technik mit mehreren Richtmikrophonen auch das räumliche Hören für Hörgeräteträger erheblich erleichtert worden [15].

Ein vordringliches Ziel der Hörtherapie ist es, dass der Patient das Hörgerät akzeptiert und sich damit offen zu seiner Behinderung bekennt. Darüber hinaus fördert und entwickelt eine Hörtherapie das Hören mit dem Hörgerät. Der Einsatz von Hörgeräten fordert vom Hörbehinderten das Erlernen und die Anwendung spezieller Techniken; das Hören mit dem Hörgerät muss tatsächlich geübt werden. Hörgeräte, die dem Patienten ohne weitere Anleitung angepasst werden, verschwinden schnell in der Schublade. Ein Grund für die fehlende Akzeptanz ist, dass das Erleben und Hören lange nicht gehörter Geräusche von vielen Patienten als bedrohlich empfunden wird. Hinzu kommt, dass Lautheit wegen des Recruitment für Innenohrschwerhörige oft schlecht auszuhalten ist. Die Patienten sollten also auch angeleitet werden, wie sie sich in lauten Situationen, z. B. im Straßenverkehr, zu verhalten haben.

Für die Versorgung Ertaubter oder hochgradig Schwerhöriger mit einem Kochleaimplantat ist ein Hörtraining bereits sehr früh entwickelt worden [5], um die vorhandenen Ressourcen in der auditiven Perzeption zu optimieren und die Nutzung des Kochleaimplantats überhaupt erst zu ermöglichen. Zumindest für den deutschsprachigen Raum gilt, dass durch die Einführung dieses Hörtrainings hörtherapeutische Ansätze intensiver diskutiert werden und auch Eingang in die allgemeine Behandlung von Schwerhörigkeit finden.

9.3.3
Tinnitus/Hyperakusis

Ohrgeräusche entstehen in über 90 % der Fälle im Zusammenhang mit einer Hörminderung, deren Ursache zumeist im Innenohr liegt [9, 22, 32]. Sie können als direkte Folge einer Schädigung, z. B. durch ein Knalltrauma, entstehen. Sie können aber auch erst im Laufe einer Schwerhörigkeit bemerkt werden, denn durch die Einschränkung des Hörvermögens funktioniert die aktive Unterdrückung von Störgeräuschen oder Tinnitus nicht mehr. Möglicherweise ist hier eine Schädigung der äußeren Haarzellen verantwortlich, vielleicht ist aber auch ein Mangel an efferenter Hemmung oder Filterung in anderen Stationen der Hörbahn Ursache für die Detektion des Ohrgeräusches.

Der hörtherapeutische Ansatz ist ein wesentlicher Bestandteil der Behandlung von Ohrgeräuschen [10]: Dem Patienten werden Prozesse vermittelt, durch die die positiven Anteile der Hörwahrnehmung gefördert werden, er lernt, das Ohrgeräusch aktiv in den Hintergrund zu drängen und das Störgeräusch Tinnitus wegzufiltern. Die Hörtherapie kann auch dazu beitragen, die apparative Versorgung mit Hör- oder Rauschgeräten zu intensivieren oder erst zu ermöglichen. In gewissem Sinne integriert diese Behandlungsform Elemente des verhaltenstherapeutischen Ansatzes, mit denen auditive Fähigkeiten positiv umstrukturiert werden können [35].

Viele Patienten sind mit oder ohne Ohrgeräusche sehr geräuschempfindlich, dafür ist die allgemeine akustische Überlastung im Alltag der Industriegesellschaften sicherlich eine wesentliche Mitursache. Andererseits haben viele Menschen eine Geräuschüberempfindlichkeit bereits seit der Kindheit, häufig gerade dann, wenn das Hörvermögen sehr gut ist. Geräuschüberempfindlichkeit hat auch immer etwas mit – bei Kindern sicher unbewusster – Angst zu tun, durch bestimmte laute Geräusche könne dem Ohr Schaden zugefügt werden [14]. Die Angst vor lauten Geräuschen führt, oft unterstützt von gut gemeinten Ratschlägen, sogar von Ärzten, dann zu einer Vermeidungshaltung, zu akustischer Isolation, Geräusche werden zunehmend gemieden. Die Empfindlichkeit wird dadurch allerdings nur größer, weil sich die internen Regler quasi zu immer kleineren Intensitäten verschieben [2]. Hörtherapie muss diesen Patienten vor allem ihre Angst nehmen, sie langsam an normale Geräuschpegel heranführen und ihnen gleichzeitig wieder Freude am Hören vermitteln (Abb. 9.2).

Tinnitus und Hyperakusis, die zwar primär häufig auch als eine Dysfunktion der äußeren Haarzellen verstanden werden können [11], stellen sekundär eine Störung der zentralen Hörverarbeitung dar und sind als solche hörtherapeutischen Ansätzen besonders gut zugänglich. Durch Reorganisation der Hörbahn, durch Stärkung der efferenten Hemmung und gleichzeitigem Abbau von begleitenden Angst- und psychosomatischen Reaktionen auf das Gehörte, kann

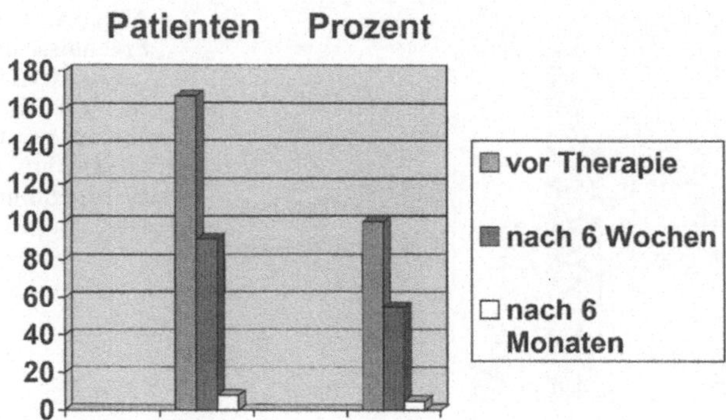

Abb. 9.2. Therapieergebnisse bei Hyperakusis-Patienten – ambulante Retraining- und Hörtherapie ($n = 167$). (Eigene Ergebnisse und Repik [32])

die Empfindlichkeit gegenüber Umweltgeräuschen herabgesetzt und die Intensität von Ohrgeräuschen auch im subjektiven Hörerleben deutlich gemindert werden.

9.3.4
Auditorische Verarbeitungs- und Wahrnehmungsstörungen (AVWS)

Bei Kindern sind auditive Verarbeitungs- und Wahrnehmungsstörungen mit einer Inzidenz von 2–3% bekannt [6]. Diese Kinder fallen durch Aufmerksamkeitsstörungen im Kindergarten oder durch Teilleistungsschwächen in der Schule auf und sind pädagogischen Ansätzen häufig nicht zugänglich, weil das Gehörte nicht adäquat verarbeitet werden kann und damit die Vorbedingung für eine pädagogische Herangehensweise nicht gegeben ist. Bei den betroffenen Kindern ist die Umwandlung von Schallsignalen in Nervenimpulse regelrecht, aber die weitere Aufbereitung dieser Impulse aus den peripheren Hörorganen ist gestört. Daher ist das Tonschwellenaudiogramm in diesen Fällen fast immer normal. Aber selbst wenn im Tonschwellen- oder im Sprachaudiogramm Auffälligkeiten bestehen, weist die Objektivierung der Innenohr- und Hirnstammfunktionen durch OAE und BERA auf ein regelrechtes peripheres Hörorgan hin. Bei dieser Form der zentralen Fehlhörigkeit (mit audiometrisch pathologischer Tonschwelle) wird häufig eine Simulation oder eine psychogene Hörstörung vermutet.

Bei den Störungen mit auch subjektiv normalem peripheren Hörorgan, insbesondere bei Verarbeitungs- und Wahrnehmungsstörungen (AVWS), wird die Behinderung oft gar nicht erkannt. Diese Kinder werden zwar dem Ohrenarzt mit der Frage nach einer Hörstörung vorgestellt, aber bei regelrechten Hörtests wird ein normales Hörvermögen bescheinigt, das tatsächlich gar nicht vorliegt. Hier wird besonders deutlich, wie wichtig auch für den Ohrenarzt die Kenntnis der zentralen Hörfunktion ist, nicht zuletzt damit sich die Eltern und Kinder mit ihren Sorgen und Schwierigkeiten ernst genommen fühlen [26].

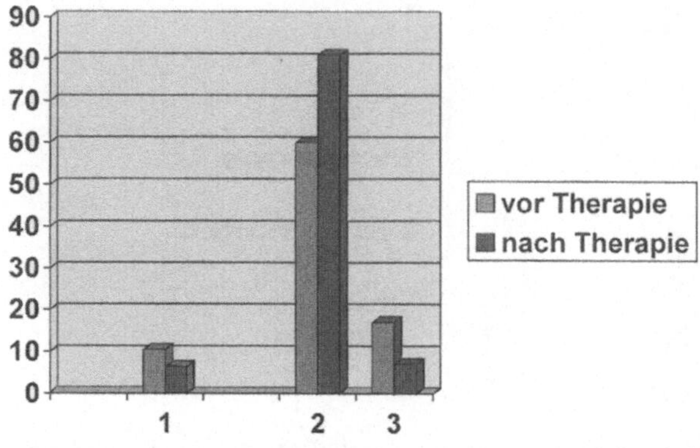

Abb. 9.3.
Ergebnisse der Hörtherapie bei Kindern mit AVWS ($n = 29$). Dichotischer Test (1), psycholinguistischer Entwicklungstest PET (2), Wahrnehmungsfehler im DRT (3). (Aus [12])

Bei diesen AVWS ist mit hörtherapeutischen Ansätzen (bei intensiver Therapie sogar recht schnell) eine Verbesserung zu erreichen (Abb. 9.3, [11, 19]).

9.4
Typisierung der Hörverarbeitung

Vor Beginn der Hörtherapie ist zu klären, wie der betreffende Patient mit seiner Hörsituation umgeht und wie seine akustische Realität beschaffen ist. Unter akustischer Realität verstehen wir alle im Verlauf des Lebens gespeicherten Geräuscherfahrungen. Diese bestehen einerseits aus der persönlichen konstitutionsbezogenen Verarbeitung akustischer Reize und zum anderen aus der Reaktion auf diese Erfahrungen. Auch die konkrete Bewertung von Geräuschen, die je nach Befindlichkeit und Lebenssituation verschieden ausfallen kann, ist Teil der akustischen Realität.

Schon bei normal hörenden Menschen lassen sich zwei Grundformen unterscheiden: Die eine Gruppe geht sehr lustvoll mit Hören um, diese Menschen sind meist kommunikativ, hörbetont, lieben Gespräche, hören gerne Musik oder musizieren selbst und entwickeln Gedanken und Ideen am liebsten in der Kommunikation, in direktem Gespräch. Kommunikation und Hören werden positiv empfunden. Kommt es bei diesen Menschen zu Hörstörungen, erleben sie diese häufig als Bestrafung. Allerdings verfügen diese Menschen auch über gut entwickelte Fähigkeiten der auditiven Verarbeitung, durch die sie Hörminderungen habituieren bzw. Ohrgeräusche schnell überhören lernen. Eine Habituationstherapie führt bei ihnen meist in kurzer Zeit zum Erfolg.

Zur anderen Gruppe gehört der mehr in sich gekehrte, ruhigere Mensch, der bevorzugt in Briefen oder am Computer kommuniziert, viel liest und sich an Gesprächen eher notgedrungen und knapp beteiligt. Diese Menschen genießen die Stille und fühlen sich durch plötzlich eingetretene Hörminderungen, besonders durch Ohrgeräusche, sehr stark gestört. Eine Hörtherapie hat bei diesen Menschen in erster Linie dafür zu sorgen, dass dem Hörsystem viele Informationen zugeführt und die Möglichkeiten der Hörverarbeitung gefördert werden.

Natürlich gibt es innerhalb dieser Typisierungen zahlreiche Zwischenstufen und fließende Übergänge. Dennoch aber setzt sich praktisch bei allen Formen der Hörminderung eine derartige Unterteilung durch und ist daher in der Hörtherapie zu berücksichtigen.

Vor Einleitung hörtherapeutischer Maßnahmen ist außerdem eine genaue Einschätzung des aufgetretenen Hörproblems zu eruieren: Handelt es sich um eine Hörminderung im Tief-, Mittel- oder Hochtonbereich, ist der Hörverlust einseitig oder beidseitig, ist er ausgeprägt oder macht er sich nur in bestimmten Situationen bemerkbar? Besonders problematisch ist dies für Patienten mit einer fluktuierenden Hörschwelle, etwa beim Endolymphhydrops oder beim M. Menière [34]. Diese Patienten können einen bestehenden Hörverlust sehr schlecht habituieren, sind nur schwer mit Hörgeräten zu versorgen und können keine Gesetzmäßigkeit erkennen, wann ihr Hören schlechter und wann bzw. warum es wieder besser ist.

Bei Patienten mit Tinnitus oder Geräuschüberempfindlichkeit ist dringend erforderlich zu differenzieren, ob es sich um hörbetonte oder weniger auditiv geprägte Menschen handelt. Bei der Versorgung mit Hörgeräten und entsprechenden Übungen muss ohnehin auf die individuelle Hörsituation des Betroffenen eingegangen werden.

9.5
Methodik der Hörtherapie

Inhalte der hörtherapeutischen Methodik sind:

- Übungen zur Schärfung der Wahrnehmung,
- Verbesserung der akustischen Zuordnung von Tönen und Geräuschen,
- Vermittlung einer positiven Hörwahrnehmung,
- Fokussierübungen bei starken Störgeräuscheinflüssen,
- spezielle Strategien des Hörens mit Hörgeräten und
- Einbinden von Klängen und Musik.

Bei jedem dieser Schritte geht die Hörtherapie auf die individuellen Hörprobleme des Patienten ein. In besonderer Weise berücksichtigt sie die spezielle Hörsituation des Betroffenen nach evtl. plötzlich aufgetretenem Hörverlust oder neu aufgetretenen Ohrgeräuschen. Häufig entstehen in der Therapie Parallelen zu psychischen Belastungssituationen, die eine besondere Problematik hervorgerufen haben oder diese unterhalten. Dann kann die Zusammenarbeit mit Psychotherapeuten angezeigt sein, möglicherweise ist auch das Aufgreifen bestimmter Therapieinhalte in psychotherapeutischen Sitzungen notwendig. Die von Ding [7] beschriebene auditive Förderung berücksichtigt insbesondere die Einbeziehung akustischer Umwelteinflüsse, die dann auch den Hauptbestandteil der Hörtherapie bilden. Zu Anfang jeder hörtherapeutischen Übung ist ein intensives Einzelgespräch erforderlich, das die konkrete und individuelle Hörsituation des Betroffenen erfasst und darauf bezogene Therapieansätze entwickelt.

9.5.1
Verbesserung der Sinneswahrnehmung

„Gehörlos zur Welt kommen ist unendlich viel schlimmer
als blind geboren zu werden…"

(Oliver Sacks)

Liest man Oliver Sacks ergreifendes Buch über die Gehörlosigkeit, leuchtet dieses Diktum unmittelbar ein. Der optische Sinn wird in unserer Zeit sehr überschätzt: Obwohl Kommunikation ohne Hören kaum möglich ist, dominiert er unsere gesamte Wahrnehmung und täuscht sie, ja lenkt häufig von Wesentlichem ab. Bezüglich seiner Vielfalt und seiner Innervation ist das Gehör dem optischen Sinn jedoch weitaus überlegen. Will man die Fähigkeit des Hörsinnes verdeutlichen oder verbessern, so ist es sinnvoll, zuerst den optischen Sinn „auszuschalten", d.h. Hörübungen bei geschlossenen Augen zu machen. Erst dann wird erfahrbar, wie sehr das Sehen unsere sinnliche Wahrnehmung dominiert. Auch das Schärfen und die Schulung der anderen Sinneswahrnehmungen wie Riechen und Tasten ist durchaus Bestandteil und Ausgangspunkt einer spezifischen Hörtherapie. Hier haben sich Blindführübungen bewährt, dabei werden Umgebungsgeräusche zur Orientierung eingesetzt: Tast- und Riechsinn werden mit geschlossenen Augen, am besten in freier Natur, sehr gut geschult. Bei solchen Blindführübungen ist ein Vertrauen in die Situation und besonders in die Hörtherapeutin ausschlaggebend, viele Menschen fühlen sich mit verbundenen Augen sehr unsicher und sind es nicht gewohnt, sich mit anderen Sinnesorganen zu orientieren. Gerade deshalb ist die Erfahrung, dass dies gelingt, sehr wichtig. Oft erleben Patienten bei diesen Übungen, dass bestimmte Sinneseindrücke mit Emotionen verbunden sind und Assoziationen geweckt werden. Diese Erfahrungen sollten grundsätzlich in einem Nachgespräch aufgearbeitet werden.

9.5.2
Akustische Zuordnung von Geräuschen

Bei diesen, die spezifische Hörsituation berücksichtigenden Übungen, sollen Geräusche bewusst wahrgenommen werden. Auch dies geht mit geschlossenen Augen am besten, indem z.B. Schalllokalisierungen geübt und Richtung und Entfernung von Geräuschen bestimmt werden. Gerade bei diesen Übungen nehmen Patienten, die unter Ohrgeräuschen leiden, ihre Ohrgeräusche erstaunlicherweise in der Regel kaum wahr: die Konzentration auf andere sinnlich wahrnehmbare Erfahrungen und Hörsensationen drängt den Tinnitus eindeutig in den Hintergrund.

9.5.3
Vermittlung positiver Hörwahrnehmung

Ein ganz wesentlicher Aspekt der Hörtherapie ist die Vermittlung positiver Hörerfahrungen. Dies gelingt besonders gut mit Musik, und zwar mit den vom jeweiligen Patienten als harmonisch und anregend empfundenen Kompositionen, aber auch durch das Hören von Vogelstimmen oder Blätterrauschen in der freien Natur. Dadurch wird erfahrbar, dass selbst bei gestörter Hörfunktion oder Tinnitus noch eine positive Wahrnehmung möglich ist. Gerade für Patienten, die meinen, wegen Hörminderung oder Ohrgeräuschen sei ein „schönes Hören" nicht mehr möglich, ist diese Erfahrung häufig ein Wendepunkt.

9.5.4
Fokussierübungen bei Störgeräuscheinflüssen

Bei diesem wichtigen Teil der Hörtherapie sollte der Patient lernen, bedeutsame akustische Informationen von Neben- oder Hintergrundrauschen zu trennen und sich auf die wichtigsten Reize konzentrieren, um seine gestörte „Figur-Grundwahrnehmung" [4] zu verbessern. Allgemein wird durch diese Übung die Fähigkeit trainiert, aus verschiedenen Geräuschen Wichtiges herauszuhören und Unwichtiges wegzufiltern. Dabei geht es um die Verbesserung der Trennung von Stör- und Nutzschall. Bei den Fokussierübungen sollte sich jeder Patient mit seinem Umgang mit Stille auseinandersetzen, so wird für ihn der Unterschied zwischen Hören in Stille und dem Heraushören aus Störschall erfahrbar. Auf der Basis der beiden oben beschriebenen typischen Grundformen des Umgangs mit Stille (ständige Suche nach Stille/Trauer, wenn sie gestört wird bei der einen Patientengruppe, permanente Berieselung mit Schall, um das Ohr quasi zu betäuben, bei der anderen) geht es in den Hörübungen darum, eine individuelle Hörhygiene ohne Überlastung des Ohres zu entwickeln.

9.5.5
Hörtherapie bei Hörgeräteversorgung

Mit einem Hörgerät versorgte Patienten müssen in erster Linie an die neue Situation, den Verstärkungseffekt und das „neue" Hören altbekannter Geräusche gewöhnt und dabei begleitet werden. Hinzu kommen konkrete Übungen zur Hörtaktik wie Anleitungen zum Verhalten in bestimmten Situationen, zur Sitzposition in Gruppen, dazu, wie, wenn nötig, akustische und optische Hilfsmittel genutzt werden können, zu Gesprächsführungsstrategien auch beim Telefonieren.

9.5.6
Musik

Musik ist in hervorragender Weise für die Hörtherapie geeignet, denn in ihr drückt sich die gesamte Vielfalt auditiver Möglichkeiten aus und sie vermittelt zugleich kulturelle und emotionale Erfahrungen [3]. Außerdem wird die klangliche Differenzierungsfähigkeit entwickelt und gefördert. Bei der Rezeption von Musik geht es in der Hörtherapie besonders darum, Kompositionen auch unabhängig von ihrer emotionalen Wirkung analytisch zu hören, die einzelnen Instrumente voneinander zu unterscheiden und erst dann den Klang wirken zu lassen. Beim aktiven Musizieren kann in hervorragender Weise Frequenz- und Intensitätsunterscheidungsvermögen geübt werden. Besonders in der Therapie von Kindern hat sich das Arbeiten mit Musik sehr bewährt [19].

9.6
Fazit – Implikationen für den HNO-Arzt

Eine fundierte und auf die individuellen Bedürfnisse des Patienten abgestimmte Hörtherapie, die sich der Schulung und Verbesserung der Hörwahrnehmung widmet, ist eine ideale Ergänzung in der Behandlung von Schwerhörigkeit, zur Verbesserung der Akzeptanz von Hörgeräten und insbesondere zur Therapie zentraler Hörverarbeitungs- und Wahrnehmungsstörungen sowie des Tinnitus und der Hyperakusis. Durch sie können alle Funktionen des Hörorgans positiv beeinflusst werden, besonders aber die Filterfähigkeit des Gehirns und damit die Störschallunterdrückung, die für das Verstehen besonders im Umgebungslärm von entscheidender Bedeutung ist. Eine moderne Hörtherapie hat in erster Linie die Aufgabe, Hörbewusstsein und -praxis zu schulen und zu entwickeln und die Sinneswahrnehmung insgesamt zu schärfen. Dem Patienten sollte bewusst gemacht werden, dass die Ressentiments, die Hörstörungen und Schwerhörigkeit in unserer Gesellschaft entgegengebracht werden, und die Stigmatisierung, die sie dadurch erfahren, nicht gerechtfertigt sind.

Die Erfahrungen, die der Patient bei hörtherapeutischen Übungen macht, sind zum Teil so basaler Natur, dass sie ihm banal erscheinen. Bei vielen Menschen ist allerdings das Sensorium für solche grundlegenden sinnlichen Erfahrungen verkümmert. Natürliche Geräusche und Musik sind als Medien geeignet, es wieder zu aktivieren.

Ein weiteres Ziel der Hörtherapie ist es, den Patienten zu regelmäßigen Übungen in häuslicher Umgebung anzuregen, denn das Arbeiten an der Hörwahrnehmung und die Intensivierung der Hörfunktionen ist vergleichbar mit dem iterativen Vokabeltraining beim Erwerb einer Fremdsprache. Bei Kindern stellen sich Erfolge natürlich schneller ein als bei Erwachsenen, aber auch in fortgeschrittenem Alter können mit diesen Lernprozessen noch gute Ergebnisse erzielt werden,

In vieler Hinsicht hat die Hörtherapie auch mit den Unzulänglichkeiten und Ängsten der Patienten zu tun, sie ist so immer *auch* psychosomatische Therapie

und muss in manchen Fällen durch eine Psychotherapie ergänzt werden [36].
Sie ist also immer Teil eines „aural ganzheitlichen" Ansatzes [7], sie sollte zur
Lebensverbesserung beitragen und dem Patienten dazu verhelfen, sich trotz der
Hörbehinderung seiner selbst sicher zu sein.

Auch in einem derart ganzheitlichen Ansatz ist es wichtig, dass die Hörverarbeitung und die Hörwahrnehmung auf der Grundlage einer umfassenden
Hördiagnostik und mit dem Wissen um Fähigkeiten und Möglichkeiten des gesamten Hörsystems behandelt werden. Der Mediziner, insbesondere der HNO-
Arzt sollte daher unbedingt die auditive Perzeption in ihrer Gesamtheit sehen
und in seine therapeutischen Überlegungen einbeziehen. Erst durch ausführ-
liche Aufklärung des Patienten auf der Basis einer gründlichen Diagnostik sind
hörtherapeutische Ansätze sinnvoll und mit Erfolg durchführbar.

Literatur

1. Affolter F (1972) Entwicklung visueller und auditiver Prozesse. Schweiz. Zeitsch f Psychol
   31: 207–293
2. Anari M, Axelsson A, Eliasson A, Magnusson L (1999) Hypersensitivity to sound. Scand
   Audiol 28: 219–230
3. Berendt JE (1989) Ich höre, also bin ich. Bauer, Freiburg
4. Breitenbach E (1995) Material zur Diagnose und Therapie auditiver Wahrnehmungsstörungen. Bentheim, Würzburg
5. Burian K, Eisenwort B, Pfeifer C (1986) Hörtraining. Ein Trainingsprogramm für Kochlear-
   implantträger und Hörgeräteträger. Thieme, Stuttgart New York
6. Chermak G, Somers E, Seikel J (1998) Behavioral signs of central auditory processing
   disorder and attention deficit hyperactivity disorder. J Am Acad Audiol 9: 78–84
7. Ding H (1995) Aurale Rehabilitation Hörgeschädigter. Springer, Berlin Heidelberg New York
   Tokyo
8. Eggermont JJ, Kenmochi M (1998) Salicylate and quinine selectively increase spontaneous
   firing rates in secondary auditory cortex. Hear Res 117: 149–160
9. Feldmann HH (1998) Tinnitus: Grundlagen einer rationalen Diagnostik und Therapie.
   Thieme, Stuttgart New York
10. Hesse G (1999) Hörtherapie. In: Hesse G (Hrsg) Retraining und Tinnitustherapie. Thieme,
    Stuttgart New York, S 60–69
11. Hesse G (2000) Ohrgeräusche. In: Lehnhardt E, Laszig R. (Hrsg) Praxis der Audiometrie.
    Thieme, Stuttgart New York
12. Hesse G, Nelting M, Mohrmann B, Laubert A, Ptok M (2001) Die stationäre Intensivtherapie
    bei auditiven Verarbeitungs- und Wahrnehmungsstörungen im Kindesalter. HNO 8 (49)
13. Hoke M, Hoke ES (1997) Wandel in Diagnostik und Therapie: Auditorische reiz- und
    ereigniskorrelierte Potentiale und Magnetfelder in der audiologischen Diagnostik. (Jahres-
    tagung der Deutschen Gesellschaft für Hals-Nasen-Ohrenheilkunde)
14. Jastreboff PJ, Hazell JWP (1993) A neurophysiological approach to tinnitus: Clinical impli-
    cations. British J Audiol 27: 7–17
15. Kießling J, Kollmeier J (1997) Versorgung und Rehabilitation mit Hörgeräten. Thieme,
    Stuttgart New York
16. Kießling J (1999) Möglichkeiten und Grenzen der modernen Hörgeräteversorgung. Besser
    Hören und Verstehen. HNO-Nachrichten 29(1)
17. Klinke R, Galley N (1974) Efferent innervation of vestibular and auditory receptors. Physiol
    Res 54: 316–374
18. Laszig R, Mohme-Hesse K (1987) Trainingsprogramm für Cochlear Implant-Patienten. In:
    Lehnhardt E, Hirshorn MS (eds) Cochlear Implant. Springer, Berlin Heidelberg New York
    Tokyo, S 82–91
19. Lauer N (1999) Zentral-auditive Verarbeitungsstörungen im Kindesalter - Grundlagen -
    Klinik - Diagnostik - Therapie. Thieme, Stuttgart New York

20. Lehnhardt E, Hirshorn MS (1987) Cochlear Implant – Eine Hilfe für beidseitig Taube. Springer, Berlin Heidelberg New York Tokyo
21. Lenarz T (1998) Diagnostik und Therapie des Tinnitus. Laryngol Rhinol Otol 77: 54–60
22. Lehnhardt E, Laszig R (2000) Praktische Audiometrie. Lehrbuch und synoptischer Atlas. Thieme, Stuttgart New York
23. Liberman MC (1988) Physiology of cochlear efferent and afferent neurons: direct comparisons in the same animal. Hear Res 34: 179–191
24. Liberman MC (1991) Central projections of auditory-nerve fibers of differing spontaneous rate, I. Anteroventral cochlear nucleus. J Comp Neurol 313: 240–258
25. Liberman MC (1993) Central projections of auditory nerve fibers of differing spontaneous rate, II. Posteroventral and dorsal cochlear nuclei. J Comp Neurol 327: 17–36
26. Madell JR (1998) Behavioral evaluation of hearing in infants and young children. Thieme, Stuttgart New York
27. Matschke RG (1990) Untersuchungen zur Reifung der menschlichen Hörbahn. Thieme, Stuttgart New York
28. Naatanen R, Excera C (2000) Mismatch negativity: clinical and other applications. Audiol Neurootol 5: 105–110
29. Pantev C (1999) Plastische Veränderungen im Hörcortex des Menschen. (2. Jahrestagung der Deutschen Gesellschaft für Audiologie in München)
30. Proefrock E, Hoke M (1995) Contingent magnetic variation (CMV) studied with stimuli close to the hearing threshold in normal subjects and tinnitus patients. In: Deecke L, Baumgartner C, Stroink G, Williamson SJ (eds) Biomagnetism: Fundamental Research and Clinical Applications. Elsevier, Amsterdam, pp 234–239
31. Ptok M (1997) Das schwerhörige Kind. Dtsch Ärztebl 94: 1932–1937
32. Repik I, Rienhoff NK, Brehmer D, Kinkel M, Hesse G (2000) Ergebnisse der ambulanten Tinnitus-Retraining-Therapie. Z Audiol 39: 32–39
33. Sacks O (1991) Stumme Stimmen. Reise in die Welt der Gehörlosen. Rowohlt, Reinbek
34. Schaaf H (1998) Morbus Menière – Ein psychosomatischer Leitfaden, 2. Aufl, Springer, Berlin Heidelberg New York Tokyo
35. Schaaf H, Hesse G (1998) TRT Tinnitus Retraining Therapie. Psychomed 10/3
36. Schaaf H, Holtmann H (1999) Psychotherapie in der ambulanten Tinnitusbehandlung. In: Hesse G (ed) Retraining und Tinnitustherapie, S 71–80. Thieme, Stuttgart New York
37. Vogel T (1996) Über das Hören. Attempto, Tübingen
38. Zenner HP (1994) Hören. Physiologie, Biochemie, Zell- und Neurobiologie. Thieme, Stuttgart New York
39. Zenner HP (1997) Das Tor zu Sprache und Geist. HNO Informationen 3: 55–58
40. Zwicker E, Fastl H (1990) Psychoacoustics – Facts and Models. Springer, Berlin Heidelberg New York Tokyo

KAPITEL 10

Fragensammlung zur Selbstkontrolle 10

Zusammengestellt von E. BIESINGER

Zur Beachtung: Es können mehrere Lösungen oder gar keine richtig sein.

1. Das Volumen des Endolymphraums beträgt im Menschen:

   a) $1\ cm^3$
   b) $3\ cm^3$

2. Hauptempfänger der Blutversorgung des Innenohres ist/sind:

   a) die inneren Haarzellen
   b) die äußeren Haarzellen
   c) Stützzellen
   d) Stria vascularis

3. Bei der Schallverarbeitung im Innenohr sind/ist beteiligt:

   a) Kaliumeinstrom vom Endolymphraum in die Haarzelle
   b) Kaliumausstrom aus der Haarzelle nach außen durch hochselektive Kaliumkanäle
   c) Verkürzung der Haarzelle durch aktive Bewegung
   d) Kalzium

4. Folgende Substanzen sind zur Therapie des Innenohrs sinnvoll:

   a) Lidocain
   b) Vasodilatatoren
   c) Kortison
   d) H1-Blocker

5. Folgende Aussage trifft zu:

   a) Die mechanoelektrische Transduktion der inneren Haarzelle wandelt ein Schallsignal in ein elektrisches Signal um.
   b) Als Transformation wird die synaptische Übertragung eines elektrischen Signals auf den Hörnerven des Innenohres bezeichnet.

HNO Praxis heute 21
E. Biesinger, H. Iro (Hrsg.)
© Springer-Verlag Berlin Heidelberg 2002

6. Überprüfen sie folgende Aussage:

   Die Stria vascularis ist der wichtigste Energielieferant und wird deshalb als „Batterie" des Innenohres bezeichnet.

7. Eine Innenohrschwerhörigkeit:

   a) beruht immer auf Durchblutungsstörungen der Kochlea
   b) kann Ausdruck einer Atherosklerose sein
   c) wird erfolgreich mit gefäßerweiternden Mitteln behandelt
   d) führt zu einem positiven Recruitment

8. Bei der Entstehung einer Lärmschwerhörigkeit spielen eine Rolle:

   a) Expositionszeit
   b) Schalldruckpegel
   c) Individuelle Empfindlichkeit

9. Ototoxische Arzneimittel sind z. B.:

   a) Penicillin
   b) Tuberkulostatika
   c) Diuretika
   d) Aspirin

10. Ohrentropfen können:

    a) das Sinnesepithel des Innenohres schädigen, wenn eine Trommelfellperforation vorhanden ist
    b) als wichtiges Adjuvanz bei Otitis media dienen
    c) immer bedenkenlos gegeben werden
    d) auch oral verabreicht werden

11. Ein Endolymphhydrops:

    a) führt immer zur Ausbildung eines M. Menière
    b) ist typischerweise mit einer Schwerhörigkeit im Tieftonbereich vergesellschaftet
    c) beruht vorwiegend auf einer Resorptionsstörung der Endolymphe
    d) kann mit Diuretika behandelt werden

12. Überprüfen sie folgende Aussage:

    Der M. Menière ist vorwiegend eine psychische Erkrankung und kann nur mit Hilfe einer psychologischen Therapie behandelt werden.

13. Zur Schwerhörigkeit führen immer:

    a) Gicht
    b) Diabetes mellitus
    c) Atherosklerose
    d) das Alportsyndrom

14. Die Schwerhörigkeit im Alter:

    a) ist immer schicksalhaft
    b) kann erst in einem Spätstadium mit Hörgeräten versorgt werden
    c) ist möglicherweise durch nicht näher bekannte ototoxische Umweltgifte verursacht
    d) ist bei bestimmten afrikanischen Naturvölkern seltener als im mitteleuropäischem Raum

15. Das TICA-System:

    a) hat einen äußeren Empfänger
    b) ist das einzige derzeit zugelassene totalimplantierbare Hörgerät
    c) verstärkt Töne bis 10000 kHz
    d) kann zu einer erstaunlich besseren Sprachkommunikation beitragen

16. Implantierbare Hörgeräte:

    a) gibt es erst seit 5 Jahren
    b) werden unterschieden in teilimplantierbare und vollimplantierbare
    c) sind in Europa nicht zugelassen
    d) erlauben ein deutlich besseres Hören und Sprachverständnis als herkömmliche Hörgeräte

17. Eine Indikation zur Versorgung mit einem implantierbaren Hörgerät besteht:

    a) bei nicht beherrschbarer und durch Hörgeräte provozierte Otitis externa
    b) bei ungenügender audiologischen Verbesserung des Hörens bei einer Versorgung mit konventionellen Hörgeräten
    c) bei intolerablen Verzerrungen im vom Hörgerät verschlossenen Gehörgang
    d) bei bestimmten beruflichen Gründen (Benützung des Stethoskop)

18. Kontraindikationen zur Versorgung mit implantierbaren Hörgeräten sind:

    a) eine ausgeprägte Tieftonschwerhörigkeit
    b) eine Hochtonschwerhörigkeit
    c) Altersschwerhörigkeit
    d) Unterbrechung der Gehörknöchelchenkette

19. Das TICA-System besteht aus folgenden implantierbaren Modulen:

    a) einem piezoelektrischen Aktor
    b) einem implantierbaren Mikrofon (Membransensor)
    c) einem Prozessormodul mit wiederaufladbarer Batterie und einem digital programmierbaren Audioprozessor
    d) einem implantierbarem Voltmeter zur Messung der Batteriespannung

20. Überprüfen sie folgende Aussage:

Mit dem TICA-System ist es prinzipiell möglich, ein teilweise zerstörtes Mittelohr (z B. fehlender Amboss) sinnvoll zu versorgen.

21. Überprüfen sie folgende Aussage:

Trotz einseitiger Versorgung mit einem implantierbarem Hörgerät verbessert sich das Richtungshören erheblich, da die für das Richtungshören notwendigen Frequenzen oberhalb 6000 kHz zusätzlich verstärkt werden.

22. Die Vorteile eines teilimplantierbaren Hörgerätes (z. B. Symphonix Soundbridge) gegenüber einem Vollimplantat sind:

a) unkomplizierter und nichtinvasiver Austausch des Audioprozessors und der Batterie
b) unkomplizierte sportliche Aktivitäten wie Schwimmen und Tauchen
c) geringerer operativer Aufwand
d) bessere Kosmetik (keine Stigmatisierung)

23. Überprüfen sie folgende Aussage:

Ein mit dem Symphonix Soundbridge System implantierter Patient kann problemlos bildgebenden diagnostischen Verfahren wie MRT und CT zugeführt werden.

24. Das Symphonix-System besteht aus:

a) einem implantierbaren Mikrofon
b) dem Floating mass transducer
c) dem externen Audioprozessor
d) einem Golddraht zur Verbindung der Empfängerspule und dem Floating mass transducer

25. Das Symphonix Soundbridge System:

a) ist weltweit bei bereits mehr als 500 Patienten implantiert
b) verstärkt zuverlässig Frequenzen bis 10000 kHz
c) wird ohne Kettenunterbrechung implantiert
d) hinterlässt bei einer Explantation keine Schallleitungsschwerhörigkeit

26. Überprüfen sie folgende Aussage:

Das Symphonix Soundbridge System verfügt über einen elektromechanischen Wandler, der an dem intakten Amboss mittels Titanclip angekoppelt wird.

27. Überprüfen Sie folgende Aussage:

Der beim Symphonix Soundbridge System am Amboss verankerte Wandler verursacht durch sein Gewicht eine Schallleitungsschwerhörigkeit.

28. Implantierbare Hörgeräte:

    a) werden schon seit den 30er-Jahren erforscht
    b) müssen zunächst am otologischen Labormessplatz untersucht werden
    c) verlangen tierexperimentelle Studien
    d) sind noch nicht „marktreif"

29. Für implantierbare Hörgeräte sind folgende Anteile immer Voraussetzung:

    a) Aktor
    b) Verarbeitungselektronik
    c) Batterie
    d) Magnet

30. Überprüfen sie folgende Aussage:

    Gegenwärtig zur Verfügung stehende audiometrische Messverfahren sind ausreichend geeignet, um die subjektive akustische Realität von Patienten zu messen.

31. Das RetroX:

    a) verwirklicht eine offene Hörgeräteversorgung
    b) verzichtet auf Lautsprechersysteme
    c) kommt insbesondere bei Hochtonschwerhörigkeiten in Frage
    d) bedeutet für den Patienten einen aufwendigen operativen Eingriff

32. Überprüfen Sie folgende Aussage:

    Durch die trompetenförmige Schallzuführung, die mit dem Titan-Hülsensystem verwickelt ist, kann das RetroX möglicherweise zu einer effizienteren Versorgung von Hochtonschwerhörigkeiten beitragen.

33. Wichtige Hörgeräteeigenschaften sind:

    a) angenehme Lautheit des verstärkten Schalleindrucks
    b) gute Verständlichkeit in Störgeräuschen
    c) einfache Handhabung
    d) hoher Tragekomfort
    e) angenehmes Druckgefühl im Gehörgang

34. Wichtige technische Eigenschaften von Hörgeräten sollen sein:

    a) nichtlineare, das heißt pegelabhängige Verstärkung
    b) Peak-Clipping
    c) AGC
    d) Voltmeter

35. Ein digitales Hörgerät besteht aus:

    a) Mikrofon
    b) Analog-Digitalwandler
    c) Mikroprozessor
    d) Digital-Analogwandler
    e) Verstärker
    f) Lautsprecher

36. Nachteile herkömmlicher Hörgeräte sind:

    a) der schalldichte Gehörgangsabschluss mit resultierendem Druckgefühl
    b) schlechte Qualität des integrierten Lautsprechersystems
    c) Übertragungsbereich bis maximal nur 5000–6000 kHz
    d) komplizierte Handhabung

37. Die zukünftigen Hörgeräte werden:

    a) bis zu 20 Frequenzkanäle einzeln verarbeiten können
    b) den Gehörgang nicht mehr verstopfen
    c) über eine digitale Störgeräuschunterdrückung verfügen
    d) Frequenzen über 6000 kHz verstärken können

38. Überprüfen Sie folgende Aussage:

    Bei der Hörgerätefeineinstellung lässt sich Sprachverständlichkeit in geräuschvoller Umgebung durch Verstärkung der hohen Frequenzen verbessern.

39. Überprüfen Sie folgende Aussage über die Reifung der Hörbahn:

    a) sie ist erst mit dem 15. Lebensjahr abgeschlossen
    b) die Hörfähigkeit bildet sich bei Ertaubung im Erwachsenenalter wieder zurück
    c) die Indikation zu einer Hörgeräteversorgung braucht erst ab dem 2. Lebensjahr gestellt werden
    d) Hören kann gelernt werden

40. Eine moderne Hörtherapie umfasst folgende Inhalte:

    a) Übungen zur Schärfung der Wahrnehmung
    b) Verbesserung der akustischen Zuordnung von Tönen und Geräuschen
    c) Fokussierungsübungen bei Störgeräuscheinflüssen
    d) Erlernen eines Instrumentes

41. Die Zahl der Hörgeschädigten in Deutschland beträgt etwa:

    a) 2 Millionen
    b) 14 Millionen
    c) 30 Millionen
    d) 500.000

42. Eine verbesserte Rehabilitation Hörgeschädigter kann erreicht werden:

   a) durch Absehtraining
   b) Information über technische Hörhilfen
   c) Kommunikationstraining
   d) Hörtaktik

Antworten zur Fragensammlung

1. a	15. b, c, d	29. a–c
2. d	16. b, d	30. Aussage falsch
3. a–d	17. a, d	31. a, c
4. a, c	18. a, d	32. Aussage richtig
5. a, b	19. a–c	33. a–d
6. Aussage richtig	20. Aussage richtig	34. a–c
7. b, d	21. Aussage richtig	35. a–f
8. a–c	22. a, c	36. a–d
9. b–d	23. Aussage falsch	37. a, c
10. a	24. b–d	38. Aussage richtig
11. b, c, d	25. a–d	39. a, b, d
12. Aussage falsch	26. Aussage richtig	40. a–c
13. d	27. Aussage falsch	41. b
14. c, d	28. a–c	42. a–d

Sachverzeichnis